U0625394

现代神经疾病诊疗与护理

赵巧　吴茜　张学彦　杜丽　于笑峰　高富娟◎主编

吉林科学技术出版社

图书在版编目（CIP）数据

现代神经疾病诊疗与护理/赵巧等主编--长春：
吉林科学技术出版社，2024.6. -- ISBN 978-7-5744
-1423-5

Ⅰ．R741；R473.74
中国国家版本馆 CIP 数据核字第 20246YG000 号

现代神经疾病诊疗与护理

XIANDAI SHENJING JIBING ZHENLIAO YU HULI

主　　编	赵　巧　吴　茜　张学彦　杜　丽　于笑峰　高富娟
出 版 人	宛　霞
责任编辑	张　楠
封面设计	皓麒图书
制　　版	皓麒图书
幅面尺寸	185mm×260mm
开　　本	16
字　　数	305 千字
印　　张	13.25
印　　数	1-1500 册
版　　次	2024 年 6 月第 1 版
印　　次	2024 年 12 月第 1 次印刷

出　　版	吉林科学技术出版社
发　　行	吉林科学技术出版社
地　　址	长春市南关区福祉大路 5788 号出版大厦 A 座
邮　　编	130118

发行部电话/传真　0431-81629529　　81629530　　81629531
　　　　　　　　　　81629532　　81629533　　81629534

储运部电话　0431-86059116

编辑部电话　0431-81629510

印　　刷　三河市嵩川印刷有限公司

书　　号　ISBN 978-7-5744-1423-5
定　　价　80.00 元

编 委 会

主 编　赵　巧（青岛市城阳区人民医院）

　　　　吴　茜（滕州市中医医院）

　　　　张学彦（宁津县人民医院）

　　　　杜　丽（邹城市人民医院）

　　　　于笑峰（青岛市第八人民医院）

　　　　高富娟（曹县人民医院）

目　　录

第一章　脑血管疾病 ……………………………………………（ 1 ）

　　第一节　脑出血 …………………………………………（ 1 ）

　　第二节　蛛网膜下隙出血 ………………………………（ 11 ）

第二章　颅脑损伤 ………………………………………………（ 26 ）

　　第一节　头皮损伤 ………………………………………（ 26 ）

　　第二节　颅骨骨折 ………………………………………（ 30 ）

第三章　脊髓疾病 ………………………………………………（ 36 ）

　　第一节　急性脊髓炎 ……………………………………（ 36 ）

　　第二节　脊髓压迫症 ……………………………………（ 39 ）

第四章　神经系统肿瘤 …………………………………………（ 49 ）

　　第一节　颅内小脑幕上肿瘤 ……………………………（ 49 ）

　　第二节　颅内小脑幕下肿瘤 ……………………………（ 63 ）

第五章　脱髓鞘疾病 ……………………………………………（ 75 ）

　　第一节　多发性硬化 ……………………………………（ 75 ）

　　第二节　视神经脊髓炎 …………………………………（ 85 ）

第六章　神经系统感染性疾病 …………………………………（ 90 ）

　　第一节　结核性脑膜炎 …………………………………（ 90 ）

　　第二节　病毒性脑膜炎 …………………………………（ 93 ）

第七章　周围神经病 ……………………………………………（ 97 ）

　　第一节　三叉神经痛 ……………………………………（ 97 ）

　　第二节　格林-巴利综合征 ……………………………（104）

第八章　神经系统变性疾病 ……………………………………（110）

　　第一节　阿尔兹海默病 …………………………………（110）

　　第二节　帕金森病 ………………………………………（121）

第九章　肌肉疾病 ………………………………………………（139）

　　第一节　重症肌无力 ……………………………………（139）

　　第二节　肌营养不良症 …………………………………（146）

第十章 神经系统发育异常 ……………………………………………………（149）

　　第一节 先天性脑积水 ………………………………………………………（149）

　　第二节 脊柱裂 ………………………………………………………………（156）

第十一章 头痛 ………………………………………………………………（159）

　　第一节 偏头痛 ………………………………………………………………（159）

　　第二节 紧张性头痛 …………………………………………………………（166）

第十二章 神经系统疾病护理 ………………………………………………（171）

　　第一节 癫痫 …………………………………………………………………（171）

　　第二节 脑梗死 ………………………………………………………………（177）

　　第三节 短暂性脑缺血发作 …………………………………………………（185）

　　第四节 脑出血 ………………………………………………………………（188）

　　第五节 帕金森病 ……………………………………………………………（194）

参考文献 ……………………………………………………………………（202）

第一章　脑血管疾病

第一节　脑出血

一、概述

脑出血,多指非外伤性脑实质内的出血。在我国其发病率占急性脑血管病的30%,急性期病死率占30%～40%。绝大多数是高血压伴发的脑小动脉病变在血压骤升时破裂所致,称为高血压性脑出血。老年人是脑出血发生的主要人群,以40～70岁为最主要的发病年龄。

脑出血的主要病因是高血压合并小动脉硬化。血管的病变与高血脂、糖尿病、高血压、吸烟等密切相关。通常所说的脑出血是指自发性原发性脑出血。患者往往由于情绪激动、费劲用力时突然发病。

脑出血发病主要原因是长期高血压、动脉硬化。绝大多数患者发病当时血压明显升高,导致血管破裂,引起脑出血。其次是脑血管畸形、脑淀粉样血管病、溶栓抗凝治疗所致脑出血等。

二、临床表现

多数有高血压病史,中老年人多见,寒冷季节发病较多。大多在活动状态时发病,突发剧烈头痛伴呕吐,多有意识障碍,发病时血压骤高,神经系统局灶征候与出血的部位和出血量有关。脑出血中大脑半球出血占80%,脑干和小脑出血占20%。

(一)基底核出血

基底核出血是最常见的出血部位。典型临床表现为对侧"三偏征"(偏瘫、偏身感觉障碍、偏盲)。内囊出血病变范围较大,神经损害症状较重。但若出血偏于内囊外侧,主要损害外囊部位,则临床症状多较轻,多无意识障碍,偏瘫也轻,预后较好。

(二)丘脑出血

如属一侧丘脑出血,且出血量较少时,表现对侧轻偏瘫,对侧偏身感觉障碍,特别是本体感觉障碍明显。如果出血量大,受损部位波及对侧丘脑及丘脑下部,则呕吐频繁呈喷射状,呕吐咖啡样物,且有多尿、尿糖、四肢瘫痪、双眼向鼻尖注视等症状。病情往往危重,预后不好。

(三)脑叶出血

脑叶出血也称为皮质下白质出血,可发生于任何脑叶。除表现头痛、呕吐外,不同脑叶的出血,临床表现亦有不同。如额叶出血可出现精神症状,如烦躁不安、记忆和智能障碍、疑虑,痫性发作,对侧偏瘫、运动性失语等;顶叶出血则出现对侧感觉障碍;颞叶出血可出现感觉性失语、精神症状、癫痫、幻嗅、幻听等;枕叶出血则以偏盲最为常见。脑叶出血一般症状均略轻些,预后相对较好。

(四)脑干出血

脑桥是脑干出血的好发部位,偶见中脑出血,延髓出血极少见。

1.中脑出血

(1)突然出现复视、眼睑下垂。

(2)一侧或两侧瞳孔扩大、眼球不同轴、水平或垂直眼震、同侧肢体共济失调,也可表现Weber 或 Benedikt 综合征。

(3)严重者很快出现意识障碍、去大脑强直。

2.脑桥出血

突然头痛、呕吐、眩晕、复视、注视麻痹、交叉性瘫痪或偏瘫、四肢瘫痪等。出血量较大时,患者很快进入意识障碍、针尖样瞳孔、去大脑强直、呼吸障碍,并可伴有高热、大汗、应激性溃疡等;出血量较少时可表现为一些典型的综合征,如 Foville、Millard-Cubler 和闭锁综合征等。

3.延髓出血

(1)突然意识障碍,血压下降,呼吸节律不规则,心律失常,继而死亡。

(2)轻者可表现为不典型的 Wallenberg 综合征。

(五)小脑出血

好发于小脑上动脉供血区,即半球深部齿状核附近,多数表现为突然眩晕、呕吐、枕部疼痛,定位征为:

(1)病灶侧肢体共济失调。

(2)眼球向病灶侧注视时有粗大震颤。

(3)说话含糊不清、缓慢或呈爆发性言语。

(4)枕骨大孔疝,仅见于重症大量出血者。

(六)脑室出血

一般分为原发性和继发性。原发性脑室出血为脑室内脉络丛动脉或室管膜下动脉破裂出血,较为少见,占脑出血 3%～5%。继发性脑室出血是由于脑内出血量大,穿破脑实质流入脑室,常伴有脑实质出血的定位症状和体征。Pia 根据脑室内血肿大小将脑室出出分为三型:Ⅰ型为全脑室积血;Ⅱ型为部分性脑室出血;Ⅲ型为新鲜血液流入脑室内,但不形成血凝块者。Ⅰ型因影响脑脊液循环而急剧出现颅内压增高、昏迷、高热、四肢弛缓性瘫痪或呈去皮质状态,呼吸不规则。Ⅱ型及Ⅲ型仅有头痛、恶心、呕吐、脑膜刺激征阳性,无局灶性神经体征。出血量大病情严重者迅速出现昏迷或昏迷加深,早期出现去大脑强直,脑膜刺激征阳性。常出现丘脑下部受损的症状及体征,如上消化道出血、中枢性高热、大汗、应激性溃疡、急性肺水肿、血糖增高、尿崩症等,病情多严重,预后不良。

三、辅助检查

(一)头颅 CT 检查

发病后 CT 即可显示新鲜血肿,为圆形或卵圆形均匀高密度病灶,边界清楚。可显示血肿部位、大小、形态,是否破入脑室,血肿周围有无低密度水肿带及占位效应,有无脑组织移位和梗阻性脑水肿等,有助于确诊和指导治疗。脑干出血灶一般较小,较大者可使第四脑室移位及两侧侧脑室扩大。小脑出血可使第四脑室前移及侧移位,并可破入第四脑室。CT 对大脑内 5mm 以上的血肿一般都能检出。CTA 可显示脑动脉瘤、血管畸形及血肿内或周围斑点征,提示血肿有扩大的危险。

(二)MRI 检查

急性期对幕上及小脑出血的价值不如 CT,对脑干出血优于 CT。病程 4～5 周后 CT 不能辨认脑出血时,MRI 仍可明确分辨,故可区别陈旧性出血和脑梗死,可显示血管畸形的流空现象。MRA 较 CT 更易发现脑血管畸形、动脉瘤及肿瘤等出血原因。

脑出血后不同时期血肿根据含铁血红蛋白(HbO_2)、脱氧血红蛋白(DHB)、正铁血红蛋白(MHB)、含铁血黄素的含量变化在 MRI 上出现不同的信号改变。超急性期(<24 小时)血肿的主要成分为 HbO_2,含少量 DHB,T_1 呈等信号,T_2 呈稍低信号;急性期(1～7 天),主要成分为 DHB,含少量 HbO_2,T_1 呈等信号,T_2 呈低信号,血肿中心更低信号;亚急性期(1～4 周),主要成分为 MHB,血肿中心有少量 DHB,示高信号,中心稍低信号;慢性期(>1 个月),血肿周边主要为含铁血黄素,T_1 示低信号,T_2 示血肿中心高信号,周边低信号。

四、诊断和鉴别诊断

(一)诊断

(1)多为中老年患者。

(2)多数患者有高血压病史,因某种因素血压急骤升高而发病。

(3)起病急骤,多在兴奋状态下发病。

(4)有头痛、呕吐、偏瘫,多数患者有意识障碍,严重者昏迷和脑疝形成。

(5)脑膜刺激征阳性。

(6)多数患者为血性脑脊液。

(7)头颅 CT 和 MRI 可见出血病灶。

(二)血量的估算

临床可采用简便易行的多田公式,根据 CT 影像估算出血量。方法如下:出血量=0.5×最大面积长轴(cm)×最大面积短轴(cm)×层面数×层厚。

(三)鉴别诊断

1.血栓形成性脑梗死

血栓形成性脑梗死具有以下特点:

(1)常见病因为动脉粥样硬化。

（2）多在安静时发病。

（3）起病较缓慢。

（4）多无头痛及呕吐。

（5）意识清楚。

（6）血压正常或偏高。

（7）无脑膜刺激征。

典型病例根据上述特点可与脑出血鉴别，但大面积脑梗死因有明显头痛、呕吐、昏迷，临床表现与壳核—内囊出血相似，而小量出血因无头痛、呕吐、脑膜刺激征及意识障碍难与一般脑梗死鉴别，需靠颅脑 CT 扫描才能确定，脑梗死 CT 表现为脑内低密度灶。

2.高血压脑病

高血压脑病为一过性头痛、呕吐、抽搐或意识障碍，无明确神经系统局灶体征，以血压明显增高和眼底变化为主要表现，脑脊液正常。一旦血压降下来，症状可以缓解。头颅 CT 无出血灶可以鉴别。

3.蛛网膜下隙出血

两病均为急性起病的头痛呕吐，脑膜刺激征阳性。但蛛网膜下隙出血一般无偏瘫，头颅 CT 表现为不同部位的出血灶，可以鉴别。

本病还需要注意与糖尿病性昏迷、肝性昏迷、尿毒症、急性酒精中毒、低血糖、药物中毒、一氧化碳中毒等鉴别。

五、治疗与预后

在急性期，特别是已昏迷的危重患者应采取积极的抢救措施，其中主要是控制脑水肿，调整血压，防止内脏综合征及考虑是否采取手术消除血肿。采取积极合理的治疗，以挽救患者的生命，减少神经功能残废程度和降低复发率。

（一）稳妥运送

发病后应绝对休息，保持安静，避免频繁搬运。在送往医院途中，可轻搬动，头部适当抬高 15°，有利于缓解脑水肿及保持呼吸道通畅，并利于口腔和呼吸道分泌物的流出。患者可仰卧在担架上，也可视情况使患者头稍偏一侧，使呕吐物及分泌物易于流出，途中避免颠簸，并注意观察患者的一般状态包括呼吸、脉搏、血压及瞳孔等变化，视病情采取应急处理。

（二）控制脑水肿，常为抢救能否成功的主要环节

由于血肿在颅内占一定的空间，其周围脑组织又因受压及缺氧而迅速发生水肿，致颅内压急剧升高，甚至引起脑疝，因此，在治疗上控制脑水肿成为关键。常用的脱水药为甘露醇、呋塞米及皮质激素等。临床上为加强脱水效果，减少药物的不良反应，一般均采取上述药物联合应用。常用者为甘露醇＋激素、甘露醇＋呋塞米或甘露醇＋呋塞米＋激素等方式，但用量及用药间隔时间均应视病情轻重及全身情况，尤其是心脏功能及有否高血糖等而定。20％甘露醇为高渗脱水药，体内不易代谢且不能进入细胞，其降颅内压作用迅速，一般用量成人为 1g/kg 体重，每 6 小时静脉快速滴注 1 次。呋塞米有渗透性利尿作用，可减少循环血容量，对心功能不

全者可改善后负荷,用量 20～40 毫克/次,每日静脉注射 1 或 2 次。皮质激素多采用地塞米松,用量 15～20mg 静脉滴注,每日 1 次。有糖尿病史或高血糖反应和严重胃出血者不宜使用激素。激素除能协助脱水外,并可改善血管通透性,防止受压组织在缺氧下自由基的连锁反应,使细胞膜免受过氧化损害。在发病最初几天脱水过程中,因颅内压力可急速波动上升,密切观察瞳孔变化及昏迷深度非常重要,遇有脑疝前期表现如一侧瞳孔散大或角膜反射突然消失,或因脑干受压症状明显加剧,可及时静脉滴注 1 次甘露醇,一般滴后 20 分钟左右即可见效,故初期不可拘泥于常规时间用。一般水肿于 3～7 天内达高峰,多持续 2 周～1 个月之久方能完全消散,故脱水药的应用要根据病情逐渐减量,再减少用药次数,最后终止,由于高渗葡萄糖溶液静脉注射的降颅内压时间短,反跳现象重,注入高渗糖对缺血的脑组织有害,故目前已不再使用。

(三)调整血压

脑出血后,常发生血压骤升或降低的表现,这是由于直接或间接损害丘脑下部等处所致。此外,低氧血症也可引起脑血管自动调节障碍,导致脑血流减少,使症状加重。临床上观察血压,常采用平均动脉压,即收缩压加舒张压之和的半数(或舒张压加 1/3 脉压差)来计算。正常人平均动脉压的上限是 20.0～26.9kPa(150～200mmHg),下限为 8.00kPa(60mmHg),只要在这个范围内波动,脑血管的自动调节功能正常,脑血流量基本稳定。如果平均动脉压降到 6.67kPa(50mmHg),脑血流就降至正常时的 60%,出现脑缺血缺氧的症状。对高血压患者来讲,如果平均动脉压降到平常的 30%,就会引起脑血流的减少;如血压太高,上限虽可上移,但同样破坏自动调节,引起血管收缩,出现缺血现象。发病后血压过高或过低,均提示预后不良,故调整血压甚为重要。一般可将发病后的血压控制在发病前血压数值略高一些的水平。如原有高血压,发病后血压又上升至更高水平者,所降低的数值也可按上升数值的 30%左右控制。常用的降压药物如利血平 0.5～1 毫克/次肌内注射或 25%硫酸镁 10～20 毫克/次,肌内注射。注意不应使血压降得太快和过低。血压过低者可适量用阿拉明或多巴胺静脉滴注,使之缓慢回升。

(四)肾上腺皮质激素的应用

脑出血患者应用激素治疗,其价值除前述可改善脑水肿作用外,还可增加脑脊液的吸收,减少脑脊液的生成,对细胞内溶酶体有稳定作用,能抑制抗利尿激素的分泌,促进利尿作用,具有抗脂过氧化反应,而减少自由基的生成,此外,尚有改善细胞内外离子通透性的作用,故激素已普遍用于临床治疗脑出血。但也有认为激素不利于破裂血管的修复,可诱发感染,加重消化道出血及引起血糖升高,而这些因素均可促使病情加重或延误恢复时间。故激素应用与否,应视患者具体情况而定。如无显著消化道出血、高血糖及血压过高,可在急性期及早应用。常用的激素有地塞米松静脉滴注 10～20mg,1 次/天;或氢化可的松静脉滴注 100～200mg,1 次/天。一般应用 2 周左右,视病情好转程度而逐渐减量和终止。

(五)关于止血药的应用

由于脑出血是因血管破裂所致,凝血机制并无障碍,且多种止血药可以诱发心肌梗死,甚至弥散性血管内凝血。另外,实验室研究发现高血压性脑出血患者凝血、抗凝及纤溶系统的变化与脑梗死患者无差异,均呈高凝状态;再者,高血压性脑出血血管破裂出血一般在 4～6 小时内停止,几乎没有超过 24 小时者;还有研究发现应用止血药者,血肿吸收比不用者慢,故目前多数学者不同意用止血药。

(六)急性脑出血致内脏综合征的处理

包括脑心综合征、急性消化道出血、中枢性呼吸形式异常、中枢性肺水肿及中枢性呃逆等。这些综合征的出现,常常直接影响预后,严重者导致患者死亡。综合征的发生原因,主要是由于脑干或丘脑下部发生原发性或继发性损害之故。脑出血后急性脑水肿而使颅内压迅速增高,压力经小脑幕中央游离所形成的"孔道"而向颅后窝传导,此时,脑干背部被迫向尾推移,但脑干腹侧,由于基底动脉上端的两侧大脑后动脉和 Willis 动脉环相互联结而难以移动,致使脑干向后呈弯曲状态。如果同时还有颞叶钩回疝存在,则将脑干上部的丘脑下部向对侧推移。继而中脑水管也被挤压变窄,引起脑脊液循环受阻,加重了脑积水,使颅内压进一步增高,这样颅压升高形成恶性循环,脑干也随之扭曲不断加重而受到严重损害。可导致脑干内继发性出血或梗死,引起一系列严重的内脏综合征。

1.脑心综合征

发病后 1 周内做心电图检查,常发现 S-T 段延长或下移,T 波低平倒置,以及 Q-T 间期延长等缺血性变化。此外,也可出现室性期前收缩,窦性心动过缓、过速或心律不齐以及房室传导阻滞等改变。这种异常可以持续数周之久,有人称作"脑源性"心电图变化。其性质是功能性的还是器质性的,尚有不同的认识,临床上最好按器质性病变处理,应根据心电图变化,给予氧气吸入,服用硝酸异山梨酯(消心痛)、门冬氨酸钾镁,甚至毛花苷 C(西地兰)及利多卡因等治疗,同时密切随访观察心电图的变化,以便及时处理。

2.急性消化道出血

经胃镜检查,半数以上出血来自胃部,其次为食管,少数为十二指肠或小肠。胃部病变呈急性溃疡,多发性糜烂及黏膜下点状出血。损害多见于胃窦部、胃底腺区或幽门腺区。临床上出血多见于发病后 1 周之内,重者可在发病后数小时内就发生大量呕血,呈咖啡样液体。为了了解胃内情况,对昏迷患者应在发病后 24~48 小时置胃管,每日定时观察胃液酸碱度及有否潜血。若胃液酸碱度在 5 以下,即给予氢氧化铝凝胶 15~20mL,使酸碱度保持在 6~7,此外,给予西咪替丁(甲氰咪胍)鼻饲或静脉滴注,以减少胃酸分泌。如已发生胃出血,应局部止血,可给予卡络柳钠(安络血)每次 20~30mL 与生理盐水 50~80mL,3 次/天,此外,云南白药也可应用。大量出血者应及时输血或补液,以防发生贫血及休克。

3.中枢性呼吸异常

多见于昏迷患者。呼吸快、浅、弱及呼吸节律不规则,潮式呼吸,中枢性过度换气和呼吸暂停。应及时给予氧气吸入,人工呼吸器进行辅助呼吸。可适量给予呼吸兴奋药如洛贝林或二甲弗林(回苏灵)等,一般从小剂量开始静脉滴注。为观察有否酸碱平衡及电解质紊乱,应及时送检血气分析,若有异常,即应纠正。

4.中枢性肺水肿

多见于严重患者的急性期,在发病后 36 小时即可出现,少数发生较晚。肺水肿常随脑部变化加重或减轻,又常为病情轻重的重要标志。应及时吸出呼吸道中的分泌物,甚至行气管切开,以便给氧和保持呼吸通畅。部分患者可酌情给予强心药物。此类患者呼吸道颇易继发感染,故可给予抗生素,并注意呼吸道的雾化和湿化。

5.中枢性呃逆

呃逆可见于病程的急性期或慢性期,轻者偶尔发生几次,并可自行缓解;重者可呈顽固持续性发作,后者干扰患者的呼吸节律,消耗体力,以致影响预后。一般可采用针灸处理,药物可肌内注射哌甲酯(利他林),每次10~20mg,也可试服奋乃静,氯硝西泮1~2毫克/次也有一定的作用,但可使睡眠加深或影响对昏迷患者的观察。膈神经刺激常对顽固性呃逆有缓解作用。部分患者可试用中药治疗如柿蒂、丁香及代硝石等。

近来又发现脑出血患者可引起肾脏损害,多表现为血中尿素氮升高等症状,甚至可引起肾衰竭。脑出血患者出现两种以上内脏功能衰竭又称为多器官功能衰竭,常为导致死亡的重要原因。

(七)维持营养

注意酸碱平衡及水、电解质平衡及防治高渗性昏迷。初期脱水治疗时就应考虑这些问题,特别对昏迷患者,发病后24~48小时即可置鼻饲以便补充营养及液体。在脱水过程中,每日入量一般控制在1000~2000mL,其中包括从静脉给予的液体。因需要脱水,故每日应是负平衡,一般水分以-800~-500mL为宜,初期每日热量至少为6276kJ(1500kcal),以后逐渐增至每日至少8368kJ(2000kcal)以上,且脂肪、蛋白质及糖等应配比合理,必要时应及时补充复合氨基酸、人血白蛋白及冻干血浆等。对于高热者尚应适当提高入水量。由于初期加强脱水治疗,或同时有呼吸功能障碍,故多数严重患者可出现酸碱平衡紊乱及水、电解质失衡,常见者为酸中毒、低钾及高钠血症等,均应及时纠正。应用大量脱水药和皮质激素,特别是对有糖尿病者应防止诱发高渗性昏迷,表现为意识障碍程度加重、血压下降、有不同程度的脱水症,可出现癫痫发作。高渗性昏迷的确诊还要检查是否有血浆渗透压增高提示血液浓缩。此外,高血糖、尿素氮及血清钠升高、尿比重增加也均提示有高渗性昏迷的可能。另外,低渗液不宜输入过多,过快;有高血糖者应尽早应用胰岛素,避免静脉注射高渗葡萄糖溶液。此外,应经常观察血浆渗透压及水、电解质的变化。

(八)康复治疗

脑出血后生存的患者,多数遗留瘫痪及失语等症状,重者不能起床或站立。如何最大限度地恢复其运动及语言等功能,物理及康复治疗起着重要作用。一般主张只要可能应尽早进行,诸如瘫肢按摩、被动运动、针灸及语言训练等。有一定程度运动功能者,应鼓励其主动锻炼和训练,直到患者功能恢复到最好的状态。失语患者训练语言功能应有计划,由简单词汇开始逐渐进行训练。感觉缺失障碍,似难康复,但仍随全身的康复而逐渐好转。

病程依出血的多少、部位、脑水肿的程度及有否并发内脏综合征而各不相同。发病后生存时间可自数小时至几个月,除非大的动脉瘤破裂引起的脑出血,一般不会发生猝死。丘脑及脑干部位出血,出血量虽少,但容易波及丘脑下部以及生命中枢故生存时间短。脑内出血量、脑室内出血量和发病后格拉斯哥昏迷指数(GCS)是预测脑出血的病死率的重要因素。CT扫描显示出血量≥60cm³,GCS≤8,30天死亡的可能性为91%,而CT显示出血量≤30cm³,GCS≥9分的患者,死亡的可能性为19%。平均动脉压对皮质下、小脑、脑桥出血的预后无相关性;但影响壳核、丘脑出血的预后,平均动脉压越高,预后越差,血肿破入脑室有利于丘脑出血的恢复,但不利于脑叶出血的恢复。

(九)外科治疗

外科治疗的目的是:降低颅内压力,改善脑血流;清除血肿,解除对周围脑组织的压迫,除去引起脑水肿和脑缺血的原因,减轻后遗症;解除急性梗阻性脑积水;解除或防止威胁生命的脑疝。

1.手术适应证和禁忌证

手术适应证和禁忌证的选择应建立在对患者整体状况周密考虑的基础上,根据患者的意识状况、出血部位、出血量、是否存在严重的继发性损害如急性梗阻性脑积水、脑疝和出血到入院的时间等,并结合患者的全身情况进行综合考虑。比较一致的意见是:出血量小,患者意识清醒,神经功能障碍较轻者不需要手术,内科治疗能获得满意的疗效。而深昏迷伴有双侧瞳孔散大的患者即使进行手术也无太大帮助。

2.手术时机

脑出血患者的手术时机直接影响手术效果,主张早期进行手术,最好在出血后 6 小时内行血肿清除术。因为出血数小时后血肿周围的脑组织即开始出现有害的组织学改变,脑水肿也逐渐加重,24 小时后血肿周围脑组织即可发生不可逆性的继发性损害。即使患者能够度过出血的打击而存活,脑功能的恢复也会受到影响。如能在继发性脑组织损害之前清除血肿,神经功能可望能获得较好恢复。

3.手术方法

(1)开颅血肿清除术:根据血肿所在部位选择相应的手术入路。①经外侧裂入路清除血肿:以外侧裂为中线的翼点开颅。在显微镜下分开外侧裂,注意避免损伤位于外侧裂内的大脑中动脉及其主要分支。显露出岛叶后,在岛叶表面的大脑中动脉分支之间的无血管区,先用脑针穿刺,证实血肿后,切开岛叶皮质,切口 1cm 已经足够。用窄的脑压板分开岛叶进入血肿腔,用吸引器将血肿吸除。对已发生脑疝或颅内压增高严重者,应慎用此入路,因分开外侧裂较困难,易造成脑组织的牵拉性损伤。②经额颞皮质入路清除血肿:经额颞开颅,依据血肿位置偏额或偏颞,在额下回或颞上回前切开脑皮质,切口长约 3cm,深入 4~5cm 就可达到血肿。脑压板分开脑皮质进入血肿腔,用显微技术清除血肿。

开颅清除血肿术中,由于手术操作损伤穿通动脉、脑压板压迫及血肿本身对脑组织的损害,血肿周围的脑组织都有不同程度的缺血水肿,即便清除了血肿,水肿仍将持续一段时间然后才能逐渐消退,故一般应做减压术以策安全。除非在很早期手术,水肿尚未发生前即已将血肿清除;或者是血肿量虽较大,但术前患者意识清醒,血肿清除后颅内压很低,可以不做减压术。但应严密监测颅压变化。当血肿破入脑室,应行脑室引流,不仅可降低颅内压力,还可经引流管进行脑室冲洗,将脑室内积存的小血块通过脑室的破口从血肿腔内冲洗出来,手术后继续引流数日。

(2)神经内镜辅助血肿清除术:采用小骨窗开颅(直径 2~2.5cm),穿刺血肿后,置入内径为 1~1.5cm 透明导引器,将内镜和吸引器置入导引器内,在内镜直视下吸除血肿,出血点应用电凝止血。术中出血 50mL 以内,手术时间 45 分钟~2 小时,血肿清除率 90% 以上,颅内压降低满意。患者术后恢复快,一般次日清醒拔管。由于该术式创伤小、手术时间短,血肿清除满意,继发脑损伤很小,患者术后恢复满意,被认为是最有价值的术式。该术式适合基底节区出血,脑叶出血及丘脑出血,小脑出血病情平稳者也可适用。

(3)锥孔或钻孔血肿引流术:此法操作简便、创伤小,不需全身麻醉,在紧急情况下可在急诊室或病房内施行,抽出血肿腔内的液体成分,解除部分占位效应,可以缓解症状。术后应用尿激酶等溶栓剂溶解血块,持续引流。尿激酶用法:6000～20000IU 溶入 2mL 生理盐水中注入血肿腔,闭管 1～2 小时,然后开放引流。6～12 小时 1 次,可重复用药直至血肿被完全溶解排出。钻孔血肿引流能在很小的创伤下,缓解或治愈一部分患者,尤其是年老体弱不能耐受手术的患者。对已经度过急性期的患者,为了加速神经功能的恢复和缩短恢复过程,也可采取此种方法将血肿吸出。钻孔血肿引流术难以完全抽出固体血块,因此血肿清除不彻底,减压也不充分,且盲目穿刺和负压吸引有可能造成新的出血。病情严重,或已发生脑疝的患者不宜采用此种治疗。

(4)立体定向血肿碎吸术:在 CT 定位和立体定向引导下进行的血肿穿刺,穿刺导管内导入的碎化血肿装置,该装置有一外径为 4mm 的金属导管,导管的尖部密封。近头端开两侧孔,末端有一侧管连接吸引器,使用时将带有阿基米德螺旋的导针置入外导管内,利用负压将血凝块吸入金属管内,再用手旋转螺旋导针将血块粉碎并吸出体外。血肿吸除后,先拔除螺旋导针,将外导管留置在血肿腔内数分钟,观察有无新鲜出血。立体定向可提高穿刺的精确性,即使很深的血肿也能以最小的损伤达到目标。目前,立体定向血肿碎吸术已广泛用于高血压脑出血的治疗,但是,这种方法的缺点是需要特殊设备,操作较繁杂,因而手术时间也较长。对需要紧急处理的颅内压增高患者仍不适用。

4.不同部位出血的手术治疗

(1)基底节区出血:包括侵及内囊和外囊的血肿以及血肿扩大突入岛叶或破入脑室者。血肿较小、神志清楚的患者,内科保守治疗可以获得良好的效果。而手术治疗则可能增加创伤,影响患者的神经功能恢复;深部巨大血肿,已重度昏迷的患者,不论接受何种治疗,预后总是很差;当血肿由小变大,患者由昏睡转至浅昏迷状态时,手术疗效较好。目前普遍认为,基底节区出血的手术治疗可采用微创技术清除大部分血肿,以解除血肿的占位效应,迅速降低颅内压,减轻局部缺血,防止脑水肿发展,以利于颅神经功能恢复。因此,手术治疗一般选择 70 岁以下的病例,血肿量在 30mL 以上或血肿占位效应较大,中线移位较明显,内科保守治疗病情进行性加重,患者意识状态一般处于昏睡至浅昏迷之间,GCS 评分不小于 6 分。手术方法主要有开颅血肿清除术、神经内镜辅助血肿清除术、立体定向血肿碎吸术和钻孔血肿引流术。

(2)丘脑出血:巨大的丘脑血肿预后差,小量的丘脑血肿内科保守治疗预后较好。由于血肿位置深、手术创伤大,预后差,所以血肿较小时不宜采取手术治疗。如果血肿压迫第三脑室产生急性梗阻性脑积水则须行脑室外引流术。血肿较大时可以考虑采用神经内镜辅助血肿清除术或立体定向血肿碎吸术治疗。

(3)皮质下血肿:血肿大多位于额叶、颞叶和顶叶内。手术一般采用骨瓣开颅术,颞叶内侧的血肿易引起颞叶沟回疝,应积极及时手术。如血肿<30mL,临床症状稳定,可行保守治疗观察,许多患者可吸收自愈。但如观察过程中症状加重,或血肿量在 30mL 以上,中线移位,或周围水肿严重,颅高压症状明显,应考虑手术治疗。手术一般采用骨瓣开颅术,颞叶内侧的血肿

易引起颞叶沟回疝,应积极及时手术。此类血肿死亡率低,早期清除血肿,有助于脑功能恢复。

(4)小脑出血:由于后颅窝代偿空间小,一般认为当血肿量>10mL时就可能对脑干产生较大的压迫作用,或压迫第四脑室产生急性脑积水。因此对>10mL的血肿多主张采取积极的手术治疗清除。如果有急性脑积水征象可行脑室外引流术。对于深部贴近脑干的血肿,采用手术治疗还是内科保守治疗目前尚有争议。

(5)脑桥出血:血肿可侵及中脑或破入第四脑室。微小的脑桥出血保守治疗预后良好。如果血肿位置偏向外侧,采用显微手术经第四脑室底等入路,切开包膜清除血肿,有时会有良好的疗效。但脑桥出血往往预后较差。

(6)脑室出血:Grab根据CT上每个脑室的出血量对脑室出血进行分级(表1-1-1)。

表 1-1-1　脑室出血的 Grab 分级标准

脑室	CT 表现	评分
侧脑室(每侧侧脑室分别计分)	有微量或少量出血	1
	出血小于脑室的一半	2
	出血大于脑室的一半	3
	脑室内充满血液并扩大	4
第三脑室	脑室内有积血,大小正常	1
	脑室内充满血液并扩大	2
第四脑室	脑室内有积血,大小正常	1
	脑室内充满血液并扩大	2
总分		12

脑室出血采用单侧或双侧脑室外引流。术后应用尿激酶溶化、引流脑室内积血。Grab评分9～10分者,选择血肿量多的一侧行侧脑室额角穿刺引流,术后6小时,将尿激酶6000～20000IU溶入2mL生理盐水脑室内,闭管1～2小时,然后开放引流管持续引流,12小时1次,应用3天。Grab评分≥11分者,做双侧侧脑室额角穿刺引流,术后6小时,双侧侧脑室交替应用尿激酶,12小时1次,应用3天。于术后第5～7天复查CT血肿引流满意后,拔除脑室外引流。目前也有应用神经内镜辅助下脑室血肿清除,术后放置引流,效果也很好。

5.影响外科治疗效果的因素

(1)出血量:出血量的多少与颅内压、血肿周围脑组织的继发性损害程度等有密切关系。出血量愈大,病情发展愈快,手术疗效愈差。脑内血肿量达到颅内容量6%～7%时可引起昏睡和昏迷,达到9%～10%时即可出现脑死亡。一般说来,20mL以下的血肿量生存率很高,50mL以下的血肿很少引起严重的意识障碍,超过60mL的血肿死亡率大大增加,超过85mL的血肿由于原发性脑损害和继发性脑干损害,生存机会非常渺茫,即使患者能够存活,生存质量也很差,多呈植物状态生存或者严重残疾。

(2)出血部位:出血部位较之出血量对预后的影响更大。皮质下出血,因深部神经结构遭受破坏的机会较少,死亡率低于其他部位出血,即使出血量较大,只要在脑疝前手术清除血肿,预后一般较好,存活患者神经功能的恢复也优于深部血肿。基底节区出血,尤其是血肿限于内囊后肢外侧,未影响到丘脑,血肿清除前患者神经功能障碍程度不十分严重者,一般预后较好。丘脑出血由于部位较深,出血可能导致深部结构如丘脑和下丘脑核团以及内囊结构的损害,而且血肿易破入第三脑室,导致急性梗阻性脑积水,使颅内压进一步增高,死亡率高于皮质下出血和基底节区出血。脑干出血造成的重要神经组织损害更为严重,因此预后最差。

(3)患者的神经功能状况:入院时患者的神经功能状况是病情轻重的体现。尤其是意识水平,更能反映病情的严重程度。意识清醒者提示病情较轻,而深昏迷的患者则可能已临近死亡。

(4)其他因素:年龄、有无严重的心血管疾病和严重的代谢型疾病、是否合并有严重的并发症如消化道出血等,均对手术疗效有一定影响。

第二节　蛛网膜下隙出血

一、病因与发病机制

(一)病因

1.颅内动脉瘤破裂

是 SAH 最常见的病因,约占 85%。这种动脉瘤不是先天性的,但可随时间发展。儿童及青年发病较少,多在 40～60 岁发病,其中 31～70 岁占 85.2%。动脉瘤多发生在颅底动脉环及颅底动脉和主要分支上,其中颈内动脉动脉瘤占 41.3%,后交通动脉瘤占 24.4%,大脑中动脉瘤占 20.8%,大脑前动脉瘤占 9.0%,椎-基底动脉瘤占 4.5%,多发性动脉瘤约占 8.0%,按动脉瘤大小可分为:≤0.5cm 为小动脉瘤,0.5～1.5cm 为一般动脉瘤,1.5～2.5cm 为大型动脉瘤,≥2.5cm 为巨型动脉瘤。在一些患者中,还存在一些动脉瘤特异的病因,如外伤、感染或结缔组织病。在普通人群中发现囊性动脉瘤的频度取决于动脉瘤大小的定义和搜寻未破裂动脉瘤的力度。

2.脑血管畸形

脑血管畸形是脑血管发育异常形成的畸形血管团,而动静脉血管畸形(AVM)是最常见的脑血管畸形,表现为颅内某一区域血管的异常增多和形态畸变。形成原因被认为是在胚胎第3、4 周时,脑血管发育过程受到阻碍,动静脉之间直接交通而形成的先天性疾病,动静脉之间没有毛细血管,代之以一团管径粗细和管壁厚薄不均的异常血管团。它占脑血管畸形 60%,占自发性蛛网膜下隙出血病因的第 2 位,AVM 与颅内动脉瘤比例为 1:3.5。发病多见 21～30 岁的青壮年患者,平均发病年龄 25 岁左右,较颅内动脉瘤发病年龄早平均 20 年,男性略多于女性。脑动静脉畸形发生在幕上者占 90%以上,幕下者 9.2%,大脑半球占 70%～93%,以额叶和顶叶为最常见部位。根据病变大小,一般分为:小型病变直径<2.5cm;中型病变直径2.5～5.0cm;大型病变直径>5.0cm;巨大型病变直径>7.0cm。

硬膜动静脉瘘(AVF)是较少见的脑血管畸形,也可引起颅底出血,在 CT 上难以与动脉瘤性出血相区别。出血的危险性取决于静脉的引流形式,直接皮质静脉引流的患者危险性相对较高,如有静脉扩张,则危险性可进一步增高;引流至主要静脉窦的患者,出血的危险性较低,如果不反流至较小的静脉窦或皮质静脉,则可以忽略不计,首次破裂后,可再出血。

3.高血压、脑动脉硬化

脑动脉粥样硬化时,动脉中的纤维组织代替了肌层,内弹力层变性断裂,胆固醇沉积于内膜,经过血流冲击逐渐扩张形成梭形动脉瘤,极易引起破裂出血,导致 SAH。

4.烟雾病

烟雾病指双侧颈内动脉远端及大脑前、中动脉近端狭窄或闭塞,伴有脑底丰富的小动脉、毛细血管扩张。这种扩张的小血管管壁发育不良,破裂后即可导致 SAH。

5.非动脉瘤性中脑周围出血

发生于 20 岁以上,多在 60～70 岁时发病。1/3 的患者症状出现前有大强度的活动。头痛发作常呈渐进性(数分而不是数秒),意识丧失和局灶性症状少见,但仅是短暂性的。漏出的血液局限于中脑周围的脑池内,出血中心紧邻中脑前方,出血不会蔓延到大脑外侧裂或大脑纵裂前部。预后良好,恢复期短。

6.其他原因

有血液病、颅内肿瘤卒中、中毒、动脉炎、脑炎、脑膜炎及抗凝治疗的并发症等。还有一些原因不明的 SAH,是指经全脑血管造影及脑 CT 扫描未找到原因者。

(二)发病机制

1.与颅内动脉瘤出血有关的机制

多数脑动脉瘤发生在动脉分叉处,此处是血管最薄弱的地方,常只有一层内膜而缺乏中膜和外膜,并且此处承受的血流冲击力也最大。由于瘤内、瘤壁和瘤外的条件变化,可导致动脉瘤破裂使血液流入蛛网膜下隙,但这种观念已被大量相反的观察结果所改变。最近经研究发现,颅内动脉肌层缝隙在有和无动脉瘤患者中同样存在,而且常被致密的胶原纤维填塞加固。另外,肌层任何缺陷并不在动脉瘤的颈部,而在动脉瘤囊壁的部位。所以,现有学者认为动脉瘤获得性改变可能是高血压所致。吸烟、酗酒这些危险因素很可能导致分叉处近远端动脉内膜层增厚,这些内膜层无弹性,可使血管壁更有弹性的部分张力增加。当血压突然升高时,动脉壁薄弱部位便会破裂出血。主要因素如下。

(1)瘤内因素:高血压可增加动脉瘤瘤腔内的张力和瘤壁的负荷,加速瘤壁动脉硬化的进程。动脉瘤内的血液涡流所产生的震动如与瘤壁的共振频率相同,会引起瘤壁结构疲劳,导致动脉瘤壁的弱化使动脉瘤破裂出血。

(2)瘤壁因素:包括瘤壁机械性疲劳、滋养血管闭塞和酶的作用等因素。这些因素可使瘤壁局限性弱化,在瘤壁弱化部位出现小的突起,易破裂出血。

(3)瘤外因素:动脉瘤外的压力在很大程度上影响动脉瘤的破裂,颅内压降低时可增加动脉瘤破裂出血的机会,导致 SAFI。

2.与脑动静脉畸形(AVM)出血有关机制

异常血管团的小动脉、小静脉和毛细血管有的缺乏弹力层或肌层,有的管壁仅为一层内皮细胞,薄壁血管容易破裂出血。脑凸面的 SAH 可来自表浅的 AVM。在 10%～20% AVM 的供血动脉上可形成囊性动脉瘤,推测是血流明显增加和动脉壁张力增加所致。在这些患者中,动脉瘤的部位不同于典型 Willis 环上的囊性动脉瘤,出血更常进入脑实质而不是蛛网膜下隙。主要因素如下。

(1)伴发动脉瘤:研究证实,动静脉畸形引起的血流动力学改变是伴发动脉瘤的成因,伴发动脉瘤的动静脉畸形出血率较高。脑动静脉畸形伴发动脉瘤是畸形血管适应其内血流动力学状况的一种形态学表现,一旦血流动力学变化超出动脉瘤壁承受力,即形成出血。伴发的动脉瘤与动静脉畸形血管团位置关系不同,出血程度也不同。Marks 将具体分为:①畸形血管团内动脉瘤。②畸形血管团外动脉瘤。畸形血管团内动脉瘤瘤壁薄弱,本来发育不良的血管结构,在血流动力学应力作用下进一步局限性受损,在某些诱因作用下,容易超负荷发生破裂出血。近畸形血管团或血管团内动脉瘤是最危险的伴发动脉瘤。

(2)组织病理学改变:脑 AVM 是否出血与血管结构的病理改变有直接关系。有学者对脑 AVM 的血管厚度与出血的关系进行了研究,发现有出血史的患者血管壁的平均厚度为 $94.01\mu m$,显著薄于非出血组的 $151.06\mu m$(P<0.001)。血管壁厚度在 $100\mu m$ 以下者,出血组占 84.97%,非出血组仅占 32.4%。尽管畸形血管大小不等、厚薄不一,但血管厚度大多与出血相关。

(3)血管构筑改变:脑 AVM 在结构上由畸形的供血动脉、引流静脉和之间的结构紊乱、相互短路的血管团组成。其构筑学内容主要包括供血动脉的来源、数量、扭曲程度、直径、供血方式;畸形团的位置、大小、形态、分隔;瘘管的大小、数量;引流静脉的数量、直径、引流方式、引流路径;伴随的血管瘤的位置、形态;畸形团的生长方式和对周围血管结构的影响等。超选择血管造影是目前研究脑 AVM 最精确的方法。大量研究表明,脑 AVM 出血与其血管构筑学的特点关系非常密切,但不同学者的研究结果存在较大的差异。①多支动脉供血是复杂脑动静脉畸形的典型特征。一般来说,动静脉畸形呈高流量低阻力,有多支供血者尤为突小。但在血管团不同部位,不能除外血管阻力不均致灌注压不同的可能,即不除外有局限性低排高阻区,该部位则易破裂出血;供血动脉长度也影响着畸形血管团内的压力,在动静脉畸形血管团及供血动脉口径恒定条件下,供血动脉越长,内压衰减越大,畸形血管内压力越低,越不易破裂出血,反之则易破裂出血。②引流静脉的数量、通畅程度及部位是影响畸形血管团内灌注压的重要因素,与出血密切相关。引流静脉支越多,引流阻力越小,灌注压越低,血管破裂出血机会减少。引流静脉狭窄或闭塞,使脑动静脉畸形血管团内压力增高,加之血管结构的异常,故易破裂出血。深部静脉引流出血率明显高于浅部引流。由此可见,引流静脉数少,口径狭窄,部位深在,易致动静脉畸形破裂出血。③深部动静脉畸形出血倾向高于浅部动静脉畸形。深部指位于丘脑、基底节、胼胝体等部位。深部动静脉畸形出血率高,除因其供血动脉短及引流静脉易狭窄和闭塞外,还与其邻近脑室,多首发脑室出血症状易被临床发现有关。脑动静脉畸形大小与出血相关。

二、病理生理改变

(一)病理

血液进入蛛网膜下隙后,脑脊液被染色,整个或部分脑表面呈现紫红色,在脑沟、脑池内红细胞沉积,故染色更深。如果出血量大,脑表面可有薄层血凝块覆盖,颅底部的脑池内血凝块的积贮更明显。如为脑动脉瘤破裂所致者,则于动脉瘤破裂处积血尤多,可将动脉瘤完全包埋。如为大脑前动脉或前交通动脉瘤破裂,于半球间纵裂处形成血肿,血肿可穿破终板破入第三脑室或向上经透明隔破入侧脑室,或破入额叶形成额叶血肿,如为大脑中动脉瘤破裂,则积血主要位于脑岛池、外侧裂池、再累及额叶或穿通入脑室系统。后交通动脉瘤或基底动脉瘤破裂,则于鞍区、脚间池、桥池及小脑脑桥角池等呈厚层积血,脑表面充血肿胀。随着时间的推移,蛛网膜下隙的大量红细胞出现不同程度的溶解,释放出含铁血黄素,使邻近的脑皮质及软、硬脑膜呈现不同程度的铁锈色,同时局部可有不同程度的粘连。部分红细胞随着脑脊液沉入蛛网膜颗粒,使其堵塞,引起脑脊液吸收减慢,最后产生交通性脑积水。较重的 SAH 由于血小板释放 5-羟色胺及血管创伤,可引起局部脑血管痉挛(CVS),部分患者可继发脑梗死。显微镜下,通常在发病 12 小时以内即可见到颅内组织的防御反应,即脑膜细胞及游离单核细胞有吞噬红细胞现象。36 小时以后可见血块的机化迹象,其成纤维细胞部分来自软脑膜,部分来自血管的外膜,渗入血块之内。机化现象缓慢进行,最后形成一层闭塞蛛网膜下隙的瘢痕。

(二)病理生理

SAH 后的病理生理学改变与出血量、出血部位和血液在蛛网膜下隙存留的时间长短有关。

(1)SAH 后,由于管壁异常血液渗出或管壁破裂血液涌入蛛网膜下隙,使颅腔内容物增加,可很快发生颅内压增高和全身应激反应,颅内压增高可使动脉瘤壁内外压力梯度降低,加上载瘤动脉急性痉挛,有助于动脉瘤止血。但一般颅内压随着 SAH 后患者临床分级的恶化而增高。

(2)血液刺激引起无菌性脑膜炎,可致剧烈头痛及脑膜刺激征,还可引起自主神经机能受损而出现高血压和心律失常。

(3)大量积血或凝血块沉积于颅底,刺激脑膜形成大量渗出液导致蛛网膜粘连,部分凝集的红细胞还可堵塞蛛网膜颗粒,影响脑脊液循环通路,使脑脊液的吸收受阻,轻者引起亚急性或慢性脑积水,重者可发生急性交通性脑积水,使颅内压急骤升高,进一步减少了脑血流量,加重了脑水肿,甚至导致脑疝形成。

(4)动脉瘤破裂出血后,动脉短时痉挛对减少或终止出血有保护作用,但持久痉挛,可使脑组织发生严重缺血或引起脑梗死,出现神经功能缺失症状。

Key 等对 52 例动脉瘤性 SAH 患者进行了监测,Ⅰ~Ⅱ级的患者平均颅内压为 1.33kPa (10mmHg);Ⅱ~Ⅲ级为 2.39kPa(18mmHg);Ⅲ~Ⅳ级为 3.86kPa(29mmHg)。颅内压还与患者的预后相关,颅内压低于 1.99kPa(15mmHg)的患者预后良好率可达 86% 以上,超过 15mmHg 的患者预后良好率只有 15%。颅内压增高可使脑灌注压降低(脑灌注压=平均动脉压−颅内压),SAH 急性期脑血流量(CBF)和脑氧代谢率($CMRO_2$)也降低。Grubb 等发现,SAH 后临床病情分级为 Ⅰ~Ⅱ 级但无 CVS 的患者局部脑血流量(rCBF)降至 42mL/ (min·100g 脑组织),正常值为 54mL/(min·100g 脑组织),Ⅲ~Ⅳ级降至 35mL/ (min·100g 脑组织)。临床分级为 Ⅰ~Ⅱ级并伴有 CVS 的患者 CBF 降至 36mL/(min·100g 脑组织),Ⅲ~Ⅳ级降至 33mL/(min·100g 脑组织)。在 CBF 降低的同时,$CMRO_2$ 也随着病情的恶化和 CVS 的加剧而降低,SAH 后第 10～14 天降至低谷,如果病情稳定,CBF 可缓慢回升。

三、临床表现

任何年龄均可发病,青壮年更常见,动脉瘤破裂所致者好发于 30～60 岁,女性多于男性。突然起病,以数秒或数分钟速度发生的头痛是最常见的起病方式。患者常能清楚地描述起病的时间和情景。发病前多有明显诱因,如剧烈运动、情绪激动、用力、排便、咳嗽、饮酒等;少数可在安静情况下发病。约 1/3 患者动脉瘤破裂前数日或数周有头痛、恶心、呕吐等症状。

SAH 典型临床表现为突然发生的剧烈头痛、恶心、呕吐和脑膜刺激征,伴或不伴局灶体征。剧烈活动中或活动后出现爆裂性局限性或全头部剧痛,难以忍受,呈持续性或持续进行性加重,有时上颈段也可出现疼痛。其始发部位常与动脉瘤破裂部位有关。常见伴随症状有呕吐、短暂意识障碍、项背部或畏光等。绝大多数病例发病后数小时内出现脑膜刺激征,以颈项强直最明显,Kemig 征、Brudzinski 征可呈阳性。眼底检查可见视网膜出血、视盘水肿,约 25% 的患者可出现精神症状,如欣快、谵妄、幻觉等。还可有癫痫发作、局灶神经功能缺损体征如动眼神经麻痹、失语、单瘫或轻偏瘫、感觉障碍等。部分患者,尤其是老年患者头痛、脑膜刺激征等临床表现常不典型,而精神症状较明显。原发性中脑出血的患者症状较轻,CT 表现为中脑或脑桥周围脑池积血,血管造影未发现动脉瘤或其他异常,一般不发生再出血或迟发型血管痉挛等情况,临床预后良好。

四、并发症

1.再出血

是 SAH 的急性严重并发症,病死率为 50% 左右。出血后 24 小时内再出血危险性最大,发病 1 个月内再出血的风险都较高。2 周内再出血发生率为 20%～30%,1 个月为 30%。再出血原因多为动脉瘤破裂。入院时昏迷,高龄,女性,收缩压超过 170mmHg 的患者再出血的风险较大。临床表现为在病情稳定或好转的情况下,突然发生剧烈头痛、恶心呕吐、意识障碍加深、抽搐、原有症状及体征加重或重新出现等。确诊主要依据上述表现、CT 显示原有出血的增加或腰椎穿刺脑脊液含血量增加等。

2.脑血管痉挛

是死亡和致残的重要原因。20%～30% 的 SAH 患者出现脑血管痉挛,引起迟发性缺血性损伤,可继发脑梗死。早发性脑血管痉挛出现于出血后,历时数分钟或数小时缓解;迟发性脑血管痉挛始发于出血后 3～5 天,5～14 天为高峰,2～4 周逐渐减少。临床表现为意识改变、局灶神经功能损害(如偏瘫、失语等),动脉瘤附近脑组织损害的症状通常最严重。

3.脑积水

15%～20% 的 SAH 患者会发生急性梗阻性脑积水。急性脑积水于发病后 1 周内发生,由于血液进入脑室系统和蛛网膜下隙形成血凝块阻碍脑脊液循环通路所致,属畸形阻塞性脑积水;轻者表现为嗜睡、精神运动迟缓和记忆损害,重者出现头痛、呕吐、意识障碍等。急性梗阻性脑积水大部分可随出血被吸收而好转。迟发性脑积水发生于 SAH 后 2～3 周,为交通性脑积水。表现为进行性精神智力障碍、步态异常及尿便障碍。脑脊液压力正常,故也称正常颅压脑积水,头 CT 或 MRI 显示脑室扩大。

4.其他

5％～10％患者可发生抽搐,其中 2/3 发生于 1 个月内,其余发生于 1 年内。5％～30％患者可发生低钠血症和血容量减少的脑耗盐综合征或抗利尿激素分泌增多所致的稀释性低钠血症和水潴留,上述两种低钠血症需要在临床上进行鉴别;还可出现脑心综合征和急性肺功能障碍,与儿茶酚胺水平波动和交感神经功能紊乱有关。

五、辅助检查

1.影像学检查

(1)头颅 CT:是诊断 SAH 的首选方法,CT 显示蛛网膜下隙内高密度影可以确诊 SAH(图 1-2-1)。根据 CT 结果可以初步判断或提示颅内动脉瘤的位置:如位于颈内动脉段常是鞍上池不对称积血;大脑中动脉段多见外侧裂池积血;前交通动脉段则是前间裂基底部积血;而出血在脚间池和环池,一般无动脉瘤。动态 CT 检查还有助于了解出血的吸收情况,有无再出血、继发脑梗死、脑积水及其程度等。CT 对于蛛网膜下隙出血诊断的敏感性在 24 小时内为 90％～95％,3 天为 80％,1 周为 50％。

(2)头 MRI:当病后数天 CT 的敏感性降低时,MRI 可发挥较大作用。4 天后 T_1 像能清楚地显示外渗的血液,血液高信号可持续至少 2 周,在 FLAIR 像则持续更长时间。因此,当病后 1～2 周,CT 不能提供蛛网膜下隙出血的证据时,MRI 可作为诊断蛛网膜下隙出血和了解破裂动脉瘤部位的一种重要方法。

2.CSF 检查

通常 CT 检查已确诊者,腰穿不作为临床常规检查。如果出血量少或者起病时间较长,CT 检查可无阳性发现,而临床可疑下腔出血需要行腰穿检查 CSF。最好于发病 12 小时后进行腰椎穿刺,以便于穿刺误伤鉴别。均匀血性脑脊液是蛛网膜下隙出血的特征性表现,提示新鲜出血,如 CSF 变黄或者发现吞噬红细胞、含铁血黄素或胆红质结晶的吞噬细胞等,则提示已存在 SAH。

3.脑血管影像学检查

(1)DSA:是诊断颅内动脉瘤最有价值的方法,阳性率达 95％,可以清楚显示动脉瘤的位置、大小、与载瘤动脉的关系、有无血管痉挛等,血管畸形和烟雾病也能清楚显示。由于血管造影可加重神经功能损害,如脑缺血、动脉瘤再次破裂出血等,因此造影时机宜避开脑血管痉挛和再出血的高峰期,即出血 3 天内或 3～4 周后进行为宜。

(2)CTA 和 MRA:CTA 和 MRA 是无创性的脑血管显影方法,但敏感性、准确性不如 DSA。主要用于动脉瘤患者的随访以及急性期不能耐受 DSA 检查的患者。

(3)经颅超声多普勒:动态检测颅内主要动脉流速是及时发现脑血管痉挛(CVS)倾向和痉挛程度的最灵敏的方法。

（4）其他：有些 SAH 找不到病因，即脑血管造影结果是正常的，这部分患者往往呈良性病程，以后不容易再出血。但一定注意偶尔会出现脑血管造影结果假阴性的情况，即由于医生经验不足、硬件设备不够先进或动脉瘤内血栓形成等原因导致器质性脑血管病变被漏诊。

4.实验室检查

血常规、凝血功能、肝功能及免疫学检查有助于寻找出血的其他原因。

六、诊断及鉴别诊断

突然发生的剧烈头痛、恶心、呕吐和脑膜刺激征阳性的患者，无局灶性神经缺损体征，伴或不伴意识障碍，应高度怀疑本病，结合 CT 证实脑池与蛛网膜下隙内有高密度征象可诊断为蛛网膜下隙出血。如果 CT 检查未发现异常或没有条件进行 CT 检查时，可根据临床表现结合腰穿 CSF 呈均匀一致血性、压力增高等特点做出蛛网膜下隙出血的诊断。

SAH 需与下列疾病鉴别：

1.脑出血

深昏迷时与 SAH 不易鉴别，脑出血多有高血压，伴有偏瘫、失语等局灶性神经功能缺失症状和体征。原发性脑室出血与重症 SAH 临床难以鉴别，小脑出血、尾状核头出血等因无明显肢体瘫痪易与 SAH 混淆，仔细的神经功能检查、头颅 CT 和 DSA 检查可资鉴别。

2.颅内感染

各种类型的脑膜炎如结核性、真菌性、细菌性和病毒性脑膜炎等，虽有头痛、呕吐和脑膜刺激征，但常先有发热，发病不如 SAH 急骤，CSF 形状提示感染而非出血，头 CT 无蛛网膜下隙出血表现等特点可以鉴别。

3.瘤卒中或颅内转移瘤

约 1.5% 脑肿瘤可发生瘤卒中，形成瘤内或瘤旁血肿合并 SAH，癌瘤颅内转移、脑膜癌病或 CNS 白血病有时可谓血性 CSF，但根据详细的病史、CSF 检出瘤或癌细胞及头部 CT 可以鉴别。

4.其他

有些老年人 SAH 起病以精神症状为主，起病较缓慢，头痛、颈项强直等脑膜刺激征不明显或表现意识障碍和脑实质损害症状较重，容易漏诊或误诊，应注意询问病史及体格检查，并行头颅 CT 或 CSF 检查以明确诊断。

七、治疗

SAH 是一神经科急症，最重要的是保持呼吸道通畅、呼吸和心血管功能稳定，即 ABC-OK。如果患者 ABC-OK 应立即进行神经系统检查，应特别注意患者的意识水平以及意识清醒者的头痛等主诉，对患者临床状况做出评价，根据不同情况给予不同的进一步处理。与 SAH 患者不良预后密切相关的 3 个因素是：入院时的神经系统状况、年龄和首次 CT 扫描蛛网膜下隙的出血量。

（一）SAH 的一般处理

一般处理的目的是尽量减少患者的疾苦和尽量避免再出血、迟发性脑缺血以及其他并发症,具体处理见表 1-2-1。

表 1-2-1　SAH 患者的一般处理

护理

　　持续观察(Glasgow 昏迷评分、体温,瞳孔,血压,ECG 和局灶体征)

呼吸道管理

　　气道插管,机械通气(呼吸障碍、神经源性肺水肿和临床评分恶化者)

　　间歇性强制通气(IMV):用于有自主呼吸者

　　呼气末端正压通气(PEEP):用于濒死或可能发展为脑死亡者

　　压力控制通气:用于早期 ARDS

营养

　　吞咽和咳嗽反射正常者可口服进食

　　置鼻饲管

　　全胃肠外营养(仅作为最后的措施)

　　保持大便通畅:摄入足够水分,限制牛奶摄入量,必要时用缓泻剂

血压

　　高血压不需要特殊处理(除非有进行性器官损害的证据;血压＞180/100mmHg 给温和降压药)

液体和电解质

　　建立静脉通道

　　给生理盐水 3L/d

　　3% NaCl 50mL,tid(有脑血管痉挛危险者)

　　排尿困难需置尿管

　　发热和体液负平衡者需补液

　　隔天 1 次监测电解质和白细胞计数

疼痛

　　开始可用对乙酰氨基酚和(或)右旋丙氧吩(避免用阿司匹林)

　　如果伴有抑郁可用咪达唑仑(5mg 肌内注射或泵注)

　　严重的可用可待因甚至麻醉剂

预防深静脉血栓形成和肺栓塞

　　动脉瘤闭塞之前:穿弹力长袜,气动压肢仪器治疗

　　动脉瘤治疗之后:用低分子肝素

药物预防继发性局部缺血

尼莫地平 60mg,q4 小时,持续 3 周

(二)病因治疗

1.动脉瘤

动脉瘤是 SAH 的最常见病因,对动脉瘤性 SAH 患者的诊断和治疗应改变传统的早期以非手术治疗为主的概念,提倡"早期进行病因诊断,尽快实行病因治疗",力争在出血后 72 小时内即行 DSA 检查,以明确诊断并及时予以手术夹闭动脉瘤或血管内治疗等对病因的治疗,以防止再出血、预防血管痉挛,从而提高治愈率,降低病死率及病残率,改善患者的治疗前景及缩

短住院时间。

　　外科手术使动脉瘤管腔闭合是主要的治疗方法。手术时期分为早期手术（＜3 天）和延迟（10～12 天或以上）手术。早期手术和延迟手术两者的预后无明显差别。但在初次出血后 7～10 天手术的患者预后差，这个时间刚好与脑血管痉挛的高峰期（出血后 4～12 天）相符。外科治疗的时机和适应证取决于动脉瘤的分型、患者的临床分级和有无并发症等。目前许多医院将 Hunt-Hess 分级 1～2 级者纳入早期积极处理的适应证，而对其他级别者进行延期手术；对于后循环（即椎-基底动脉系统）或巨大动脉瘤等复杂动脉瘤性出血，应延期手术；对伴有脑积水的高级别者，应先行分离术，使级别降一级，再手术。

　　随着新技术的运用，以及介入治疗具有创伤小、并发症少、恢复快及适应证相对宽等特点，血管内治疗动脉瘤的应用已为动脉瘤治疗开创了一个新的选择。目前血管内治疗分两类：动脉瘤载瘤动脉的闭塞和动脉瘤囊内栓塞。巨大囊状动脉瘤、梭形和瘤颈宽大的动脉瘤适合应用可脱性球囊闭塞载瘤动脉。动脉瘤囊内栓塞的方法包括：机械可脱性微弹簧圈（MDS）囊内栓塞、电解可脱性微弹簧圈（GDC）囊内栓塞、液体栓塞剂囊内栓塞、电子栓塞剂囊内栓塞、不可脱球囊结合金属圈囊内栓塞及结合支架微弹簧圈栓塞颅内动脉瘤等。据报道最适合控制性可脱弹簧圈治疗的是基底动脉动脉瘤，其他适宜的是颈动脉和前交通动脉动脉瘤，难以达到的部位是胼胝体周围动脉，另一个治疗困难的是大脑中动脉三根分叉处的动脉瘤。

　　2002 年报道的国际蛛网膜下隙出血动脉瘤试验（ISAT）纳入了 2143 例同时适合开颅手术夹闭治疗和血管内可脱性弹簧圈治疗的破裂动脉瘤患者，初步结果显示：治疗后一年时，血管内治疗组生活不能自理或死亡的相对和绝对危险性分别比外科手术组下降了 22.6％ 和 6.9％，破裂动脉瘤再出血的危险性在血管内治疗组和外科手术组分别为 2/1276 和 0/1081。

　　2.血管畸形

　　治疗 AVM 的最佳方法是显微外科手术，但是许多高流量、部位深和位于重要功能区的 AVM 不适合手术切除。γ 刀只能治疗小的脑 AVM。血管内栓塞在治疗脑 AVM 方面不仅可单独应用，而且可与开颅手术或 γ 刀联合应用，使绝大多数 AVM 得到治疗。采用多种方法联合治疗 AVM 近年逐渐被认可。

　　AVF 是外科较为难治的 AVM，关键在于闭塞瘘口，利用血管内技术可较好的进行瘘口栓塞。

　　血管内栓塞治疗是脊髓 AVM 的首选治疗方法。

　　3.感染性动脉瘤

　　感染性动脉瘤可采用外科手术或血管内治疗，加用适当的抗生素。单独抗生素治疗死亡率高于合用手术治疗者。

　　4.不明原因的 SAH

　　如果血管造影阴性，就需根据最初的头颅 CT 来判断出血的方式。

　　如果出血方式是中脑周围出血，可考虑非动脉瘤性出血，可不必再重复造影，且预后好。患者可不住监护病房，数天后可出院。

　　如果 CT 表现为动脉瘤性出血方式，而血管造影是阴性，此时仍有迟发梗死和再出血的可能，此类患者仍需住监护病房，且需进行第 2 次、甚至第 3 次血管造影。首次造影阴性者，重复造影 19％的患者可发现动脉瘤。动脉瘤性 SAH 患者血管造影阴性的原因除技术外，可能为：①血管痉挛造成出血血管狭窄。②动脉瘤颈部或囊腔血栓形成。③动脉瘤被其周围血肿压迫，使管腔闭塞，此情况多见于前交通动脉瘤。

（三）再出血的防治

再出血是 SAH 最危险的并发症。多数再出血发生在初次出血后的 4 周内。第 1 个再出血高峰是初次出血后几小时，发生率约 15％；第 2 个再出血高峰在初次出血后 7～14 天的纤维蛋白酶活性高峰期。初次出血第 1 天以后到第 4 周，再出血发生率 35％～40％；初出血后第 4 周到 6 个月，其再出血发生率由每天 1％～2％到每年约 3％。再出血主要表现为：SAH 患者经治疗病情好转或稳定后，又突然发生剧烈头痛、呕吐、脑膜刺激征、眼底出血，再次出现意识障碍，原有神经系统缺失征加重或出现新的症状和体征。CT 和 MRI 发现蛛网膜下隙出血量增加。在首次出血后的几小时内的早期再出血，几乎是不可预防的，但稍候发生的再出血是可以通过药物和手术等预防。

1.卧床休息

绝对卧床休息 4～6 周，减少探视，保持情绪安定及大便通畅，减轻疼痛，稳定血压，尽量避免一切再出血诱发因素。

2.降低血压

等待手术治疗动脉瘤的 SAH 患者，要减少手术前这段时间再出血所致的死亡率，控制和预防系统性高血压是关键。一般主张轻度降压使收缩压低于 160mmHg 或比出血前已知血压下降 10％。但单靠降低血压来防治出血是不够的。降血压治疗必须密切观察，充分考虑再出血的概率与医源性低灌注之间的平衡关系。

3.抗纤维蛋白溶解剂的应用

氨基己酸是一种抗纤维蛋白溶解剂，它抑制纤维蛋白溶酶原转化成纤维蛋白溶酶的活化因子，从而抑制破裂的动脉瘤周围和壁内血凝块的破碎，减少再出血。抗纤维蛋白溶解剂可以减少初次出血后第 2 周的再发出血率 25％～50％。常用氨基己酸，一般 18～24g/d，有人主张 24～36g/d，持续静脉滴注，10～12 小时/次，3～10 天后根据情况改为口服，2g，3 次/天，直到出血后 2～3 周。应用氨基己酸可引起多种并发症，如脑梗死、肢体静脉血栓、肺栓塞、增加交通性脑积水的发生率，最为严重的是迟发性脑缺血。剂量越大不良反应越大。应用中一旦有并发症征象应立即停药。65 岁以上患者、脑动脉硬化明显者、继往有脑梗死、糖尿病、高血压者要慎用或剂量酌减。妊娠、深静脉血栓、心脏病和凝血功能障碍者禁用。

抗纤溶治疗并不能改善患者的最终预后，因为再发出血降低的死亡率与并发脑缺血所增加的死亡率相互抵消。因此，预防再出血采用抗纤溶药物目前还有争议，国际协作中心认为：由于抗纤溶治疗有发生脑缺血的高度危险性，因此不作为常规治疗，对于动脉瘤延期手术的患者，需要采用抗纤溶治疗时，可与尼莫地平联合应用，以减少并发症。

4.手术夹闭或血管内治疗动脉瘤

早期外科治疗动脉瘤是从根本上减少再出血改善预后的方法。早期外科治疗可减少因长期卧床所致的并发症，可避免抗纤溶治疗及其相应的并发症，有利于实施防止脑缺血的措施（如扩容、升血压等），减少总体死亡率。外科技术和术前处理的进步，使早期手术更安全。

(四)脑血管痉挛及迟发性脑缺血的防治

脑血管痉挛(CVS)可分为血管造影显示的血管痉挛(AVS)和症状性血管痉挛(SVS),血管造影的发现与临床症状有时并不一致。

CVS包括早期血管痉挛和迟发性血管痉挛(DVS)两种。早期CVS可在SAH后立即出现,多在30分钟以内,表现为短暂的意识障碍和神经功能缺失。约1/3的SAH患者可发生迟发性脑缺血,始发于SAH后3～5天,5～14天达高峰,持续1～2周。常见表现为头痛和脑膜刺激征进行性加重、血象持续升高、持续发热。意识障碍是SAH患者并发CVS的首发症状,其中25%的患者是唯一的症状,患者可由清醒转为嗜睡或昏迷,或由昏迷转清醒再陷入昏迷,呈波动性进行性意识障碍。出现不同程度的局灶体征和脑水肿、颅内压增高,严重时可引起脑疝而致死。CT和MRI可发现脑梗死,但CSF无新鲜出血。

蛛网膜下隙的血液量是一个重要的影响预后的因素。所以CT扫描是预测血管痉挛发生的重要方法。经颅多普勒超声影像可通过监测狭窄的颈内、大脑中动脉和后循环动脉,发现血流速度增加而提示脑缺血,但有相当多此类改变的患者并不发生脑缺血。

1.脑血管痉挛和迟发性脑缺血的预防

(1)血压的处理:在SAH患者,高血压的处理是一个困难的问题。颅内出血后,脑血流自动调节的范围缩小,脑的灌注主要依靠动脉血压,所以降低血压可能使自动调节功能丧失的区域发生缺血。许多临床试验提示SAH后的高血压在一定程度上是代偿现象,建议不干预,并提出避免抗高血压治疗和增加液体摄入可减少脑梗死的危险性。

对血压极度升高、有迅速进展的器官功能衰竭的临床征象(新的视网膜病变、心力衰竭等)和实验室证据(胸片示左心衰竭、蛋白尿和伴随肌酐增高的少尿)的患者需应用抗高血压药物。

(2)水和电解质平衡:在SAH,液体的补充对于防治由血流量减少引起的脑缺血有重要的作用。约1/3的患者术前血容量降低>10%,且与负钠平衡有密切关系,即水钠同时丢失。低钠血症的患者限制水的摄入可增加脑缺血的危险。

液体补充是对抗血管痉挛的基本方法。一般主张给予2.5～3.5L/d生理盐水,有心衰征象者除外;许多患者液体需要量可达4～6L/d(有时多达10L/d)用以补充尿液和不显性失水(出汗和呼吸)。液体的需求可由中心静脉压(>8mmHg)或肺楔入压(维持>7mmHg)提示,但主要是根据频繁计算(每天4次,直到10天左右)液体平衡,去估计所需补充的液体量。各种原因发热的患者,补液量要适当增加。

(3)钙离子拮抗剂:应用钙离子拮抗剂防治迟发性缺血是基于此类药可阻止钙离子流入血管平滑肌细胞,从而减少血管痉挛。其机制是否为通过神经保护或减少血管痉挛或两者同时起作用还不清楚。有报道尼莫地平可改善SAH的预后,包括减少SAH总的死亡率、血管痉挛所致的伤残和死亡及脑梗死的发生率。

目前公认的标准治疗方法是:尼莫地平60mg,q4h,持续3周,不能吞服的患者可通过鼻饲管注入,也可静脉应用。偶尔,应用尼莫地平可引起血压下降,静脉应用时更明显,所以应用尼莫地平前要有足够的血容量,需调节尼莫地平的剂量以保持平均动脉压>90mmHg。也可用尼卡地平20～40mg,q(4～6)h或静脉滴注,或氟桂利嗪:5～10mg,qn(每晚睡前1次)。

另一钙离子拮抗剂盐酸法舒地尔,受到愈来愈多的关注,它能在无钙离子的情况下抑制肾上腺素能受体激活产生的血管痉挛,通过与传统钙离子拮抗剂不同的机制抑制平滑肌痉挛,它对脑血管有高度选择性,静脉注入基本上不影响全身血压,对 SAH 患者有较好前景。

(4)清除血凝块和脑池内注药:蛛网膜下隙的血液是 CVS 的根本原因,最佳预防 CVS 的方法是早期去除蛛网膜下隙的血液。其方法包括手术清除血肿和蛛网膜下隙脑脊液持续引流。此方法可以减少 CVS 的发生,但无对照研究证实其疗效。腰穿放 CSF 对出血量少、症状轻微的患者以及有剧烈头痛、频繁呕吐,甚至出现脑疝危象的患者则不宜采用。

有人认为脑池内注药是治疗 CVS 最直接和有效的方法。常用药物有:①组织型纤溶酶原激活剂(t-PA),目的是溶解血块,防治 CVS。一般用 t-PA 0.5mg 溶于生理盐水 3~5mL 中,分别注入基底池、侧裂池及脑室注药后夹闭管 1 小时,然后开放引流,每日 1~2 次,CT 显示脑池内呈低密度影、CSF 呈草黄色时停止用药。疗程一般 4~5 天,最长 7~10 天。②硝普钠,有报道通过脑室引流管持续注射硝普钠,有效治疗动脉瘤性 SAH 后的难治性脑血管痉挛。③尼卡地平,有报道,动脉瘤夹闭术后,脑池置管给尼卡地平,可减少 CVS 症状和脑血管造影 CVS 发现率。

(5)抗氧化剂和自由基清除剂:tirilazad 是一种抑制铁依赖性脂质过氧化反应的氨基激素。有学者报道它可改善 SAH 的预后。另有报道,羟自由基清除剂 N'-丙烯二烟酰胺可减少迟发性脑缺血,但对预后无改善。而 ebselen(一种具有通过类谷胱甘肽过氧化物酶激活的氧化活性的硒有机化合物),可以改善 SAH 后 3 个月的预后,但并未减少迟发性缺血的发生。deferoxamine 是一种高铁螯合剂,也可预防 CVS。其他自由基清除剂还有超氧化物歧化酶(SOD)、过氧化氢酶、甘露醇、维生素 C、维生素 E、辅酶 Q_{10} 等。

(6)内皮素抑制剂和其他药物:人类脑血管表达两种 ET-1 受体:ETA 和 ETB,ETA 受体兴奋引起脑血管收缩,ETB 受体兴奋引起靶血管收缩和(或)舒张。最初用的 ET-1 合成物抑制剂是放线菌素 D,它有较强的伴随脑血管壁 ET 免疫反应性下降的预防血管痉挛的作用。在实验动物中,用 ET 转换酶抑制剂 CGS-26303 阻断 ET 转换酶活性可减轻慢性血管痉挛和恢复急性血管收缩;用 $ET_{A/B}$ 受体拮抗剂 Ro-47-0203 或 ET_A 受体拮抗剂 PD-155080,也可预防迟发性 CVS,但临床疗效不理想。

有人报道,应用 K^+ 通道活化剂 cromakalin、nic-orandil、aprikalim 可以增加 K^+ 通透性,扩张血管,解除 CVS。

有报道大剂量甲泼尼龙可明显降低迟发性脑缺血的发生率。应用于手术以前,同时应检测血糖,必要时需应用胰岛素,还应加用 H_2 受体阻滞剂。由于有较多不良反应,一般不推荐应用。

血小板活化因子(PAF)是一免疫介质。在 SAH 实验模型中,静脉注射抗 PAF 剂——E-5889 可预防 CVS。ADP 核糖多聚酶在调节免疫中起重要作用。ADP 核糖多聚酶抑制剂——3-氨基苯甲酰胺可减轻兔子的 CVS。

有报道,硝普钠治疗一组 SAH 后发生 CVS 的患者,脑血管造影显示 83% 有好转征象。

米力农是一强烈影响血管舒缩的物质,在狗 SAH 模型中可有效预防 CVS。

一些学者对阿司匹林、双嘧达莫、TXA_2 合成酶抑制剂 mzofenone 和 cataclot 以及试验性抗血小板药 OKY-46 在 SAH 中的作用进行了研究,发现阿司匹林可减少迟发性脑缺血的发生,但上述各种研究中 SAH 患者的不良预后在抗血小板剂治疗组和对照组之间无显著性差异。在一随机的前瞻性研究中显示:cataclot 可稍改善的预后、迟发性脑缺血和死亡率,几乎无不良反应。

2.迟发性脑缺血的治疗

(1)"3H"疗法:扩容、血液稀释和升压称为"3H"疗法,一旦出现迟发性脑缺血,除应用上述预防措施外,"3H"疗法被广泛应用,特别是在动脉瘤手术后。"3H"疗法主要是通过以下 4 点增加脑血流:①提高血压,增加脑灌注压。②增加心搏出量,增加血管内容量。③降低血黏度及红细胞、血小板聚集力。④增强红细胞变形能力和改善侧支循环。从而增加脑血流。

在所有治疗血管痉挛的方法中,血管内扩容是最成功的方法之一。扩容可用生理盐水和 5％白蛋白溶液。升压可用多巴胺和去甲肾上腺素。血液稀释疗法时一般认为红细胞压积应在 30％以上,以保证脑供氧。"3H"疗法有一定的危险性,包括未闭合的动脉瘤再出血、增加缺血区的脑水肿或脑出血、出血性脑梗死、心肌梗死、充血性心力衰竭、肺水肿、电解质异常以及与内置导管有关的并发症,所以应用此疗法时应密切观察电解质和左室舒张末压、心输出量等血流动力学指标。最近有报道,通过前瞻性、随机对照研究发现"3H"疗法治疗组和对照组在近期和远期预后均无显著性差异,而"3H"疗法治疗组的费用和治疗并发症大于治疗组。

(2)血管内治疗:经皮腔内血管成形术(血管内球囊扩张术)在非对照研究中显示对治疗血管痉挛是有效的,可以显著的改善迟发性脑缺血患者的神经功能缺失症状,常规治疗无效的血管痉挛患者可用此方法,但只能用于动脉瘤经过手术处理之后发生的 CVS,其并发症有:大腿血肿、腹膜后血肿以及手术中血管破裂导致患者死亡。

新近也有主张采用高选择性导管插入,动脉内注入罂粟碱,以改善迟发性脑缺血。适应证为 CVS 经静脉内或其他途径给药治疗效果不佳者,禁忌证为痉挛血管已发生梗死以及动脉瘤未经手术夹闭者。有报道应用罂粟碱每 15～60 分钟 300mg 可扩张近端、中间和远端脑血管,但对于远端和弥漫性脑血管痉挛仅有一半的患者临床症状有改善。

(五)脑积水

SAH 所至脑积水包括急性和迟发性。20％的 SAH 患者可发生急性脑积水,由脑室流出道阻塞所致,引起颅内压增高和脑室扩张,其发生与脑室内积血程度有关,一般出现在 SAH 后 7 天以内。表现为无特异性的剧烈头痛、呕吐、脑膜刺激征、意识障碍、偏瘫,少数患者可因导水管扩张,其周围灰质受损而出现眼球垂直运动麻痹、Parinaud 综合征,需要及时处理。迟发性脑积水约占 SAH 患者的 23％,是由于血液分解产物和纤维蛋白沉积使蛛网膜粒瘢痕形成所致交通性脑积水,发生于 SAH 10 天以后,其发生与 SAH 的量有关,出血程度越严重及多次出血者更易发生。表现为正常颅压脑积水:痴呆、嗜睡、步态性共济失调和尿失禁。

部分急性脑积水患者在 24 小时内可自行缓解。在脑室扩大的患者中仅有 1/3 会发展为症状性脑积水,而且在仅有昏睡的急性脑积水和 GCS 评分为 12～14 分或更重而没有脑室内大量血液的急性脑积水分别约有 50％的患者可以自发改善,所以有人主张对这些患者观察 24 小时后再对脑积水进行干预。如果出现进行性意识障碍、瞳孔对光反射迟钝和眼球下视,头颅 CT 证实诊断者应早期行脑室引流术。有报道在脑室引流同时,从引流管注入纤维蛋白溶解剂,其疗效比单纯引流好。行脑室引流术应注意再出血和感染并发症。

症状明显的迟发性脑积水患者可行脑脊液转流术。

(六)脑内血肿

在 30% 的动脉瘤破裂的患者可以发生脑内血肿。有脑内血肿者的预后比单纯 SAH 的预后差。巨大血肿很可能造成患者入院状况极差,且常通过 MRA 或 CTA 就可以发现动脉瘤,此时需要紧急处理血肿——外科手术治疗。外科治疗不仅能挽救患者的生命,而且还可减少生存患者的功能缺失。

(七)癫痫

住院期间有 3%～5% 的 SAH 患者有痫性发作。SAH 患者总的癫痫发生率约 15%。其中 90% 以上发生在 SAH 后 18 个月内。继发性慢性癫痫的最大危险因素有:入院时评分差,大脑中动脉动脉瘤破裂,继发于血管痉挛的脑梗死和脑积水分流术。SAH 急性期应用抗惊厥药物预防癫痫,但不能影响慢性癫痫的发生。

(八)全身并发症的处理

1.神经源性肺水肿

SAH 患者发生肺水肿并不常见,占 SAH 总数的 10% 以下,常与严重的动脉瘤性脑出血相关。SAH 患者发生的神经源性肺水肿是压力性和渗透性肺水肿。患者表现为迅速发展的呼吸衰竭,出现呼吸困难、发绀、粉红色泡沫痰、大汗,常伴有昏迷,水肿液中蛋白质含量超过 $4.5g/dL$。神经源性肺水肿还可以合并可逆的左心室功能失调,出现低血压、短暂的乳酸性酸中毒、CK-MB 轻度增高、ECG 异常(持续或广泛的 T 波倒置)。

治疗包括:①控制和减低颅内压。②保持呼吸道通畅,呼气末正压通气(PEEP),气管切开,高浓度吸氧(30%～50% O_2),应用 50% 乙醇消泡剂。③监测肺楔压以维持有效的心输出量,可给予去乙酰毛花苷注射液 0.4mg 静脉注射,增强心肌收缩力,同时可应用硝普钠、酚妥拉明等血管扩张剂,以改善微循环、降低肺循环负荷。④可用地塞米松降低毛细血管通透性,减轻肺水肿和脑水肿。⑤应用有效抗生素,防治肺部感染。⑥利尿剂常被作为肺水肿标准治疗方法,氯丙嗪也是有用的。⑦低血压时可用升压药。另外应注意,治疗时不限制液体量有利于脑灌注,但可能延迟肺水肿的恢复,引起脑缺氧性损害。

2.心功能异常

SAH 患者心脏异常通常表现为 ECG 改变。最常见变化为 QT 间期延长,ST 段抬高或压低、T 波增高或倒置。可见心律失常:如期前收缩、窦性心动过缓、窦性心动过速等,还可出现心肌梗死的症状。心肌酶谱可增高,以 CK-MB 增高最为明显。这些改变可能是 SAH 后,自主神经及脑对心脏的控制与调节发生障碍,以及应激状态导致儿茶酚胺分泌增加,引起冠状动脉收缩,造成心脏缺血、心肌细胞损害所致。另外,SAH 引起颅内压增高,使交感神经和副交感神经功能不平衡,也可发生心功能紊乱。治疗主要在于原发病的治疗,以及在治疗原发病时,适当控制甘露醇的应用、输液速度和输液量。有建议应用 β 受体阻滞剂降低交感神经的张力,预防严重室性心律失常,但由于 β 受体阻滞剂可引起血压下降,且没有能改善总体预后的证据,目前在治疗中不推荐作为常规应用。

3.低钠血症

低钠血症是 SAH 的常见并发症之一,其临床的一般表现为食欲缺乏、恶心、呕吐和腹痛等消化道症状,急性发生的低钠血症常并发神经系统症状,血钠低于 125mmol/L 时可出现头痛、乏力、感觉迟钝,血钠低于 100mmol/L 时几乎都会发生癫痫,偶见室性心动过速或室颤,在血钠快速下降或持续数天时,可出现易激惹、烦躁、意识模糊,甚至昏迷。低钠血症危险最大的是由于低血容量而导致迟发性脑缺血。

低钠血症通常与抗利尿剂异常分泌综合征(SIADH)和脑失盐综合征(CSWS)有关。SIADH 患者心血管状态正常,红细胞压积正常或减少,体重正常或增加,此种低钠血症是属于稀释性或假性。限制液体入量(800~1000mL/d)是最好的治疗方法。CSWS 是指循环血容量减少,但仍有过度尿钠排除,引起负钠平衡并出现低钠血症,而 ADH 或醛固酮分泌正常。CSWS 患者,可有体位性低血压和心动过速、血压和血管内容量减低、红细胞压积增加以及体重减轻。治疗上需要同时补钠和液体。

既往误认为 SAH 后的低钠血症是属于 SIADH,现在认为 SAH 后的低钠血症是由于尿钠排除过多所致,即 CSWS。SAH 后引起低钠血症的可能因素为脑积水,特别是第三脑室的扩大,对丘脑下部的机械性压迫可引起水盐内环境失调。

纠正 SAH 的低钠血症应重视的问题是纠正低血容量。急性有症状的低钠血症是罕见的,需要用高渗盐水(1.8% 甚至 3% NaCl)紧急治疗,但应注意过快输入钠可引起脑桥和大脑白质脱髓鞘。有学者建议,每天补钠使血钠最多提高 12mmol/L,但有人认为第一个 24 小时后血钠不能>126mmol/L,需要更快速度补钠才安全。轻度低钠血症(125~134mmol/L)有较好的耐受性和自限性,针对低钠本身并不需要治疗,对伴有负液体平衡和尿钠排除过多者用生理盐水纠正。对持续性低钠血症应用氢化可的松可能有效。

第二章　颅脑损伤

第一节　头皮损伤

一、头皮血肿

(一)概述

头皮血肿在临床上较常见,主要发生在顶部,其次为额部、枕部、颞部。新生儿头皮血肿主要由产伤引起,生后1~3天即可发现,多为单纯头皮血肿,较少伴有颅脑损伤。大于80%的头皮血肿在3~4周内自然吸收。其他头皮血肿多伴发于颅脑创伤并以颅骨及脑损伤为重,头皮血肿仅为合并伤。

(二)病理与病理生理

头皮是覆盖于颅骨外的软组织,在解剖学上可分为五层:①皮层:较厚而致密,含有大量毛囊、皮脂腺和汗腺。有丰富的血管和淋巴管,外伤时出血多,但愈合较快。②皮下层:由脂肪和粗大而垂直的短纤维束构成,短纤维紧密连接皮肤层和帽状腱膜层,是构成头皮的关键,并富含血管神经。③帽状腱膜层:帽状腱膜层为覆盖于颅顶上部的大片腱膜结构,前连于额肌,两侧连于颞肌,后连于枕肌,坚韧有张力。④帽状腱膜下层:由纤细而疏松的结缔组织构成。⑤腱膜下间隙:是位于帽状腱膜与颅骨骨膜之间的薄层疏松结缔组织。此间隙范围较广,前置眶上缘,后达上项线。头皮借此层与颅骨骨膜疏松连接,移动性大,腱膜下间隙出血时,血液可沿此间隙蔓延。此间隙内的静脉可经若干导静脉与颅骨的板障静脉及颅内的硬脑膜窦相通。因此该间隙内的感染可经上述途径继发颅骨骨髓炎或向颅内扩散。⑥骨膜层:紧贴颅骨外板,可自颅骨表面剥离。

头部遭受钝性外力损伤后,头皮虽可保持完整,但组织内血管破裂出血,常积聚于皮下组织中、帽状腱膜下间隙或骨膜下形成头皮血肿。

(三)临床表现

1.皮下血肿

头皮的皮下组织层是头皮的血管、神经和淋巴汇集的部位,钝性打击伤后易出血、水肿。皮下层与表皮层和帽状腱膜层在组织结构上连接紧密,受皮下纤维隔限制,使出血受到局限而表现为血肿,位于直接受伤部位,体积较小,张力高,疼痛明显,质地中等偏硬。

2.帽状腱膜下血肿

帽状腱膜下层是疏松的蜂窝组织层,其间有连接头皮静脉、颅骨板障静脉以及颅内静脉窦的导血管。当头部遭受钝性损伤时,切线暴力使头皮发生层间剧烈瞬间的相对滑动,引起帽状腱膜下层的导血管撕裂出血。由于该层组织疏松,出血易扩散导致巨大血肿,其临床特点是:血肿范围宽广,急性期血肿张力较高,有波动感,疼痛轻,伴贫血貌。严重时血肿边界与帽状腱膜附着缘一致,可前至眉弓,后至上项线,两侧达颞部,出血量可达数百毫升。婴幼儿巨大帽状腱膜下血肿可引起失血性休克。

3.骨膜下血肿

新生儿骨膜下血肿因产伤(如胎头吸引助产)所致颅骨可复性变形、骨膜剥离出血而形成血肿,可不伴有颅骨骨折。其他情况大多伴有颅骨骨折。出血多源于板障出血或骨膜剥离出血,血液聚积在骨膜与颅骨表面之间,其临床特征是:血肿急性期张力较高,有波动感,血肿边界不超过骨缝。这是因为颅骨发育过程中骨膜紧密连接于骨缝线上,骨膜在此处难以剥离,故少有骨膜下血肿超过骨缝者。

(四)辅助检查

首选头颅 CT 检查,即使患者无神经系统症状也需明确有无颅骨骨折或其他继发性脑损伤存在。头皮血肿骨化则应行头颅 CT 颅骨三维重建。新生儿头皮血肿可先行超声检查,了解有无颅内出血等,必要时再行 CT 检查。

(五)诊断与鉴别诊断

通过病史、头部包块体征,结合超声或 CT 检查可确诊。但需注意鉴别头皮隐匿性病变(无明确临床症状)在外伤后偶然发现头皮包块,如颅骨嗜酸性肉芽肿外伤后病变出血形成的头皮包块,头颅 CT 检查可发现头皮包块部位颅骨骨质破坏、颅骨缺损等表现即可鉴别。

(六)治疗

1.皮下血肿

皮下血肿早期给予冷敷、压迫以减少出血和疼痛。2～3 天后血肿尚未吸收可予以局部热敷促进其吸收。

2.帽状腱膜下血肿

创伤早期可采用冷敷止血,穿刺抽吸前忌加压包扎,否则帽状腱膜疏松层进一步剥离加重出血。如出血量不多可自行吸收,血肿较大则应在伤后 5～7 天无活动性出血、头皮包块张力不高时行穿刺包扎。穿刺前应注意患儿有无贫血及凝血功能障碍等情况,若有则应作相应的处理。穿刺前应做严格皮肤准备和消毒,穿刺抽吸血肿后弹力绷带加压包扎。巨大的血肿需2～3 次穿刺包扎方可消除。还可采用头皮小切口清除血肿后置入负压引流管,使帽状腱膜层紧贴骨膜层而达到止血目的。

3.骨膜下血肿

创伤早期以冷敷为宜,穿刺前忌行加压包扎,否则加重骨膜的剥离及出血。建议早期行头颅 CT 扫描,以发现有无并发的颅脑损伤存在,如合并颅骨骨折、硬膜外血肿。一般在 1 周左右血肿张力逐渐降低提示无活动性出血后行穿刺包扎,应注意严格备皮和消毒下施行,穿刺后用弹力胶布加压包扎 3～5 天即可。巨大血肿可重复抽吸、包扎 1～2 次。对于前额暴露部位的骨膜下血肿,在血肿张力较高时就可能形成凝血块,即使行血肿穿刺后仍会影响外观,此时亦采用发际内头皮小切口清除凝血块后置入负压引流管治疗。新生儿期骨膜下血肿,往往因骨膜下成骨作用较强,20 天左右可形成骨性包壳,难以消散。对这种血肿宜在生后 2~3 周穿刺抽吸包扎。部分新生儿头皮血肿合并黄疸加重者(与血肿吸收相关)可提前至 1 周左右行头皮血肿穿刺抽吸。既往多数人认为新生儿头皮血肿都不需要处理均可吸收。事实上较大的骨膜下血肿 2~3 周未吸收或未及时行血肿穿刺抽吸,即开始骨膜下成骨,在血肿表面再形成新生骨,1~2 个月后原正常颅骨逐渐被吸收,头颅外观可能形成畸形。

目前对新生儿头皮血肿骨化的治疗方式仍存在争议,有学者认为随着颅骨的生长,骨化的外层新生骨重新塑形生长多不影响头颅外观,且对脑发育无明显影响,故主张保守治疗。多数学者认为较大的骨膜下血肿骨化后难以满意塑形生长,会明显影响头颅外形,且骨化血肿还可能阻碍矢状缝生长而继发舟状颅畸形。因此主张骨膜下血肿骨化后形成硬性包块,应早期切除矫正头颅外形的不对称。建议根据不同情况考虑两种处理方法:对骨化血肿较小、不明显影响头颅外观者随访观察,包块多在 6~12 个月后逐渐塑形生长消失;对骨化血肿体积大、难以塑形生长、包块消失而影响头颅外形者早期手术治疗。

头皮血肿骨化手术治疗:不同时期的头皮血肿骨化程度不同,个体差异较大。大致可分为三期:

(1)骨化早期(1 个月左右):这时血肿未完全骨化,骨膜下形成软蛋壳样的薄层骨片,血肿腔内为暗红色不凝血,这时仍可行血肿穿刺后加压包扎,包块可能消退。若效果不佳再行手术治疗。此期骨膜与新生颅骨附着紧密,术中出血较多,但新生骨壳较薄可以用剪刀快速清除,边缘用锉刀锉平即可。

(2)骨化中期(1~4 个月):此期血肿表层成骨增多,骨膜下形成质硬的骨板,此期骨壳需用咬骨钳分块清除,出血较多。

(3)骨化晚期(4 个月以上):血肿外形成骨化完全的骨板,血肿内侧原颅骨基本吸收消失,此期不宜行手术,因为原正常颅骨已脱钙吸收,切除新生骨板后将形成颅骨缺损。若包块明显拟行手术,必须行头颅 CT 了解颅骨情况后决定。

一、二期的头皮血肿骨化存在血肿腔,原正常颅骨板脱钙后外附一层结缔组织,其下存在丰富的血供,手术时尽量不要剥离此层否则因小婴儿颅骨柔软加之丰富的血供,止血较困难。术后骨膜下引流管接负压引流瓶可使疏松的头皮贴附于颅骨利于止血,引流管留置 1~2 天。手术中应注意患儿的失血情况,因为小婴儿体重轻,血容量少,耐受失血的能力差,术中控制出血尤其重要。

二、头皮裂伤与撕脱伤

(一)头皮裂伤

头皮裂伤为锐器或钝器所致。锐器伤创缘整齐,形状规则,裂口较平直,创缘无缺损;钝器伤创缘参差不齐,形态多样或有部分组织缺损。大多数单纯裂伤仅限于头皮,有时可深达骨膜,但颅骨常完整无损,也不伴有脑损伤。由于头皮血管丰富,血管破裂后不易自行闭合,伤口出血较严重,甚至因此发生休克。处理的原则是尽快止血,出血多时用无菌纱布填塞创口后加压包扎,或直接用大角针暂时间断全层缝合头皮;防止进一步污染,用无菌纱布覆盖,保护创口;注射破伤风抗毒素;尽早施行清创缝合,应在 24 小时内处理,伤后 2～3 天的伤口,只要没有明显的感染征象,仍可进行彻底清创一期缝合,清创后视伤口情况,部分缝合或不缝合,放置引流,适时换药。

清创缝合方法:剃除裂口周围至少 8cm 范围内的头发,伤口较大或多处裂伤以及男性患者则应剃光全部头发,肥皂水刷洗伤口周围头皮,清除污物血迹,在局麻或全麻下,用 3％过氧化氢、0.1％苯扎溴铵和生理盐水反复冲洗伤口,同时彻底清除可见的毛发、泥沙及异物等。继而用灭菌干纱布拭干创部,以碘伏、乙醇消毒伤口周围皮肤,覆盖无菌手术巾。由外及里分层清创,探查伤口,剪除严重挫伤组织,清除残存的异物,创缘两侧皮肤切除尽量不超过 0.2cm,以免增加缝合张力,结扎大的出血点,观察有无颅骨骨折。根据创伤部位不同,伤口行骨膜、皮肤二层或肌肉、筋膜、皮肤三层缝合。若直接缝合有困难时可将帽状腱膜下疏松层向周围潜行分离,施行松解术之后缝合;必要时亦可将裂口做"S"形、三叉形或瓣形延长切口,以利缝合。无明显感染征象的伤口,一般不放皮下引流条。

老年糖尿病患者头皮裂伤,在行清创缝合的同时应注意控制血糖,加强抗感染治疗,以免伤口反复感染,愈合不良。若已因长期感染而出现头皮缺损,须先行伤口换药,清除坏死组织并做细菌培养,全身及局部应用抗生素,待血糖和伤口感染控制后行清创缝合或植皮。

(二)头皮撕脱伤

头皮撕脱伤是指部分或整个头皮被撕脱,完全游离。多因头皮受到强烈的牵扯所致,如发辫卷入转动的机器中,使头皮部分或整块自帽状腱膜下层或骨膜下撕脱,甚至将肌肉、一侧或双侧耳郭、上眼睑一并撕脱。头皮撕脱伤损伤重,出血多,易发生休克。处理原则是:防止失血性休克,立即用大块无菌棉垫、纱布压迫创面,加压包扎;防止疼痛性休克,使用强镇痛药;注射破伤风抗毒素;保护撕脱头皮,在无菌、无水和低温密封下保护撕脱头皮并随同伤者一起送往有治疗条件的医院;根据创面条件和头皮撕脱的程度,选择相应手术方法,达到消灭创面、恢复和重建头皮血供的目的,最大限度地提高头皮存活率。

1.清创缝合术

撕脱头皮未完全离体,撕脱时间较短,有良好血液供应,可以行彻底清创、消毒后,将撕脱头皮直接与周围正常皮肤缝合。

2.清创头皮再植

撕脱头皮在 6 小时之内,无严重挫伤,保护良好,创面干净,血管断端尚整齐,应立即行自体头皮再植术。尽量地剪短头发,消毒后放入冰肝素林格液中清洗,修剪帽状腱膜下的结缔组织,寻找头皮主要血管如眶上动静脉、滑车动静脉、颞浅动静脉、耳后动静脉并做出标记。选择直径较大动静脉 1～2 条,在显微镜下行血管端-端吻合。吻合动脉直径＞1mm,从正常头皮中分离而出,血管内膜无损伤。先吻合 1 支头皮动脉,然后再逐一吻合其他血管。头皮静脉若损伤严重,吻合困难,可采用自体大隐静脉移植,必须保证至少一条静脉吻合通畅。血管一旦接通,撕脱头皮颜色转红,创面出现渗血,较大的出血点可用双极电凝止血,一般渗血只需缝合头皮即可,皮下置橡皮引流,轻压包扎。

3．清创自体植皮

头皮撕脱伤无法进行头皮血管显微吻合术，而创面无明显污染，撕脱时间在 8 小时之内，骨膜完整或骨膜可缝合修补的情况下，可将撕脱头皮制成中厚皮片一期植皮，严禁原位全皮再植。清洗撕脱头皮，剔除头发，在 3％苯扎溴铵溶液或 3％碘伏溶液中浸泡 15 分钟，生理盐水冲洗后剔除皮下组织制成约 0.75mm 的中厚皮片。头面部创面彻底清创，清除创面异物，止血，修补颅骨骨膜，尽可能将裸露颅骨用骨膜覆盖，庆大霉素或甲硝唑溶液冲洗。将皮片铺平，松紧适度，用 1-0 或 3-0 的丝线与周围正常皮肤吻合固定，不放引流，覆盖凡士林纱布，轻压包扎，术后加强抗感染。

对颅骨骨膜缺失的裸面，在创面小的情况下，可利用旋转皮瓣或筋膜转移覆盖暴露的颅骨，再于供应区皮肤缺损行一期植皮，筋膜转移区创面择期行二期植皮。颅骨暴露、骨膜缺失范围大而无法做皮瓣和筋膜转移者，可采用大网膜移植联合植皮术，开腹取自体大网膜，铺盖颅骨表面，四周吻合固定，选择 1～2 条大网膜血管和正常头皮血管吻合，大网膜血液循环恢复后，立即取自体中厚皮片 1 块，覆盖大网膜表面，四周与正常皮肤吻合固定，在皮片上做多个 0.5cm左右小切口，助于排液，然后轻压包扎。

4．晚期植皮

对于头皮撕脱伤晚期，创面明显感染，上述方法失败且伴大面积颅骨暴露者，只能清洁创面，待肉芽生长后行晚期植皮。若颅骨大面积暴露，可切除颅骨外板或在颅骨表面每间隔 1cm钻孔直达板障层，待肉芽生长后晚期植皮。

第二节　颅骨骨折

颅骨骨折的发生是因为暴力作用于头颅所产生的反作用力的结果，如果头颅随暴力作用的方向移动，没有形成反作用力，则不至于引起骨折。颅骨具有一定的黏弹性，在准静态下，成人颅骨承受压缩时最大的应力松弛量为 12％，最大的应变蠕变量为 11.5％左右。同时，颅骨的内、外板拉伸弹性模量、破坏应力和破坏应力对应变率的敏感性亦有一定限度，其抗牵张强度小于抗压缩强度，故当暴力作用于其上时，总是在承受牵张力的部分先破裂。如果打击的强度大、面积小，多以颅骨的局部变形为主，常致凹陷性骨折，伴发的脑损伤也较局限；若着力的面积大而强度较小时则易引起颅骨的整体变形，而发生多数线形骨折或粉碎性骨折，伴发的脑损伤亦较广泛。

1．颅骨局部变形

颅盖（穹隆部）遭受外力打击时，着力部分即发生局部凹曲变形，而外力作用终止时，颅骨随即弹回原位。若暴力速度快、作用面积小，超过颅骨弹性限度时，着力的中心区即向颅腔内呈锥形陷入，内板受到较大的牵张力而破裂。此时如果暴力未继续作用于颅骨上，外板可以弹回而复位，故可以保持完整，造成所谓的单纯内板骨折，是为后期外伤性头疼或慢性头疼的原因之一。如果暴力继续作用，则外板亦将随之折裂，造成以打击点为中心的凹陷或其外周的环状或线形骨折。若致暴力的作用仍未耗尽或属高速强力之打击，则骨折片亦被陷入颅腔内，而形成粉碎凹陷性骨折或洞形骨折。

2.颅骨整体变形

头颅的骨质结构和形态，犹如一个具有弹性的半球体，颅盖部呈弧形，颅底部如断面，恰如弓与弦的关系。在半球体的任何一处加压，均可使弓与弦受力而变形。例如：当侧方受压，头颅的左右径即变短而前后径加大；反之若为前后方的暴力常使矢状径缩短而横径相应变长。因此，当暴力为横向作用时骨折线往往垂直于矢状线，折向颞部和颅底，当暴力是前后方向，骨折线常平行于矢状线，向前伸至颅前窝，向后可达枕骨，严重时甚至引起矢状缝分离性骨折。此外，当重物垂直作用于头顶部及臀部或足跟着地的坠落伤，暴力经脊柱传至颅底。这两种情况，无论是自上而下还是自下而上，其作用力与反作用力都遭遇在枕骨大孔区，引起局部变形，轻度造成颅底线性骨折，重者可致危及生命的颅底环形骨折，陷入颅内。

3.颅骨的拱架结构

颅盖与颅底均有一些骨质增厚的部分，作为颅腔的拱柱和桥架，能在一定程度上对外力的压缩或牵张，起到保护颅脑损伤的作用。颅盖的增强部分有：鼻根、额部颧突、乳突及枕外粗隆四个支柱；于其间又有眶上缘、颞嵴、上项线及矢状线四个位居前方、侧方、后方及顶部中央的骨弓，形成坚强的拱柱。颅底的增强部分有：中份的枕骨斜坡、两侧有蝶骨嵴和岩锥，形成梁架，有力地支撑颅底、承托颅脑，并与周围的颅盖部支柱相接，结合为有相当韧性和弹性强度的颅腔，完美地保护着神经中枢。当头颅遭受打击时，暴力除了引起局部颅骨凹陷变形之外，同时也将造成不同程度的整体颅骨变形，若暴力的能量在局部全部被吸收，消耗殆尽，则仅引起凹陷性骨折或着力部的损伤；如果暴力的能量并未耗竭，继续作用在头颅上，则由于颅骨的整体变形，骨折线将通过着力点沿颅骨的薄弱部分延伸，也就是在增厚的拱架间区发生折裂。这种规律不仅见于颅骨骨折，尤其多见于颅底骨折，由于颅底厚薄不一，含有许多孔、裂，因而骨折线常经骨质薄弱的部分穿过。

4.颅骨骨折的规律性

暴力作用的方向、速度和着力面积等致伤因素对颅骨骨折的影响较大，具有一定的规律性，概括如下：暴力作用的力轴及其主要分力方向多与骨折线的延伸方向一致，但遇有增厚的颅骨拱梁结构时，常折向骨质薄弱部分。若骨折线径直横断拱梁结构，或引起骨缝分离，则说明暴力强度甚大。暴力作用的面积小而速度快时，由于颅骨局部承受的压强较大时，故具有穿入性，常致洞形骨折，骨片陷入颅腔，若打击面积大而速度较快时，多引起粉碎凹陷骨折；若作用点面积大而速度较缓时，则常引起通过着力点的线状骨折，若作用点的面积大而速度较缓时，可致粉碎骨折或多数线性骨折。垂直于颅盖的打击易引起局部凹陷或粉碎性骨折；斜行打击多致线性骨折，并向作用力轴的方向延伸，往往折向颅底；枕部着力的损伤常致枕骨骨折或伸延至颞部及颅中窝的骨折。

暴力直接打击在颅底平面上，除较易引起颅底骨折外，其作用力向上时，可将颅骨掀开；暴力作用在颅盖的任何位置，只要引起较大的颅骨整体的变形，即易发生颅底骨折；头顶部受击，骨折线常垂直向下，直接延伸到邻近的颅底；暴力由脊柱上传时，可致枕骨骨折；颅骨遭受挤压时往往造成颅底骨折。颏部受击时可引起下颌关节凹骨折，但头部因可沿作用力的方向移动而缓冲外力对颅颈交界区的冲撞；上颌骨受击时不仅易致颌骨骨折，尚可通过内侧角突将暴力上传至筛板而发生骨折，鼻根部受击可致额窦及前窝骨折。

一、颅盖骨折

颅盖骨折即穹窿部骨折,其发生率以顶骨及额骨为多,枕骨及颞骨次之。颅盖骨折有三种主要形态,即线形骨折、粉碎性骨折和凹陷骨折。骨折的形态、部位和走向与暴力作用方向、速度和着力点有密切关系,可借以分析损伤机制。不过对闭合性颅盖骨折,若无明显凹陷仅为线形骨折时,单靠临床征象很难确诊,常需行 X 线片或头颅 CT 片检查始得明确。即使对开放性骨折,如欲了解骨折的具体情况,特别是骨折碎片进入颅内的数目和位置,仍有赖于 X 线摄片头颅 CT 扫描检查。

(一)线形骨折

单纯的线形骨折本身无需特殊处理,其重要性在于因骨折而引起的脑损伤或颅内出血,尤其是硬膜外血肿,常因骨折线穿越脑膜中动脉而致出血。因此,凡有骨折线通过上矢状窦、横窦及脑膜血管沟时,均需密切观察、及时做可行的辅助检查,以免贻误颅内血肿的诊断。

线形骨折常伴发局部骨膜下血肿,尤其以儿童较多。当骨折线穿过颞肌或枕肌在颞骨或枕骨上的附着区时,可出现颞肌或枕肌肿胀而隆起,这一体征亦提示该处可能有骨折发生。

儿童生长性骨折:好发于额顶部,为小儿颅盖线形骨折中的特殊类型,婴幼儿多见。一般认为小儿硬脑膜较薄且与颅骨内板贴附较紧,当颅骨发生骨折裂缝较宽时,硬脑膜亦常同时发生撕裂、分离,以致局部脑组织、软脑膜及蛛网膜突向骨折的裂隙。由于脑搏动的长期不断冲击,使骨折裂缝逐渐加宽,以致脑组织继续突出,最终形成局部搏动性囊性脑膨出,患儿常伴发癫痫或局限性神经功能废损。治疗原则以早期手术修补硬脑膜缺损为妥。手术方法应视有无癫痫而定,对伴发癫痫者需连同癫痫源灶一并切除,然后修复硬脑膜。对单纯生长性骨折脑膨出的患儿,则应充分暴露颅骨缺口,经脑膨出之顶部最薄弱处切开,清除局部积液及脑瘢痕组织,尽量保留残存的硬脑膜,以缩小修复的面积。硬脑膜修补材料最好取自患者局部的骨膜、颞肌筋膜、帽状腱膜,亦可切取患者的大腿阔筋膜来修补缺损,必要时则可采用同种硬脑膜或人工脑膜等代用品。颅骨缺损一般都留待后期再行修补,特别是使用人材料修补硬脑膜后,不宜同时再用无生机的材料修补颅骨缺损。若遇有复发性脑膨出需要同时修补硬脑膜及颅骨缺损时,需查明有无引起颅内压增高的因素,予以解除。颅骨修补以采用患者自身肋骨劈开为两片或颅骨劈开内外板,加以修补为佳。

(二)凹陷骨折

凹陷骨折多见于额、顶部,常为接触面较小的钝器打击或头颅碰撞在凸出的物体上所致。着力点头皮往往有擦伤、挫伤或挫裂伤。颅骨大多全层陷入颅内,偶尔仅为内板破裂下凹。一般单纯凹陷骨折,头皮完整,不伴有脑损伤多为闭合性损伤,但粉碎性凹陷骨折则常伴有硬脑膜和脑组织损伤,甚至引起颅内出血。

1.闭合性凹陷骨折

儿童较多,尤其是婴幼儿颅骨弹性较好,钝性的致伤物,可引起颅骨凹陷,但头皮完整无损,类似乒乓球样凹陷,亦无明显的骨折线可见。患儿多无神经功能障碍,无需手术治疗。如果凹陷区较大较深,或有脑受压症状和体征时,可于凹陷旁钻孔,小心经硬膜外放入骨橇,将陷入骨片橇起复位。术后应密切观察以防出血。

成年人单纯凹陷骨折较少,如果面积小于 5cm 直径,深度不超过 1cm,未伴有神经缺损症状和体征,亦无手术之必要。若凹陷骨折过大过深,伴有静脉窦或脑受压征象时,则应手术整复或摘除陷入之骨折。术前应常规拍摄 X 线片及 CT 扫描,了解凹陷范围、深度和骨折片位置。手术方法是在全麻下充分暴露凹陷骨折区,做好输血准备,以防突发出血。在凹陷的周边钻孔,然后沿骨折线环形咬开或用铣刀切开,小心摘除陷入之骨片,清除挫伤、碎裂组织及凝血块,认真止血。检查硬脑膜下有无出血,必要时应切开硬脑膜探查。术毕,硬脑膜应完整修复,骨折片带有骨膜的或内、外部完全分离的,可以拼补在缺损区作为修补。若缺损过大,则应用人工材料修补或留待日后择期修补。

2.开放性凹陷骨折

常系强大之打击或高处坠落在有突出棱角的物体上而引起的开放颅脑损伤,往往头皮、颅骨、硬脑膜及脑均可能受累。临床所见开放性凹陷骨折有洞形骨折及粉碎凹陷骨折两种常见类型。

(1)洞形凹陷骨折:多为接触面积较小的重物打击所致,如钉锤、铁钎杆或斧头等凶器,或偶尔因头颅碰撞在坚硬的固体物体上而引起,由于着力面积小,速度大,具有较强的穿透力,故可直接穿破头皮及颅骨而进入颅腔。颅骨洞形骨折的形态往往与致伤物形状相同,是法医学认定凶器的重要依据。这种洞形骨折的骨碎片常被陷入脑组织深部,造成严重的局部脑损伤、出血和异物存留。但由于颅骨整体变形较小,一般都没有广泛的颅骨骨折和脑弥散性损伤,因此,临床表现常以局部神经缺损为主。治疗原则是尽早施行颅脑清创缝合术,变开放伤为闭合伤,防止感染,减少并发症和后遗症。手术前应例行 X 线片检查或 CT 扫描检查,了解骨折情况和陷入脑内的骨碎片位置、数目,作为清创时参考。手术时,头皮清创方法已如前述,延长头皮创口,充分暴露骨折凹陷区,将洞形骨折沿周边稍加扩大,取出骨折片,骨窗大小以能显露出正常硬脑膜为度,按需要切开硬膜裂口,探查硬膜下及脑表面的情况,然后循创道小心清除脑内碎骨片、异物及挫碎的脑组织,并核对 X 线片上的发现,尽量不造成新的创伤。位置深在已累及脑重要结构或血管的骨碎片,不可勉强悉数摘除,以免加重伤情或导致出血。清创完毕,应妥当止血,缝合或修补硬脑膜。骨缺损留待伤口愈合 3 个月之后,再择期修补。

(2)粉碎凹陷骨折:即粉碎性骨折伴有着力部骨片凹陷,常为接触区较大的重物致伤,不仅局部颅骨凹曲变形明显,引起陷入,同时,颅骨整体变形亦较大,造成多数以着力点为中心的放射状骨折。硬脑膜常为骨碎片所刺破,偶尔亦有硬脑膜完整者,不过脑损伤均较严重,除局部有冲击伤之外,常有对冲性脑挫裂伤或颅内血肿,治疗方法与洞形骨折相似,术前除 X 线片外,尚应做 CT 扫描检查了解脑组织损伤及出血情况。清创时对尚连有骨膜的骨片不易摘除,仍拼补在骨缺损区,以缩小日后需要修补的面积。

3.凹陷骨折手术适应证与禁忌证

凹陷性骨折,有一定的手术适应证与禁忌证。

(1)适应证

①骨折凹陷深度＞1cm。

②骨折片刺破硬脑膜,造成出血和脑损伤。

③凹陷骨折压迫脑组织,引起偏瘫、失语和局限性癫痫。

④凹陷骨折的压迫,引起颅内压增高。

⑤位于额面部影响外观。对静脉窦上的凹陷骨折手术应持慎重态度,有时骨折片已刺入窦壁,但尚未出血,在摘除或撬起骨折片时可造成大出血,故应先做好充分的思想、技术和物质上的准备,然后才施行手术处理。儿童闭合性凹陷骨折,多钻孔将骨折片撬起复位;成人凹陷骨折难以整复时,往往要把相互嵌顿的边缘咬除才能复位;如实在无法复位,可将下陷之颅骨咬除,用颅骨代用品做Ⅰ期颅骨成形术或留待日后择期修补。

(2)禁忌证

①非功能区的轻度凹陷骨折,成年人单纯凹陷骨折,如果直径<5cm,深度不超过1cm,不伴有神经缺损症状和体征者。

②无脑受压症状的静脉窦区凹陷骨折。

③年龄较小的婴幼儿凹陷骨折,有自行恢复的可能,如无明显局灶症状,可暂不手术。

二、颅底骨折

(一)发生机制

绝大多数颅底骨折是由颅盖骨折延伸到颅底所致,少数可由头颅挤压伤所致。颅底骨折以线性骨折为主,可以局限于某一颅凹,也可延伸至几个颅凹或双侧颅底。颅底骨折常常撕裂硬脑膜,并累及鼻旁窦、岩骨或乳突气房,导致脑脊液漏和(或)气颅,使颅腔与外界相通,可引起继发性颅内感染,故应视之为开放性颅脑损伤。

(二)临床分类

按骨折发生部位可将颅底骨折分为前颅窝骨折、颅中窝骨折及颅后窝骨折,三者分别有不同的特点。

(三)临床表现及处理原则

1.颅前窝骨折

颅前窝底即为眼眶顶板,非常薄弱,其中间为筛板。骨折时,血液向下浸入眼眶,导致眼睑皮下淤血及球结合膜下出血,呈紫黑色,俗称"熊猫眼征",该体征对颅前窝骨折的诊断有重要价值。当骨折累及筛窦或筛板时,可伴有硬脑膜及鼻腔黏膜被撕裂,从而导致脑脊液鼻漏及气颅,形成开放性颅脑损伤,容易引起颅内感染,须予以重视和预防。颅前窝骨折还常伴有单侧或双侧嗅觉障碍,如果有视神经管骨折压迫视神经,可出现不同程度的视力障碍等并发症。

(1)诊断:颅前窝骨折的诊断主要依赖临床表现如"熊猫眼征"、脑脊液鼻漏及嗅神经、视神经损伤等。头颅X线平片的诊断价值不大。CT水平扫描可以显示骨折部位、气颅及有无脑挫裂伤、颅内血肿等;冠状位骨窗薄层CT扫描可以清楚显示骨折的部位、走向及骨折宽度,对诊断和处理有重要价值,应作为颅前窝骨折的常规检查项目。

(2)治疗:单纯颅前窝骨折无需特别处理。治疗上着重针对骨折所引起的并发症。伴发气颅或脑脊液鼻漏者早期应预防颅内感染为主,选择较易透过血脑屏障的抗生素治疗,脑脊液漏的治疗同颅中窝骨折。伴有视神经管骨折导致视力障碍者,应尽早行视神经管减压术。

2.颅中窝骨折

颅中窝骨折是颅中窝前界为蝶骨小翼后缘,后界为颞骨岩部上缘及鞍背,主要有蝶骨体、蝶骨大翼、颞骨岩部构成。常见作用部位为颞顶部。外力可经颞骨岩部传导到内耳或中耳,损伤听神经和面神经,造成听力障碍和周围性面瘫;当颞骨岩部骨折时,若硬脑膜破裂,血及脑脊液可经咽鼓管流入鼻咽部,形成脑脊液鼻漏,若伴随鼓膜同时破裂,血及脑脊液可经中耳鼓膜裂口流出,形成脑脊液耳漏;当蝶骨骨折伤及海绵窦时,损伤颈内动脉,形成颈内动脉假性动脉瘤或颈内动脉-海绵窦瘘,若颈内动脉破裂可出现致命性鼻出血,同时可损伤动眼神经、滑车神经、三叉神经、外展神经。表现为搏动性突眼、球结膜充血等症状。累及颅中窝外侧时,可因颞肌、骨下出血形成颞部肿胀与压痛。骨折会累及岩骨及内听道,导致面神经及位听神经损伤,表现为面神经周围性瘫痪及听力障碍。脑脊液可经耳咽管流向咽部或经破裂的鼓膜从外耳道流出形成脑脊液耳漏。如骨折累及蝶鞍造成蝶窦破裂,脑脊液和血液可流至鼻咽部,形成鼻漏或咽后壁淤血肿胀。如骨折累及海绵窦则可导致动眼、滑车、外展或三叉神经功能障碍,并可能导致海绵窦动静脉瘘或颈内动脉假性动脉瘤的发生。

(1)诊断:颅中窝骨折的诊断主要依赖临床表现,如脑脊液耳漏及伴发的脑神经损害。头颅 X 线平片的诊断价值不大,但有时患者咽后壁软组织肿胀可以显示,可作为颅底骨折的间接征象。CT 水平扫描可以显示骨折部位、气颅及有无脑挫裂伤、颅内血肿等;冠状位骨窗薄层 CT 扫描可以清楚显示骨折的部位、走向及骨折宽度,对诊断和处理有重要价值。

(2)治疗:治疗原则与颅前窝骨折相同,仍以预防感染为主,积极治疗并发症。脑脊液耳漏的患者,应采取半坐卧位,头偏向患侧,使其自愈,清洁消毒外耳皮肤,以无菌棉球或纱布覆盖,经常更换,如果漏液持续 4 周以上仍未停止,则应考虑手术治疗。

3.颅后窝骨折

颅后窝骨折主要表现为乳突区皮下迟发性瘀斑、颈部软组织肿胀及咽后壁黏膜淤血水肿等,可以并发面神经、听神经损害,后组脑神经损害较为少见。如骨折线跨越横窦沟时,应警惕幕上下骑跨式硬膜外血肿或横窦沟小血肿的发生。

(1)诊断:汤氏位 X 线片可以显示枕骨骨折,有助于诊断,X 线平片对颅颈交界区骨折和关节脱位以及枕大孔区骨折亦有帮助;CT 和 MRI 扫描对颅后窝骨折有重要意义,尤其是对颅颈交界区的损害;以岩骨为中心的颅底冠状位薄层 CT 扫描可以明确骨折线的部位和走向,有重要诊断价值。

(2)治疗:主要针对颅颈交界区骨折和关节脱位以及枕大孔区的骨折,如有颈髓受压和(或)呼吸功能障碍时,尽早行气管切开,颅骨牵引,必要时行辅助呼吸或人工呼吸,甚至行颅后窝减压术;合并颅内血肿时,如血肿量超过 10mL,则应积极手术清除血肿;并发脑神经损害时,应给予神经营养药物治疗,有条件者行高压氧治疗。

第三章　脊髓疾病

第一节　急性脊髓炎

急性脊髓炎是非特异性炎症引起的脊髓白质脱髓鞘病变或坏死,导致急性横贯性脊髓损害,也称为急性横贯性脊髓炎,以病损水平以下肢体瘫痪、传导束性感觉障碍和尿便障碍为临床特征。

一、病因及分类

脊髓炎通常包括脊髓的感染性和非感染性炎症。主要包括病毒性脊髓炎,继发于细菌、真菌、寄生虫感染的脊髓炎,继发于原发性肉芽肿疾病的脊髓炎和非感染性脊髓炎等。若炎症限于灰质称为脊髓灰质炎;若为白质则为脊髓白质炎。若脊髓整个断面受累,称为横贯性脊髓炎;若病变多发,在脊髓长轴内充分伸展,则称播散性脊髓炎。根据病变的发展速度又可分为急性、亚急性和慢性脊髓炎。急性脊髓炎的症状在数天之内达极期;亚急性常在 2～6 周;而慢性则在 6 周以上。

本节主要讨论非感染性脊髓炎,它主要包括感染后和疫苗接种后脊髓炎、脱髓鞘性脊髓炎(急性多发性硬化)、亚急性坏死性脊髓炎和副肿瘤性脊髓炎等。本病的病因尚不清楚,多数患者在出现脊髓症状前 1～4 周有上呼吸道感染、发热、腹泻等病毒感染症状,但脑脊液未检出抗体,脊髓和脑脊液中未分离出病毒,可能与病毒感染后变态反应有关,并非直接感染所致,故称非感染性炎症型脊髓炎。

二、病理

本病可累及脊髓的任何节段。以胸髓($T_3 \sim T_5$)最常见,其次为颈髓和腰髓。病损可为局灶性、横贯性等。肉眼可见受损节段脊髓肿胀、质地变软、软脊膜充血或有炎性渗出物,切面可见脊髓软化、边缘不整、灰白质界限不清。镜下显示髓内和软脊膜的血管扩张、充血,血管周围炎性细胞浸润,以淋巴细胞和浆细胞为主;灰质内神经细胞肿胀、碎裂和消失,尼氏体溶解;白质髓鞘脱失和轴突变性。病灶中可见胶质细胞增生。

三、临床表现

（一）感染后和疫苗接种后脊髓炎

急性起病，常在数小时至2～3天内发展至完全性截瘫。可发病于任何年龄，青壮年较常见，无性别差异，散在发病。病前数日或1～2周常有发热、全身不适或上呼吸道感染症状，可有过劳、外伤及受凉等诱因。首发症状多为双下肢麻木无力、病变节段束带感或根痛，进而发展为脊髓完全性横贯性损害（胸髓最常受累），病变水平以下运动、感觉和自主神经功能障碍。

1.运动障碍

病变早期常见脊髓休克，表现截瘫、肢体肌张力低和腱反射消失，无病理征。休克期多为2～4周，脊髓损伤严重或有合并证，则休克期更长。休克期过后肌张力逐渐增高，腱反射亢进，出现病理征，肢体肌力由远端逐渐恢复。

2.感觉障碍

病变节段以下所有感觉缺失，在感觉消失水平上缘可有感觉过敏区或束带样感觉异常，病变节段可有根痛或束带感。随病情恢复感觉平面可逐步下降，但较运动功能恢复慢。

3.自主神经功能障碍

早期可有尿便潴留，但尿潴留时无膀胱充盈感，呈无张力性神经源性膀胱，膀胱充盈过度出现充盈性尿失禁；随着脊髓功能恢复，膀胱容量缩小，尿液充盈到300～400mL时自主排尿，称为反射性神经源性膀胱。还可有受损平面以下无汗或少汗、皮肤脱屑和水肿、指甲松脆和角化过度等。

如脊髓病损由较低节段向上发展。瘫痪和感觉障碍由下肢迅速波及上肢或延髓支配肌群。出现呼吸肌瘫痪、吞咽困难、构音障碍，则为急性上升性脊髓炎。其特点是起病急骤，病变迅速进展，病情危重，甚至导致死亡。

（二）脱髓鞘性脊髓炎

多为急性多发性硬化，其临床表现与感染后脊髓炎相似，但临床表现倾向于慢性，病情常超过1～3周，甚至更长。可无明显前驱感染。临床常表现为从骶部向身体的一侧或双侧扩散的麻木，同时伴下肢无力或瘫痪，之后出现尿便障碍。感觉障碍水平不明显或有2个平面。

四、辅助检查

（一）腰穿

CSF压力正常，外观无色透明，细胞数、蛋白含量正常或轻度增高，淋巴细胞为主，糖、氯化物正常。压颈试验通畅，少数病例可有不完全梗阻。

（二）电生理检查

(1)视觉诱发电位(VEP)正常，可与视神经脊髓炎及MS鉴别。

(2)下肢体感诱发电位(SEP)波幅可明显减低；运动诱发电位(MEP)异常，可作为判断疗效和预后的指标。

（3）肌电图呈失神经改变。

（三）影像学检查

（1）脊柱 X 线平片正常。

（2）MRI 典型显示病变部脊髓增粗，病变节段髓内多发片状或斑点状病灶，呈 T_1 低信号、T_2 高信号，强度不均，可有融合。有的病例可无异常。

五、诊断及鉴别诊断

（一）诊断

根据急性起病，迅速进展为脊髓横贯性或播散性损害，常累及胸髓。病变水平以下运动、感觉和自主神经功能障碍。结合脑脊液和 MRI 检查可以确诊。

（二）鉴别诊断

1.视神经脊髓炎

如患者首先出现脊髓病损，则很难预测是否为视神经脊髓炎。能常规进行视觉诱发电位、MRI 检查则有利于鉴别。

2.脊髓出血

多由脊髓外伤或血管畸形引起。起病急骤，迅速出现剧烈背痛、截瘫和括约肌功能障碍。腰穿 CSF 为血性，脊髓 CT 可见出血部位高密度影，脊髓 DSA 可发现脊髓血管畸形。

六、治疗

急性脊髓炎早期诊断，早期治疗对预后具有重要影响。

（一）药物治疗

1.皮质类固醇激素

首选大剂量甲泼尼龙冲击治疗，500～1000mg 静脉滴注[20mg/（kg·d）]连续 3～5 天，或地塞米松，10～20mg 静脉滴注[0.4～0.6mg/（kg·d）]，每日 1 次，连用 7～14 天。之后改为口服泼尼松 40～60mg，逐渐减量至停用，总疗程 1～2 个月。注意预防低钾或骨质疏松等激素等不良反应。

2.大剂量免疫球蛋白

丙种球蛋白静脉输注，可按 0.4g/（kg·d）计算，每日 1 次，连用 3～5 天为 1 个疗程。重症患者如上升性脊髓炎，可与激素联用。

3.B 族维生素

维生素 B_1 100mg，维生素 B_{12} 0.5mg，肌内注射，每日 1 次。

4.抗生素

如合并呼吸道感染等部位感染，根据病原学及药敏结果选用药物。

5.其他

急性期可选用血管扩张药物，如尼莫地平等；神经营养药物，如鼠神经生长因子等，疗效待确定。神经根痛患者使用卡马西平、普瑞巴林等药物具有一定疗效。双下肢痉挛患者,使用巴氯芬可减轻症状。

(二)血浆置换

对于药物治疗无效患者,病情进展迅速,血浆置换治疗证实是有效的,可帮助缓解症状。

(三)康复治疗

早期康复训练,促进肌力恢复,被动运动,防止关节挛缩,以改善机体血液循环,有助于功能恢复及改善预后。

第二节 脊髓压迫症

脊髓压迫症是一组具有占位效应的椎管内病变。脊髓受压后的变化与受压迫的部位、外界压迫的性质及发生速度有关。随着病因的发展和扩大,脊髓、脊神经根及其供应血管受压并日趋严重,一旦超过代偿能力,最终会造成脊髓水肿、变性、坏死等病理变化,出现脊髓半切或横贯性损害及椎管阻塞,引起受压平面以下的肢体运动、感觉、反射、括约肌功能以及皮肤营养功能障碍,严重影响患者的生活和劳动能力。

一、病因和发病机制

脊髓压迫症病因在成人以肿瘤最为常见,约占 1/3 以上;其次是炎症;少见病因包括脊柱损伤、脊柱退行性变、颅底凹陷症等先天性疾病以及脊髓血管畸形所致硬膜外及硬膜下血肿;在儿童则以椎管内肿瘤、外伤、感染和先天性脊柱畸形较为常见。

二、概述

椎管肿瘤也称为脊髓肿瘤,主要来源于脊髓以及和脊髓相关的椎管内组织细胞,如终丝、神经根、硬脊膜、蛛网膜、血管以及椎管内脂肪组织等。椎管内肿瘤约占中枢神经系统肿瘤的 15%。部分椎管内肿瘤是由身体其他部位原发肿瘤转移而来,大多位于硬脊膜外,侵犯脊髓少见。

(一)肿瘤分类

按照解剖层次分为硬脊膜外、硬脊膜下以及脊髓髓内肿瘤;按照病理性质分为:脊膜瘤、神经纤维瘤、星形细胞瘤、脊索瘤以及表皮样囊肿等;按照来源分为:原发性、继发性和转移性肿瘤;按照在脊髓的节段分为:上颈段、颈膨大、胸段、腰膨大以及马尾部肿瘤。

(二)临床表现

由于椎管内空间有限,因而其临床症状及体征主要是由于肿瘤在椎管内刺激、压迫以及损坏脊髓和脊神经所致。椎管内肿瘤一般病程较长,进展缓慢。主要表现为进行性的感觉障碍、运动障碍以及自主神经系统症状等。

(三)临床诊断

1.病史

应该详细询问患者病史,特别是感觉障碍、运动障碍、刺激性疼痛以及神经功能障碍等。

椎管内肿瘤一般病程较长,而一些恶性肿瘤以及肿瘤囊性变或出血等可致症状急剧恶化。详细完善的病史资料对于椎管内肿瘤的诊断意义很大。

2.体格检查

由于肿瘤在椎管内节段和层次的不同,其引起的临床症状也不相同,因而严格的体格检查和临床体征的客观、科学分析对椎管内肿瘤的初步定位意义深远。

(1)髓内肿瘤和髓外肿瘤临床体征主要区别在于:前者症状主要是自上而下出现,相反后者主要为自下向上发展;前者有感觉分离,而根性疼痛不确切,而后者感觉分离少见但是较早出现根性疼痛。

(2)不同脊髓节段肿瘤的临床体征也不相同:

①高颈段($C_{1\sim4}$):枕颈部疼痛,有时伴有四肢痉挛性瘫痪,躯干及四肢的感觉障碍。有时还会出现呃逆、呕吐和呼吸困难,为肿瘤侵犯膈肌所致。

②颈膨大($C_5\sim T_1$):早期出现上肢及肩背部疼痛,如果肿瘤侵犯并引起脊髓横贯性损害时,可出现上肢弛缓性瘫痪,下肢痉挛性瘫痪,以及病变以下节段的感觉障碍。有时还会出现霍纳综合征。

③腰段($T_{2\sim12}$):早期出现特征性腰腹部疼痛,呈束带样感觉。随着肿瘤的生长出现下肢的痉挛性瘫痪伴有感觉障碍,而上肢正常。

④腰膨大($L_1\sim S_2$):早期出现腰及双下肢疼痛,随病程进展出现双下肢的弛缓性瘫痪,同时多伴有括约肌功能障碍。

⑤圆锥和马尾:圆锥肿瘤早期出现自主神经功能障碍,伴有相应部位感觉障碍;马尾肿瘤早期多出现剧烈的神经根性痛,有肌肉萎缩、感觉障碍等,而自主神经功能障碍出现较晚。

3.辅助检查

必要的检查是椎管内肿瘤确诊不可缺少的检查方法和诊断依据。传统临床应用的检查方法有腰椎穿刺、脑脊液动力学检查(Queckenstedt试验)、X平片扫描、脊髓造影等,部分方法由于具有一定的创伤性和危险性,操作复杂以及对肿瘤分辨率差等关系,目前临床上作为椎管内肿瘤的诊断运用已经很少。而 CT 和 MRI 检查是目前运用较多的影像学检查手段。CT 平扫对椎管肿瘤诊断意义不大,而其增强扫描可以显示某些肿瘤的范围、周边水肿情况等。目前对椎管内肿瘤临床诊断应用最广泛,也最具有价值的是 MRI。MRI 较 CT 能更加清楚地显示肿瘤及其周围结构,特别是 MRI 能够从水平、冠状以及矢状位显示肿瘤立体位置以及与周围组织的关系,对肿瘤的定位以及指导手术治疗具有不可替代的意义,而部分肿瘤在 MRI 的特定影像学表现也有助于肿瘤的定性诊断。

(四)治疗

大部分椎管内肿瘤是良性肿瘤,外科手术是首选方法。明确诊断后尽早手术,大多数临床症状可以得到缓解,而且脊髓功能可以部分或全部恢复。而椎管内转移性肿瘤或恶性肿瘤在手术后应辅以放疗或化疗以巩固疗效。

1.手术适应证

临床诊断椎管内占位病变明确,且患者出现脊髓或相邻神经根功能影响者均应考虑手术治疗。

2.手术禁忌证

有严重或不可改善的心、肺、肝、肾等系统疾病,无法耐受手术者;手术野局部皮肤感染、溃疡或坏死者应积极局部处理后手术;椎管内转移瘤,其他系统已经出现明显临床症状者;椎管内多发肿瘤,应征得家属和患者同意后,选择责任病变手术,或分次手术。

3.手术并发症

脊髓损伤导致临床症状加重或出现相应节段新发症状;单根或很少几根神经根损伤多不会出现明显临床症状,但连续几根神经根损伤可能导致相应症状;术野局部神经根粘连导致感觉过敏或疼痛症状;术野血肿压迫脊髓症状;体位不当、释放脑脊液过多致颅压改变症状;术中渗血进入蛛网膜下隙出现头痛等症状;伤口愈合差,脑脊液漏以及感染等。

（五）预后

随着神经外科显微技术的发展和运用,目前椎管内肿瘤手术切除已经不再困难,特别是髓内良性肿瘤,目前也首选手术治疗。术后患者出现局部疼痛、肢体功能缺失,椎体骨性结构不稳定等系列并发症,需要疼痛治疗中心、康复治疗中心以及骨科等多专业协助,因此椎管内肿瘤手术后并发症减少和提高生存质量是神经外科医生需要考虑的问题。

三、髓外肿瘤

髓外肿瘤为中枢神经系统常见肿瘤之一,约占椎管内肿瘤的 2/3,其中神经鞘瘤和脊膜瘤最常见其次为终丝室管膜瘤,终丝室管膜瘤组织学应归属为髓内肿瘤,但临床多从解剖学角度将其归为髓外肿瘤。另外脊索瘤多位于骶尾部,椎管内转移瘤多位于髓外,很少部分侵犯脊髓。

（一）髓外常见肿瘤类型

1.神经鞘瘤

神经鞘瘤,约占髓外肿瘤的 40%,是椎管内最常见的肿瘤。临床上神经鞘瘤包含施万细胞瘤和神经纤维瘤,均起源于施万细胞,但后者还包含有神经束细胞和成纤维细胞等成分。神经鞘瘤多位于脊髓神经根及其鞘膜,尤以及神经后根多见,多在髓外硬脊膜内生长,部分沿神经根生长,突破硬脊膜呈哑铃状在硬脊膜内外生长,髓内神经鞘瘤罕见。肿瘤多处于脊髓侧面,而推挤压迫脊髓。绝大部分神经鞘瘤为良性肿瘤,很少部分为恶性神经鞘瘤,预后差。神经纤维瘤一般有完整的包膜,表面光滑,质地硬韧,与脊髓组织之间有明显的分界,常在神经一侧偏位生长,部分载瘤神经膨大,失去正常形态。

2.脊膜瘤

脊膜瘤是椎管内较常见的良性肿瘤之一,发生率仅次于神经鞘瘤,居第 2 位,约占椎管内肿瘤的 25% 左右。脊膜瘤主要起源于蛛网膜内皮细胞和间质,也可起源于硬脊膜的间质,故绝大多数脊膜瘤位于髓外,硬膜下间隙,少数位于硬膜外间隙,髓内罕见。多见于胸段椎管,其次为颈段和腰段。脊膜瘤以女性患病居多,可能因为内分泌激素对脊膜瘤的形成有影响。脊膜瘤多为单发,肿瘤形态外观大致可分为卵圆型和扁平型两类。而卵圆型又占绝大多数,常为实质性,也有钙化甚至骨化,质地较硬。肿瘤表而光滑,也可呈不规则结节状,基底常较宽,与硬脊膜多有粘连,而与蛛网膜粘连则较疏松。

3.终丝室管膜瘤

终丝室管膜瘤从神经外科手术解剖角度看属于髓外肿瘤,从其肿瘤组织病理来源看应归属于髓内肿瘤。终丝室管膜瘤与马尾神经鞘瘤发生率相当,占椎管内室管膜瘤的40%左右,多发生于终丝接近硬脊膜的部位。男性多于女性好发,多为良性病变,但部分肿瘤生长具有侵袭性,特别是年轻患者。肿瘤大体呈不规则状,色微红,与周围组织有边界,镜下组织病理主要以黏液乳头型室管膜瘤常见。

4.脊索瘤

脊索瘤主要起源于胚胎脊索残余,颅内和椎管内均可发生,在椎管内好发于骶尾部,脊索瘤是骶尾部最常见的肿瘤,可位于骶骨中,将骶骨破坏后,并向前侵入盆腔,向后侵入椎管,压迫脊髓。肿瘤椎骨外部分的四周常有纤维组织包裹,瘤组织质地常较脆软,有时呈胶冻样。

5.椎管内转移瘤

椎管内转移瘤多位于髓外,也有部分侵犯脊髓。主要经过动脉、静脉、蛛网膜下隙脑脊液、淋巴以及局部直接侵犯。主要原发病变有:肺癌、消化系肿瘤、乳腺癌、前列腺癌以及淋巴系统恶性肿瘤等。由于椎管内转移瘤患者一般都以进入晚期,临床统计困难,一般都接受原发病治疗,以及全身放射治疗和化疗等。

(二)临床表现

1.病程

除转移瘤外,椎管外肿瘤一般生长缓慢,很少部分肿瘤恶变或囊性变则病情可急剧恶化。多数患者在肿瘤生长很长一段时间后出现明显临床症状才就诊,部分患者病史可达数年。

2.临床症状和体征

椎管外肿瘤的临床症状和体征主要与病变节段位置、与脊髓、神经根粘连关系,生长速度等有关。表现为疼痛、感觉异常、运动障碍和括约肌功能紊乱几个方面。

感觉异常、麻木和疼痛:早期仅有肢体麻木、沉重感和活动不灵活,特别是在脊膜瘤患者感觉异常早期更易出现,出现根性痛症状者较少见。而神经纤维瘤起源于脊髓的神经后根,故较早出现受累神经根分布区的放射性疼痛。而脊膜瘤起源于蛛网膜的帽状细胞,较少侵犯到神经根,故根性痛少见。脊膜瘤患者脊髓半切综合征少见,因脊膜瘤和硬脊膜粘连紧密,瘤蒂较宽,对脊髓的压迫不定,常常位于脊髓的前方或后方。故较少出现脊髓半切综合征。而神经纤维瘤常发生于脊髓侧方,脊髓侧方易受压,故较常出现脊髓半切综合征。少数病例于跌倒后突然发病,外伤为发病诱因。

运动障碍从肌肉轻度乏力到完全瘫痪。部分患者来院时已有不同程度的行动困难,有部分病史较长患者已有肢体瘫痪。运动障碍出现的时间因肿瘤部位而异。圆锥或马尾部的肿瘤在晚期时才会出现明显的运动障,胸段的肿瘤由于该处椎管较狭窄而可在较早期就出现症状。

括约肌功能紊乱往往是晚期症状,实际上有明显大小便功能紊乱症状者往往表明脊髓部分或完全受压,其发生率远比运动障碍发生率为低。胸段和腰段肿瘤比较多见括约肌功能障碍,而颈段肿瘤出现较少。

(三)诊断

仔细询问病史及出现的相关症状,对临床诊断有意义。此外,辅助检查尤为重要。目前常用的辅助检查包括脊柱平片、腰椎穿刺、脊髓造影,CT 和 MRI 检查。

1.脊柱平片

直接征象主要是有神经鞘瘤钙化斑阴影,很少见。间接征象是指肿瘤压迫椎管及其邻近骨质结构而产生的相应改变。包括椎弓破坏、椎弓根间距离加宽,甚至椎弓根破坏消失、椎体凹陷或椎间孔扩大等。由于脊柱平片的分辨率不能很好显示肿瘤,目前该方法多运用于术前肿瘤定位,而对肿瘤的病理定性意义较小。

2.脑脊液动力学检查(Queckenstedt 试验)

脑脊液动力学改变常早于相应的临床体征的出现,脑脊液蛋白含量的增高和脑脊液循环梗阻一样、大体是一致的,而且也都早于临床症状的出现。

3.脊髓造影

蛛网膜下隙完全梗阻率约占 95% 以上,典型的呈杯口状充盈缺损,脊髓造影显示梗阻改变者比脑脊液动力试验出现梗阻的阴性率要高。而两者都远比脊髓受压的临床体征出现早而且阳性率高。

4.CT 和 MRI

随着 CT、MRI 的普及,脊髓造影在椎管外肿瘤的诊断使用已逐渐减少。特别是 MRI 检查能够从不同角度、视野确定肿瘤,对肿瘤做出准确定位,对部分肿瘤做出定性判断。

神经鞘瘤 CT 扫描可见肿瘤内有钙化,CT 增强扫描可有强化。神经鞘瘤在 MRI 矢状面与轴面上呈稍长 T_1 与长 T_2 影像。即在 T_1 加权像上呈髓外低信号瘤灶。肿瘤较大时常常同时累及数个神经根。脊髓受压变扁,甚至移位。蛛网膜下隙扩大,在质子加权图像上肿瘤信号增强,稍高于邻近的脊髓组织,特别是冠状面或横断面图像能够清晰观察到肿瘤经过神经孔穿出的走行和哑铃状肿瘤全貌。

脊膜瘤 CT 扫描多表现髓外膜内病变的特点,肿瘤多呈实质性病变,圆形或椭圆形,呈等密度或稍高密度,有时可见不规则钙化,增强扫描肿瘤有中度强化。MRI 检查可以冠状位、矢状位及轴位扫描,对显示脊膜瘤的准确位置及全貌很有价值,T_1 加权像呈等信号或稍低信号,T_2 加权像呈高信号,当肿瘤出现囊变时,可见到高信号的囊变区域。增强扫描病灶呈均一强化,有时可见到"脊膜尾征"。

(四)手术治疗

1.手术原则

椎管内髓外肿瘤的治疗以手术切除为原则,对于部分转移瘤患者可以考虑放、化疗;随着现代神经外科显微技术的发展,只要患者能够耐受手术麻醉,排除严重心肺等不可控制基础疾病,椎管外肿瘤均应接受手术切;手术的关键是尽可能保存神经根和脊髓功能前提下尽可能全切肿瘤;一般椎管外肿瘤手术预后良好;手术一般采用俯卧位,这样可以减少脑脊液的流失;术前应准确定位肿瘤,根据肿瘤的位置、大小以及与脊髓神经根的关系设计手术方案;手术切除节段、椎板切开范围应根据肿瘤的大小而定,应能满足暴露肿瘤上下极为宜;切开硬脊膜前,椎管内硬脊膜外静脉丛应先行处理,避免术中渗血影响操作;切除肿瘤前取小片明胶海绵或脑棉贴敷肿瘤上下极,术毕应反复冲洗,减少术中出血渗入蛛网膜下隙;术后受侵蚀硬脊膜应予以切除修补并严密缝合。

2.神经鞘瘤手术切除

神经鞘瘤常与神经根粘连紧密,有时包裹神经根。手术时应沿肿瘤侧小心尽量分离神经根,部分神经根穿过肿瘤,可行囊内分块切除,尽可能保存神经根,部分神经根膨大破坏无法保留时,不必一味追求单根神经根的保存,可将载瘤神经与肿瘤一并切除。一般来说,切断2~3根胸段神经根不致有明显的功能障碍,但对于颈膨大和腰膨大部位的神经鞘瘤,如果损伤邻近的神经根则很容易造成相应功能障碍。神经鞘瘤可呈哑铃形生长,分椎管内部分和椎管外部分,椎间孔部为其狭窄部,手术应先切除椎管内部分,断离肿瘤以免切除椎管外部分时,由于牵拉或向椎间孔内剥离时容易造成脊髓损伤。位于颈段的神经鞘瘤,特别是当肿瘤长到一定大小,突出椎管较多时,手术操作过程中应避免损伤肿瘤前内方的椎动脉,椎动脉一般被推挤移位,如果行囊内分块切除可以避免椎动脉的损伤。术中应尽量保存蛛网膜的完整性,肿瘤切除后,应显微镜下复位或缝合蛛网膜,可以减少粘连和脑脊液漏的发生。

3.脊膜瘤手术切除

脊膜瘤一般与相邻硬脊膜粘连紧密,手术关键在于避免牵拉损伤脊髓。切开硬膜显露肿瘤,探查其与脊髓、血管及神经根关系,一般脊膜瘤与脊髓和神经根很少紧密粘连。部分脊膜瘤血供较丰富,主要来源于硬脊膜,可先将肿瘤基底电灼处理。小的脊膜瘤处理基底后可以整块切除。部分脊膜瘤与脊髓粘连严重,先电凝肿瘤侧,再用显微剪等显微器械锐性分离,可减少对颈髓的牵拉和损伤,特别是较大脊膜瘤可分块切除。脊膜瘤的基底附着处硬脊膜应妥善处理,切除受累硬脊膜并用筋膜或人工补片修补,以减少复发。

四、髓内肿瘤

脊髓髓内肿瘤为中枢神经系统常见肿瘤之一,约占椎管内肿瘤的1/3,其中室管膜细胞瘤、星形细胞瘤和血管网织细胞瘤最常见,其次还有海绵状血管瘤、脂肪瘤、神经鞘瘤、表皮样囊肿、皮样囊肿以及转移瘤等。脊髓髓内肿瘤呈节段分布,较多发生在颈段及胸段,其次为胸腰段。

(一)髓内常见肿瘤类型

1.室管膜瘤

室管膜瘤是髓内最常见肿瘤,包括终丝室管膜瘤。后者从解剖角度看,临床多归属于髓外肿瘤。室管膜瘤多发生于成年人,性别差异不大。除终丝外,室管膜瘤多发生于颈段,主要起源于中央管成终丝室管膜。大体标本上,室管膜瘤与周围脊髓有潜在分界,有假包膜形成,肿瘤质地中等,肿瘤上下极多有脊髓中央管扩大;组织学上以细胞型室管膜瘤多见。

2.星形细胞瘤

星形细胞瘤在髓内仅次于室管膜瘤,约占中枢系统星形细胞瘤的3%,是儿童髓内最常见肿瘤。髓内星形细胞瘤多发生于颈段和颈胸段。大体标本上,星形细胞瘤和室管膜瘤相似,质地更坚韧,与周围脊髓分界欠清,部分肿瘤囊变,肿瘤合并脊髓空洞较室管膜瘤少见;组织学上以Ⅰ～Ⅱ级低度恶性原浆型星形细胞瘤多见,部分为恶性。

3.血管网织细胞瘤

血管网织细胞瘤也是髓内常见肿瘤之一,其为起源于血管的良性病变。可合并 Von Hippel-Lindau 综合征,对位于颈段,多位于脊髓背侧。显微镜下观察可见病变与软脊膜关系密切,与脊髓有边界,有多根异常粗大动脉供血,引流静脉常怒张充盈,走行扭曲。不同于小脑网织细胞瘤,髓内病变少见典型囊变和结节。

4.脂肪瘤

脂肪瘤是一种先天性病变,髓内脂肪瘤多指位于软脊膜下,是由于间质组织胚胎发育异常而引起的,常由完整的软脊膜层包绕,在肿瘤组织间混杂有神经纤维,好发于脊髓圆锥其边界清楚,但与正常脊髓组织相粘连紧或脂肪颗粒侵入其中,往往难与脊髓组织分离,且血供丰富,手术切除极易损伤脊髓和神经根,由于脂肪瘤生长缓慢,可考虑部分切除并开放脑脊液循环减压即可。

（二）临床表现

1.病程

脊髓髓内肿瘤的病史时间相差很大,最短的只有半个月,最长者达数年以上,小儿平均病史为1年,而40岁以上者平均病史达5年之久。当有外伤、发热时可能会促使脊髓压迫症状加速发展,部分肿瘤出血卒中也可使病程加速。单纯从病史来说,不能鉴别脊髓内或脊髓外肿瘤。

2.临床症状和体征

髓内肿瘤的临床症状多不具有特异性,一般无明显的加速进展,临床就诊确诊时多已有数年病史。疼痛往往为首发症状约占3/5运动障碍和感觉异常各约占1/5,括约肌功能紊乱少见。

感觉障碍包括疼痛、感觉异常以及麻木等。疼痛症状表现不同于神经根样放射痛,其疼痛强度也不如神经鞘瘤强烈,疼痛分布部位与肿瘤所处节段有关,一般定位于肿瘤水平。疼痛的原因可能与肿瘤脊髓丘脑束的纤维以及后角细胞受肿瘤压迫侵蚀有关。但往往不如神经鞘瘤所引起疼痛强烈。感觉减退和麻木往往不被患者注意或重视,直到出现运动受损才就诊。

运动障碍作为首发症状仅次于疼痛,临床很大部分患者只有出现运动功能受损表现才就诊,追问病史其实已有感觉障碍发生。解剖角度看髓内肿瘤主要影响上运动神经元,但临床部分运动障碍患者会出现肌肉萎缩,多考虑疼痛或瘫痪使运动减少导致失用性萎缩。

腰膨大和圆锥部位肿瘤可引起腰背部疼痛,早期出现括约肌功能受损致大小便功能障碍。

（三）诊断

单纯依靠临床症状和体征无法辨别髓内和髓外肿瘤,需要借助一定的影像学检查手段。

以往传统X线平片、腰椎穿刺、脑脊液动力学试验、脑脊液蛋白定量以及脊髓造影等已不作为髓内肿瘤诊断的常规检查手段,目前临床最常选用的方法CT和MRI。特别是MRI可以确定肿瘤的部位、性质、大小、范围、边界、有无囊性变及空洞,为脊髓髓内肿瘤的手术提供了可靠的依据。

髓内肿瘤主要以室管膜瘤、星形细胞瘤和血管网状细胞瘤多见。室管膜瘤和星形细胞瘤在 MRI 上显示一段脊髓不规则增粗,与正常脊髓节段之间分界不清,T_1 加权像呈等信号,T_2 加权像呈高信号,信号多不均。增强扫描,可见不同程度的不规则增强。室管膜瘤上下极多合并脊髓中央管扩大,为脊髓空洞或囊变样表现。血管网织细胞瘤 MRI 检查可见血管流空影,为其特征性表现。

(四)手术治疗

长期以来由于对手术造成脊髓损伤加重的顾忌,髓内肿瘤一度视为神经外科手术禁区,仅作姑息性椎板切除减压术或肿瘤标本活检术。随着现代影像诊断技术显微技术和神经外科显微操作技术的不断发展,手术切除髓内肿瘤取得了很大进展,手术疗效显著提高。目前,临床神经外科医师共识认为:除部分高级别恶性肿瘤外,髓内肿瘤均宜积极手术切除。

髓内肿瘤手术切除的关键是术中对脊髓的保护。术前必须仔细研究影像学的相关资料,准确定位,对肿瘤和脊髓的关系、肿瘤浸润生长以及恶性程度等做出初步判定,制定明确的手术设计方案。其硬脊膜外操作基本参考椎管外肿瘤手术步骤,考虑脊髓的骚扰和损伤,术中和术后可考虑适当使用皮质激素,以减轻脊髓损伤反应。脊髓的切开应沿脊髓后正中线进行,范围与肿瘤适应。操作技巧应充分利用肿瘤上下极脊髓空洞间隙,周围水肿带以及通过颜色、质地等辨别肿瘤和正常脊髓。小的病灶可沿边界切除,对于大的病灶需分块切除,利用超声吸引刀可减少机械牵拉损伤。怀疑恶性程度高的病变,可取活检术中快速病检,证实为恶性者可考虑部分切除。

五、椎管内脓肿

椎管内脓肿是指发生于硬脊膜外间隙、硬脊膜下间隙或脊髓内的急性化脓性感染。其中以硬脊膜外脓肿最为常见。

(一)病理生理

1.硬脊膜外脓肿

绝大多数为继发性。原发感染灶可为邻近或远隔部位的疮疖、痈肿或蜂窝织炎,或为各脏器感染如肺脓肿、腹膜炎、卵巢脓肿等,也可为全身败血症的并发症。感染途径可为血液或淋巴道传播、直接扩散、手术感染、开放性创伤等。致病菌大多为金黄色葡萄球菌,少数为革兰阳性双球菌、革兰阳性链球菌及乙型溶血性链球菌。病变部位多位于中下胸段及腰段。细菌侵入硬膜外间隙而形成感染,急性期形成脓液积存,使硬脊膜外压力增高,脓液可沿硬膜外间隙纵行扩散,多者达十多个脊柱节段,脓肿除广泛地压迫脊髓和神经根以外,还可阻碍脊髓静脉回流,产生脊髓水肿,引起脊髓及蛛网膜的炎性反应,使脊髓血管内发生炎性血栓,导致脊髓坏死软化;如脓肿感染较轻,病变逐渐局限,则转为亚急性和慢性,亚急性期脓液与肉芽组织并存,慢性期病变部位则无脓液,为肉芽组织所填充,仍可压迫脊髓。

2.硬脊膜下脓肿

硬脊膜下脓肿发生于硬脊膜与蛛网膜之间,临床少见。感染来源多由于血行或直接播散,好发于颈椎、胸椎,致病菌以金黄色葡萄球菌多见。造成脊髓功能障碍的原因仍为直接压迫和血管炎性栓塞。

3.脊髓内脓肿

脊髓内脓肿极罕见,多继发于血行感染如呼吸系或泌尿系感染,其次为感染直接蔓延。致病菌多为金黄色葡萄球菌。好发于胸段脊髓,常累及多个脊髓节段。患者疼痛远不如硬膜外脓肿,但下肢感觉、运动障碍、括约肌功能障碍出现较早,病程发展快,可能数日内即发展至全瘫。

（二）诊断

对有化脓性感染病史,在数小时或短期内出现脊髓功能障碍症状伴高热者,应高度怀疑脊髓硬脊膜外脓肿的可能,再结合MRI及实验室检查可予确诊;硬脊膜下脓肿表现与硬膜外脓肿相似;脊髓内脓肿较难诊断,根据有脊髓功能障碍并有化脓性感染病史,结合影像学检查提示髓内占位病变者,应想到脊髓内脓肿的可能。

（三）治疗原则

1.硬脊膜外脓肿

硬脊膜外脓肿是一种神经外科急症,手术疗效与治疗时机有密切关系,应在早期尚未出现完全截瘫以前做出诊断,并给予手术治疗则预后较好,一旦延误手术时机而出现完全性截瘫才进行手术,则瘫痪往往难以恢复。因此,对确诊为急性硬脊膜外脓肿的患者,应作急诊手术处理。手术目的在于清除脓液和肉芽组织,解除对脊髓的机械压迫,并做充分的引流。手术以病变为中心切除上下1~2个椎板,视术中情况向上下两端扩大。打开椎管,排出脓液,并清除肉芽组织,尤其是尽量清除位于硬脊膜背侧和两侧外方的炎性肉芽肿,直至使硬脊膜恢复正常搏动。术中切不可切开硬脊膜,以免脓液流入硬脊膜下腔,导致感染扩散。需用过氧化氢和抗生素稀释液反复冲洗术区创面,并留置橡皮管或硅胶管引流,术后每天用抗生素液冲洗,视排脓情况而决定引流管放置时间。需静脉用抗生素控制感染,时间至少使用4周,抗生素可根据脓液培养所得细菌的药敏试验选用。需注意防止术后并发症的发生,如感染扩散至全身、电解质紊乱、全身衰竭等,给予相应的加强抗炎、纠正电解质紊乱和加强支持治疗。后期还应采用康复治疗以促进脊髓功能早日恢复。

2.硬脊膜下脓肿

凡术前考虑硬脊膜下脓肿的脊髓压迫症,经检查证实有蛛网膜下隙阻塞时,应尽早急诊手术。手术行椎板切除探查术,术中切开硬脊膜,可见到脓液流出或包膜完整的脓肿,注意小心保护硬脊膜周围术野和蛛网膜下隙,以免污染,脓肿壁应尽量完整切除,术区创面以过氧化氢和抗生素液反复冲洗。于术区留置引流。术后处理同硬膜外脓肿。

3.脊髓内脓肿

此病极为罕见,多继发于全身其他部位感染。一旦考虑本病,均应早行脊髓探查术。术中注意保护周围脊髓,先于脊髓最膨隆处细针穿刺,抽出脓液。然后在显微镜下,于脊髓背侧中线最肿胀处纵行切开,充分引流脓肿腔,彻底冲洗脓腔。术后应敞开硬脊膜以利减压。脓肿腔内放置引流。术后处理同硬膜外脓肿。

六、脊髓结核和椎管内结核瘤

脊髓结核是结核杆菌经循环系统或脊柱骨结核累及脊膜、脊髓血管,继而形成蛛网膜炎、结核性肉芽肿等,因压迫供应脊髓的血管产生脊髓缺血,或由肉芽肿压迫脊髓而出现症状。椎管内结核瘤则是指椎管内硬脊膜内、外并侵犯脊髓的结核性肉芽肿,不包括脊柱结核所引起的椎旁脓肿压迫脊髓的情况。

(一)病理生理

脊髓结核和椎管内结核瘤继发于身体其他部位的结核病变,如肺结核、结核性脑膜炎等,感染途径为血行传播和直接脊髓内播散。可发生于脊髓任何节段及硬脊膜内外。结核瘤除压迫脊髓、神经根和影响脊髓血液循环,产生类似椎管内肿瘤的脊髓压迫症症状外,还可造成蛛网膜、软脊膜、硬脊膜以及脊髓的广泛粘连,并常常直接侵犯脊髓,破坏脊髓神经细胞和传导束。

(二)诊断

脊髓结核多数起病缓慢,亦有呈亚急性起病者,出现病变水平以下的肢体瘫痪和大小便功能障碍,这种脊髓损害常为不完全性,早期可出现锥体束损害的表现。腰穿显示脑脊液通畅或有部分梗阻,脑脊液无色透明,白细胞可轻度升高,一旦和细胞增多为主,蛋白质轻度增高,糖及氯化物降低。根据结核病史、慢性或亚急性起病、特殊的脑脊液改变,如再有脊柱 X 线的改变,脊髓结核的诊断一般不难。

椎管内结核瘤发展较快,且以直接侵犯脊髓组织的硬膜内型为多见,其病程常较短,一般为半年以内,很少超过一年。临床表现有根痛、截瘫及病变以下的感觉障碍。腰椎穿刺奎根试验显示不同程度的椎管内梗阻,脑脊液检查蛋白增高,白细胞计数轻度增加,糖及氯化物含量多为正常范围,脊椎 X 线扫描均正常,CT 扫描可发现椎管内有密度增高的影像。椎管内结核瘤因临床表现多样,诊断较为困难,不易与其他椎管内占位病变相鉴别,但仍可能通过结核感染病史、特殊的脑脊液改变及 CT、MRI 检查在术前做出诊断。

(三)治疗原则

(1)对处于急性结核性脊膜脊髓炎阶段的患者,明确诊断后应行正规的抗结核治疗。常用方法有异烟肼+链霉素+对氨基水杨酸联合应用,或异烟肼+利福平+链霉素联合应用。用药原则是长期、足量。

(2)对椎管内结核瘤患者,治疗原则是一经诊断尽早手术,且手术切除和正规抗结核治疗相结合。椎管内硬脊膜外结核瘤因未侵犯到脊髓,手术效果较好,术中应将硬膜外的脓肿和肉芽组织清除干净,术后严密缝合创口,不放置引流物。而硬脊膜下结核瘤因不是单纯压迫而是直接侵蚀脊髓,故手术疗效不如一般椎管内肿瘤。术中对与脊髓粘连紧密的结核瘤,不宜勉强分离以免损伤正常脊髓组织,可在不损伤神经组织的原则下,尽量切除病变,创口清洗干净后可放入链霉素,术后敞开硬脊膜以充分减压,也不放置引流。术前术后均应进行抗结核治疗,以控制结核病灶的发展,促进病灶的吸收和消散,防止局部复发及结核性脑膜炎的发生。此外,术后仍需给予预防感染和康复治疗,促进神经功能恢复。

第四章　神经系统肿瘤

第一节　颅内小脑幕上肿瘤

一、概述

颅内肿瘤是神经外科最常见的疾病之一,肿瘤可来源于神经上皮组织、脑膜、脑神经、垂体、血管及胚胎残余组织,也可由身体其他部位的恶性肿瘤转移至颅内形成转移性肿瘤。从颅内肿瘤的部位发病率来看,无论颅内肿瘤的性质如何,除了某些特殊类型,发生于小脑幕上的肿瘤占了全部颅内肿瘤的很大比例。以颅内肿瘤发病率最高的 3 种肿瘤:胶质瘤、脑膜瘤和垂体瘤为例,据某神经外科研究所的统计资料,胶质瘤有 51.4% 发生于大脑半球,如再加上发生于侧脑室、三脑室、丘脑、基底核区、胼胝体、松果体区及前中颅窝底的肿瘤,幕上胶质瘤的发病率将更高;脑膜瘤的发病部位由高到低依次为大脑凸面、矢状窦旁、蝶骨嵴、鞍区、大脑镰旁及桥小脑角,前 5 个部位均位于幕上,发病率约占全部脑膜瘤的 68%;垂体瘤均位于鞍区,亦属小脑幕上肿瘤。此外颅内转移性肿瘤的部位发病率与胶质瘤相似,仍以大脑半球居多,约占全部转移瘤的 78.3%。由此看来,小脑幕上肿瘤在颅内肿瘤中占有重要地位,幕上肿瘤的诊断和治疗也是颅内肿瘤的救治中最为重要部分之一。

根据 WHO 1990 年公布的中枢神经系统肿瘤分类标准,小脑幕上肿瘤几乎包括了颅内肿瘤的所有类型,不同类型的肿瘤,其病因学、发病率、病程、病情发展转归及预后差异极大,但从临床治疗学的角度出发,小脑幕上肿瘤的分类以肿瘤发生部位为主,再辅以发生学和形态学分类标准,具有更大的临床意义。位于幕上的颅内肿瘤,根据部位不同具有不同的病理学特点,如大脑半球肿瘤,常见的有源于神经上皮的神经胶质细胞瘤、转移性肿瘤及源于脑膜的脑膜瘤等;蝶鞍区和三脑室前部肿瘤,常见的有垂体瘤、颅咽管瘤、脑膜瘤等;松果体区及三脑室后部肿瘤,常见的有松果体细胞瘤、生殖细胞瘤及胶质瘤等;侧脑室内肿瘤,常见的有室管膜瘤、脑膜瘤、脉络丛乳头状瘤等;矢状窦旁或大脑镰旁肿瘤,如窦旁脑膜瘤;前、中颅底肿瘤,如蝶骨嵴脑膜瘤、嗅沟脑膜瘤及源于脑神经的肿瘤等。

二、病理生理

幕上颅内分腔占据了颅腔容积的绝大部分,其内有双侧大脑半球、胼胝体、部分脑神经脑外颅内段、垂体、下丘脑以及硬脑膜、软脑膜、蛛网膜、脑动脉、静脉窦等结构,幕上腔通过硬脑膜及颅骨斜坡所围成的天幕裂孔与幕下腔相通,内有脑干通过。小脑幕上肿瘤主要通过肿瘤占位、压迫、直接浸润破坏、影响脑血液供应及脑脊液(CSF)循环等途径而产生一系列病理生理变化,进而威胁患者生命,这些病理生理变化主要有三大类:一是进行性;二是各种神经功能障碍;三是神经内分泌功能紊乱。幕上肿瘤进行性增大,造成占位性损害,并继发脑水肿、脑积水等,一旦颅内压代偿功能耗竭,将出现颅内压增高。这种颅内压增高多为局限性,将使幕上分腔与幕下分腔间形成明显压力差,其最直接和最严重的后果就是形成小脑幕切迹疝,压迫脑干致使继发性脑干损伤;肿瘤组织损伤相邻部位的脑组织、影响脑组织正常血液供应,使受损脑组织神经功能产生可逆或不可逆损害,而出现相应的临床症状如偏瘫、失语、偏身感觉障碍、偏盲等;幕上结构如下丘脑、垂体、松果体等部位,是人体内分泌系统的高级中枢,这些部位或邻近区域的肿瘤生长、压迫或破坏,将会导致神经内分泌紊乱,出现如闭经、泌乳、阳痿、第二性征减退、肢端肥大、肥胖、性早熟或多饮多尿等症状。

三、治疗原则

颅内肿瘤治疗的目的有三:一是通过切除或杀灭肿瘤组织,达到清除肿瘤,防止复发的目的;二是尽力保存或恢复神经功能;三是积极处理因肿瘤所致的继发性病损,如颅内压增高、脑疝、脑水肿、脑积水及癫痫等。小脑幕上肿瘤的治疗仍是以上述三点为目的展开。并且因幕上分腔大,内容物多且复杂,大脑半球的所有重要功能区及大部分的皮质和皮质下中枢均位于此腔内,大部分供应脑组织的重要血管亦走行其间,使得位于小脑幕上肿瘤的治疗显得更为复杂,常常需要考虑的问题有:切除肿瘤的范围是否过小或过大;手术中是否需行内、外减压;是否需在术后再行放疗或化疗,能否防止或推迟肿瘤复发;怎样能最大限度地保护神经功能而又能清除肿瘤;对位于危险区域的肿瘤,是冒险全切还是适当保留,其利弊关系如何;肿瘤的血供来源,能否处理某些与肿瘤相关的血管;如何把握手术与非手术治疗的时机;肿瘤的良性、恶性及间变性对治疗方式和预后的影响等。颅内肿瘤的治疗手段很多,对于幕上良性肿瘤,如体积较小、位置表浅且位于非功能区,又未与重要的神经、血管相邻,手术全切除应是其最为有效的治疗方法,多可治愈;但幕上大多数肿瘤,因受其性质、位置、相邻关系的影响,需采用多种方法综合治疗,才能达到临床治愈或延长生存期的目的。

(一)手术治疗

1.手术指征

手术治疗仍是目前对于颅内肿瘤最常用和最有效的治疗手段。小脑幕上肿瘤的手术指征与颅内肿瘤的手术指征应是一致的,包括两方面,两者应至少具备一方面:一是有颅内压增高,二是有局部脑神经受压。

2.常用手术方法

(1)肿瘤切除术:按肿瘤切除的范围又可分为肿瘤全切除和肿瘤部分切除术。后者可根据切除程度分为次全切除(切除90%以上)、大部切除(切除60%以上)、部分切除和活检。对于幕上恶性肿瘤,要行肿瘤全切除,不但要切除肉眼所见的肿瘤组织,还应切除被肿瘤所侵蚀的周围脑组织,因此,只有肿瘤位于幕上某些所谓的"哑区",如额极、颞极、右额叶或右颞叶等,才能达到全切除根治的目的。而相当一部分幕上肿瘤,或因肿瘤浸润性生长而无明显边界,或因其部位深在及位于重要功能区,或因与重要的血管神经比邻,使其难以达到全切除,而只能行部分切除或称姑息性手术。

(2)内减压术:对于因种种原因肿瘤不能全切的患者,可考虑行内减压术,即将肿瘤周围的脑组织大块切除,其目的是降低颅内压,同时增大颅内的代偿空间,延长患者生存期。内减压术必须注意的是,切除的脑组织必须是脑非重要功能区,内减压的部位应在肿瘤周围,且内减压应充分。幕上肿瘤在行内减压时,常用以切除的脑组织是额极、颞极、枕极等部位。

(3)外减压术:即切除颅骨并打开硬脑膜,扩大颅腔容积,以降低颅内压。常用的术式有颞肌下减压术、去骨瓣减压术等。对幕上肿瘤而言,外减压术一般用于一些大脑半球深部肿瘤,手术切除范围极小或仅行活检术又不能行充分的内减压术者。不过,因大骨瓣减压术会严重影响患者容貌,发生脑组织膨出,并有可能导致肿瘤复发生长加快,应尽量少用。临床上还可采用敞开硬脑膜,浮动骨瓣的方式行外减压。

(4)脑脊液分流手术:幕上肿瘤位于三脑室、松果体区等部位者,可能造成梗阻性脑积水,使颅内压急剧增高。对此可行脑脊液分流术,常用的术式有脑室外引流术、脑室腹腔分流术等。手术目的是缓解颅内高压,挽救生命,为切除肿瘤争取时间。

(二)降颅压治疗

如前所述,颅内压增高是颅内肿瘤最常见的病理生理改变,小脑幕上肿瘤导致局灶性颅内压增高,进而形成小脑幕切迹疝,威胁患者生命。患者无论是在肿瘤生长过程中,还是手术治疗前后以及进行其他治疗过程中,均有可能因肿瘤直接占位或继发的脑水肿而产生颅内高压,因此降颅压治疗应贯穿颅内肿瘤治疗的始终。从颅内压增高的原因来看,手术切除肿瘤是降低颅内压的根本,但是并非所有的肿瘤均能行手术切除,大部分肿瘤仅能行肿瘤部分切除,还需辅以放疗和(或)化疗等手段;而且,在行肿瘤手术治疗的前后,如何缓解脑水肿,降低颅内高压,亦是争取手术时机,促进神经功能恢复的重要措施。

降颅压治疗的方法主要是缩减颅腔内容物的体积,如减轻脑水肿、减少脑脊液量与颅内血流量等。

1.缩减脑体积

主要是减轻脑水肿。这是一种综合治疗方法,而不是单纯地使用脱水药物。

(1)限制入量:一般脑水肿合并颅内高压的患者,常是脱水与限水联合应用。一般限制入量为正常生理需要量的一半。成人每日输液量在 1500~2000mL 以内(小儿按 60~80mL/kg 计算)。并适当限制钠盐,亦为正常生理需要量的一半。成人正常需要量为 10mg/d,相当于生理盐水 1000mL,故常选用 5% 葡萄糖生理盐水 500mL,再加上 1000~1500mL 葡萄糖液进行补充。

(2)保持呼吸道通畅:因缺氧可能加重脑水肿,故保持呼吸功能的正常至关重要。对昏迷患者应行气管切开术,并给予持续低流量吸氧。

(3)适当体位:保持头高脚低位,床头适当抬高 15°~30°,以利于颅腔静脉回流,降低颅内压。

(4)高渗性脱水剂:作用机制是当高渗性液体进入静脉后,迅速使血浆渗透压增高,在血脑屏障良好的情况下,血浆与脑组织之间形成渗透压力差,脑组织液体进入血液中,从而减少脑体积,达到降低颅内压的目的。临床上常用的高渗性脱水剂有 20％甘露醇溶液、25％甘油果糖溶液等。在高渗性脱水剂的应用过程中,由于高渗性液体分子不断进入脑组织液体中,脑组织液体不断流出,使血浆和脑组织液体间的渗透压差逐渐消失,脱水作用也逐渐减弱。因此,高渗性脱水剂在使用较长时间后,其作用会逐渐减弱,甚至在脑组织液体和血浆之间形成反渗透压差,而形成压力反跳现象。因此在选用高渗性脱水剂时,应选择分子质量较大,产生反跳现象较少的药物。20％甘露醇由于其脱水作用迅速、强烈且持续较久,故为高渗性脱水剂的首选。一般认为,应反复、多次、小剂量使用甘露醇,脱水效果更佳且反跳现象出现更晚。临床常用 125mL 静脉输入,每 6～8 小时一次。此外,近来用于临床的甘油果糖、七叶皂苷钠等也有较好的脱水作用,且不良反应小,但起效较缓,一般与甘露醇合用为佳。

(5)利尿剂:通过其利尿脱水作用,使血液浓缩,渗透压增高,从而使脑组织脱水并降低颅内压。常用的利尿剂有呋塞米。呋塞米不但能利尿,还能使脑脊液的生成率降低 40％～70％。一般应与高渗性脱水剂配合使用效果更好。临床常用量 0.5～2mg/kg,肌内注射或静脉注射,每日 1～6 次。利尿剂应用过程中应注意电解质的补充。

(6)人体白蛋白或浓缩血浆:提高血浆胶体渗透压,起到脱水降颅压的作用。一般在应用高渗性脱水剂较长时间后,脱水效果不佳时使用,效果更好。

(7)激素:肾上腺皮质激素有调节血脑屏障、改善脑血管通透性、抑制垂体后叶抗利尿激素分泌、减少储钠和排钾以及促进细胞能量代谢、增强机体对伤病的应激能力等作用,对防治脑水肿有效。还有人认为,肾上腺皮质激素有减少脑脊液分泌的作用。临床上常用的有地塞米松、氢化可的松和甲泼尼龙。地塞米松成人首次用量为 10mg 静脉滴注,以后每 6 小时 5mg,每日用量 20mg。甲泼尼龙可明显改善瘤周水肿。应用肾上腺皮质激素治疗应注意预防感染及消化道出血,大剂量使用时还应注意水、电解质紊乱的问题。一般大剂量使用时间不应过长,以 3～5 天为宜。

2.减少脑脊液量

(1)脑室外引流术或脑脊液分流术:对因梗阻性脑积水所引起的颅内高压,可采用引流或分流手术,减少颅内脑脊液量,迅速降低颅内压。多用于脑疝急救及开颅手术前后暂时缓解症状及监测颅内压。

(2)碳酸酐酶抑制剂:能使脑脊液的产生量减少 50％而达到降低颅内压的目的。常用的有乙酰唑胺 ,成人剂量为 250mg,口服每天 3 次。

3.减少脑血流量

如亚低温、过度换气、高压氧及巴比妥类药物等。多用于颅脑外伤患者,而在颅内肿瘤患者中应用较少。

(三)放射治疗

放射治疗的适用范围包括:手术不能完全切除的肿瘤;肿瘤位置深在不宜手术者;肿瘤位

于重要功能区,手术可能造成严重的神经功能缺失;患者全身情况太差不适合手术;肿瘤对放射线极敏感。随着放射物理及放射生物学的不断进步,近年来颅内肿瘤的放射治疗效果不断提高,对正常脑组织的损伤也日益减少,放射治疗的适应证范围越来越大。颅内肿瘤放射治疗方法有两种:体外照射法和体内照射法。

(四)化学治疗

化学药物治疗是颅内恶性肿瘤综合治疗的重要手段,并取得一定疗效。

1.常用的化学抗肿瘤药物

按作用机制分为细胞周期特异性和非特异性两类,目前最受重视的仍是亚硝基脲类,其化学结构和生物活性类似烷化物,能和瘤细胞的去氧核糖核酸聚合酶作用,抑制核糖核酸和去氧核糖核酸的合成,因此对增殖细胞的各期都有作用。此类药物为高脂溶性,游离度低,能通过血脑屏障进入脑及脑脊液中,从而能更好地发挥疗效。主要缺点是对造血功能有明显延迟性抑制作用。临床常用的亚硝基脲类药物有卡莫司汀(BCNU)、环己亚硝脲(CCNU)、甲环亚硝脲(Me-CCNU)等,替莫唑胺(TMZ)生物利用度高、组织分布好,且毒性小、耐受性好,对恶性胶质瘤有较好的疗效。此外,其他类型的化学治疗药物还有抗代谢类如甲氨蝶呤(MTX)、生物碱类如长春新碱、铂类抗肿瘤药物如顺铂等。

2.给药途径

(1)全身给药:包括口服、肌内注射和静脉给药几种不同的途径,优点是方法简单,便于掌握;缺点是药力作用分散,全身毒性作用重,故全身给药途径不太适用于颅内肿瘤。

(2)局部给药:包括鞘内给药、动脉内给药和肿瘤腔内给药等。局部用药可以提高肿瘤局部的药物浓度,还可以减轻全身用药所引起的多器官毒性作用,是目前认为最好的给药方法。

(3)配伍用药:联合使用不同的化学治疗药物可以提高疗效,减少毒性和耐药性。配伍用药应选用不同作用机制,对正常组织毒性作用不同的药物:两种以上不同特点的药物可以同时使用,也可交替或序贯使用。

此外,在应用化学治疗期间,应注意可能出现的毒性作用。如出现颅内压增高,昏迷,抑制骨髓造血功能等,一旦发生,应给予及时正确处理,必要时应停止用药。

(五)免疫治疗

已经证明恶性肿瘤的患者免疫力低下,所以免疫治疗对恶性脑肿瘤也是必需的。不过在脑肿瘤的治疗上,特异性免疫疗法目前尚未达到临床应用的阶段,非特异性免疫疗法则已应用于临床,如卡介苗疗法、转移因子、干扰素、淋巴因子的杀伤细胞(LAK)及白细胞介素等免疫制剂。

(六)血管内治疗

血管内治疗主要应用于颅内的血管性疾病如动静脉畸形、颅内动脉瘤等。但对颅内一些富血管性肿瘤如脑膜瘤、血管母细胞瘤等,由于其肿瘤血供十分丰富,手术切除困难,可于术前进行血管内栓塞术,从而明显减少肿瘤血液供应,并可造成肿瘤缺血坏死,为手术治疗做好准备。

四、不同部位的常见幕上肿瘤的治疗

（一）大脑镰旁脑膜瘤

大脑镰旁脑膜瘤位于大脑纵裂内，其附着部在大脑镰上，约占脑膜瘤的 11%～13%，多数肿瘤呈单侧球状生长，部分病例也可以双侧性，但通常两侧呈非对称性生长。病理类型以内皮型、纤维型占多数。大脑镰旁脑膜瘤根据其所在部位不同，临床上分为前 1/3、中 1/3 和后 1/3 部三种。前 1/3 者为鸡冠、冠状缝，中 1/3 为冠状缝、人字缝，后 1/3 为人字缝、窦汇。

1.临床表现

大脑镰旁脑膜瘤的临床表现与肿瘤所处的部位有关。

（1）前 1/3 者可长期无症状或早期仅感头痛，肿瘤渐增大后可出现颅内压增高症状，少数患者可有癫痫发作及精神症状，表现为生活懒散、不拘礼节、情感淡薄、欣快和性格改变，当肿瘤向后发展时，可出现肢体无力和锥体束征。

（2）中 1/3 者较多，早期即出现运动或感觉障碍，并常常由下肢开始。若肿瘤位于中央回前部时，患者通常有局灶性癫痫，位于后部时，则表现为 Jackson 癫痫。部分患者尚伴有 Todd 瘫痪。

（3）发生于镰旁两侧的肿瘤可引起双下肢痉挛性瘫痪伴括约肌障碍，表现为脑性截瘫，易与脊髓病变混淆。

（4）后 1/3 者可无症状或仅有头痛，当肿瘤压迫枕叶时，颅内压增高症状明显，可出现幻视、同向偏盲和以视觉错乱为前兆的癫痫大发作等。

2.诊断

（1）临床表现。

（2）头颅 X 线片：可有骨质增生及慢性颅内压增高等表现。

（3）头颅 CT 扫描：有时与矢状窦脑膜瘤不易区别。平扫可见中线旁大脑镰一侧有一密度增高影像，周围脑水肿低密度带有明显均匀强化，边界清楚、锐利，可以确诊。

（4）MRI 检查：具有脑膜瘤的特征表现，三维成像技术使肿瘤的解剖关系更为明确。

3.治疗

一经确诊，原则上应行手术治疗。有颅内压增高者，应尽早手术治疗。手术的基本要点是：

（1）体位：前 1/3 者取仰卧位，头平放或略抬高；中 1/3 者仰卧，头前屈；后 1/3 者取半坐位或俯卧，头前屈，并以头架固定。

（2）皮肤切口：可采用跨中线切口。

（3）骨瓣成形：可做一纵长方形或方形跨矢状窦骨瓣，骨窗的 2/3 应在肿瘤侧。双侧生长型肿瘤则各 1/2。邻近矢状窦两侧的骨孔间骨质最好以咬骨钳咬除，以免锯开时损伤矢状窦，造成大出血。

（4）打开硬膜：打开范围距中线＜2.5cm。硬膜打开时注意勿损伤重要引流静脉，尤其是中 1/3 段，以防止静脉性阻塞。

(5)肿瘤的显露与切除:沿大脑纵裂选择无桥静脉的皮质区,将大脑半球与大脑镰分离,并由此渐深入探查肿瘤,直至暴露。电灼肿瘤与大脑镰上附着处,分离、分块切除肿瘤。

(二)脑室内脉络丛乳头状瘤

脉络丛乳头状瘤是起源于脑室内脉络丛上皮的良性乳头状肿瘤,较少见,仅占脑肿瘤的0.5%~1%,占神经上皮肿瘤的1.7%~2.0%,男性多于女性,男女之比为1.6：1。肿瘤生长缓慢,病程较长,久而久之可以癌变,还可由蛛网膜下隙播散,且位于脑室内,又分泌较多脑脊液,易引起交通性脑积水。实验研究发现SV40病毒可诱发脉络丛乳头状瘤,人乳头状瘤病毒E6、E7癌基因亦与肿瘤的发生有关,但尚无与肿瘤发病直接相关的证据。

1.临床表现

颅内高压是最常见的表现,肿瘤直接梗阻脑脊液循环所致的梗阻性脑积水以及脑脊液的生成与吸收紊乱可造成的交通性脑积水,颅内压增高征与脑积水的发生及肿瘤的占位效应有直接关系,婴幼儿表现为头颅的增大和前囟张力的增高,精神淡漠,嗜睡或易激惹。儿童及成人则可表现为头痛、呕吐及视盘水肿,甚至可出现阵发性昏迷。少数患者皮质抑制功能降低或肿瘤直接影响均可导致癫痫发作。肿瘤所在的部位不同因而症状不一。侧脑室肿瘤可出现对侧轻度锥体束征;第三脑室后部肿瘤表现为双眼上视困难;位于后颅凹者表现为走路不稳、眼球震颤及共济运动障碍等。少数患者出现头痛突然加剧或缓解,强迫头位,这与体位改变使肿瘤移动阻塞了脑脊液循环通路有关。

根据临床表现及辅助检查资料,一般可以做出明确诊断。CT和MRI是首选的影像学诊断方法。DSA有助于考虑是否在术前行栓塞治疗。CT表现为脑室内高密度病灶且均匀增强。MRI T_1 加权像为等或低信号的病灶, T_2 加权像为等、略低或高信号。

2.治疗

手术可以获得痊愈,因而脉络丛乳头状瘤首选手术治疗,术前若有明显脑积水,可行脑脊液外引流,以降低颅内压和减少对脑组织的牵拉损伤。由于肿瘤血供较丰富,因此应尽量避免分块肿瘤切除,宜找出肿瘤血管蒂,电凝后离断,争取完整切除肿瘤。切除肿瘤前注意阻断供血动脉以利于手术中减少出血,对于未能完全切除肿瘤而不能缓解脑积水者,应当作分流手术。对于未完全切除脉络丛乳突状瘤应行局部放射治疗。

(三)第三脑室胶样囊肿

1.临床表现

第三脑室胶样囊肿,又称线粒体囊肿,脑上旁突体囊肿或室间孔囊肿,本病比较罕见,发病率约占颅内肿瘤的0.14%~2%,患者年龄多在30~60岁之间,男性为女性的2倍,病变进展缓慢,主要发生在第三脑室前部,个别长于侧脑室、第四脑室、鞍区、透明隔等位置,呈球形或卵圆形,直径不等,呈囊性,壁薄而完整,囊肿内壁有上皮样细胞排列,囊肿内含有黄绿色黏稠胶样物质,无胆固醇物质,部分为肉芽性,部分可发生钙化,囊内偶发出血。病变常常因阻塞室间孔引起梗阻性脑积水,出现颅内压增高症状。国外文献报道,少数胶样囊肿患者可发生猝死,原因不详。

CT表现为均质高密度囊肿,边缘光滑,境界清楚,一般无强化。MRI检查信号多变,典型

的表现为 T_1WI 和 T_2WI 均呈高信号,增强扫描时囊肿不强化或仅有轻度强化。

2.治疗

治疗上主要以手术切除为主,手术方式包括经胼胝体入路,经皮质造瘘和内镜手术切除。

(四)小脑幕脑膜瘤

小脑幕脑膜瘤起源于小脑幕的任何一部分,可单纯生长于幕上或幕下,也可幕上、幕下同时发生。临床少见,约占脑膜瘤的 $2\%\sim4\%$。临床分型较多。国内学者主张将小脑幕脑膜瘤分为三型,即:

①幕上型:肿瘤主要向幕上方向生长,此型较多见,肿瘤基底部往往与横窦或直窦粘连或侵入这些静脉窦中,部分肿瘤前极可达小脑幕裂孔。肿瘤易压迫枕叶及中脑。

②幕下型:肿瘤主要向幕下方向生长,常位于直窦旁或靠小脑幕侧方或紧贴岩上窦部位,可压迫小脑或脑干。

③幕上下型:肿瘤同时幕上幕下生长,形如哑铃,与周围结构关系可同幕上型或幕下型,并压迫幕上下相邻结构。国外一些学者从手术入路的角度考虑将小脑幕脑膜瘤分为中央型、侧方型及直窦旁型,各型又分为前、中、后三种类型。该类肿瘤的血供主要来源于基底动脉的分支和脑膜动脉。肿瘤的病理类型以纤维型占多数。

1.临床表现

(1)主要表现为颅内压增高症。这是由于肿瘤体积较大,并能早期压迫大脑导水管及大静脉窦之故。90%患者有头痛、视盘水肿等颅内压增高症。

(2)幕上型较大肿瘤压迫枕叶皮质,可出现视觉障碍如偏盲或幻视,压迫中脑网状结构可引起意识障碍,亦可出现锥体束征。

(3)幕下型者小脑、脑干直接受压,而出现眼球震颤、共济失调等小脑症状。

2.诊断

依靠 CT 扫描或 MRI 检查。血管造影对检查横窦是否通畅有帮助。

3.治疗

手术入路较多,技术难度较大。入路的选择依肿瘤位于小脑幕的上面或下面而定。选择入路的基本原则是幕上中线及侧方两旁选择颞下入路;幕上后部、直窦、窦汇及横窦附近脑膜瘤选择枕部入路;幕下横窦及乙状窦脑膜瘤选择枕下入路或幕上、幕下联合入路。

肿瘤切除的基本方法是显露肿瘤后,先将其基底部分与小脑幕附着处电凝分离,然后分小块边电凝、边切除。对所有肿瘤的供血血管,尤其是肿瘤内侧、前极血管一定要电凝稳妥后方可切断,否则可引起深部出血,难以控制。对侵及幕上左、右两侧的窦汇与直窦的脑膜瘤,锯开和翻开骨瓣时应特别注意勿损伤静脉窦。若肿瘤与窦汇和直窦部分结构黏着,可将肿瘤组织与窦壁黏着部分分离,窦壁不予处理而仅做次全切除。对于小脑幕前部肿瘤的切除不可损伤 Labbc 静脉。如幕下肿瘤侵及横窦需结扎时,应确认对侧横窦无闭塞时方可考虑结扎、离断。手术过程在手术显微镜下仔细、稳健、准确操作,不可强行牵拉及强行剜出肿瘤。

(五)幕上原始神经外胚层肿瘤

幕上原始神经外胚层肿瘤(SPNET)是一种发生于中枢神经系统胚胎性肿瘤,多发生在大脑或幕上,临床发病率不高,仅占整个脑肿瘤的0.1%左右,呈高度恶性肿瘤,WHO Ⅳ级,多见于儿童,其恶性程度极高,预后不佳。

1.临床表现

成人幕上PNET的临床表现无明显特异性,病程较短,一般发现时肿瘤往往较大,其临床症状并无特殊性,主要与肿瘤的部位有关,婴幼儿可引起颅内高压及占位症状与体征。患者多以颅内压增高症状为首发症状,如头痛、呕吐、嗜睡等。体检可出现大头畸形,囟门饱满等。青少年和成年人表现为新近出现且进展迅速的头痛、恶心、呕吐、复视、偏瘫、视野缺损等。

本病误诊率极高,主要是因为PNET发病率低,其影像表现缺乏特异性。CT平扫为等密度或高密度的占位,约有一半的病例会出现钙化,增强扫描均质或不均匀强化。MRI增强常与正常脑组织有明显的分界。FLAIR病变实质部分为高信号,MRS提示为原发脑肿瘤波谱。CT征象可以对MRI表现进行很好的补充,帮助诊断,它可以很容易地发现肿瘤内部的钙化,借此征象对PNET与低分化脑胶质瘤(少突胶质细胞瘤除外)及转移瘤的鉴别有一定的价值,但是SPNET的最终诊断依然依赖于病理诊断。临床上需要与低级别星形细胞瘤、转移瘤、淋巴瘤和生殖细胞瘤相鉴别。

2.治疗

SPNET的治疗强调手术完整切除,并在其基础上综合治疗。术中肿瘤与脑组织的边界多比较清楚,沿肿瘤边界可以比较完整切除肿瘤,即使辅以化疗和(或)放疗SPNET预后不良。预后的关键因素取决于手术切除的程度及是否有远处转移。

(六)脑胶质瘤

脑胶质瘤是由神经外胚叶衍化而来的胶质细胞发生的肿瘤,占脑肿瘤总数的40%~50%,为一种最常见的颅内恶性肿瘤。

(七)大脑凸面脑膜瘤

大脑凸面脑膜瘤是指肿瘤基底与颅底硬脑膜或硬脑膜窦无关系的脑膜瘤,可发生在大脑凸面硬脑膜的任何部位,最常见于额顶叶交界处、冠状缝附近。大脑凸面脑膜瘤占脑膜瘤的15%。女性与男性患病比例为1.17∶1。

1.诊断标准

(1)部位分类:通常将凸面脑膜瘤分为4个部位。

①前区:指额叶。

②中央区:包括中央前后回感觉运动区。

③后区:指顶后叶和枕叶。

④颞区:以前区、中央区发生率最高,约占2/3。

(2)临床表现

①大脑凸面脑膜瘤病史一般较长。主要表现为不同程度的头痛、精神障碍,半数以上的患者发病半年后可逐渐出现颅内压增高。

②局部神经功能缺失:以肢体运动感觉障碍多见,肿瘤位于颞区或后区时因视路受压出现视野改变。优势半球的肿瘤还可导致语言障碍。

③癫痫:以局限运动性发作常见,其肿瘤多位于皮层运动区,表现为面部和手脚抽搐。

④有些患者因为头外伤或其他不适,经行头部 CT 扫描偶然发现。

(3)辅助检查

①脑电图:脑电图检查曾经是凸面脑膜瘤的辅助诊断方法之一,近年来已被 CT 和 MRI 检查所代替。目前脑电图的作用在于手术前、后对患者癫痫状况的估价,以及应用抗癫痫药物的疗效评定。

②头部 X 线:可能发现颅骨骨质针状增生、内板增厚或颅外骨性骨板。

③头部 CT 和 MRI:根据脑膜瘤的典型表现,对此病多可及时做出明确诊断。MRI 检查可以准确地反映大脑凸面脑膜瘤的大小、结构、邻近脑组织的水肿程度、肿瘤与重要脑血管的关系。MRI 增强图像上,60%～70%的大脑凸面脑膜瘤,其基底部硬脑膜会出现条形增强带,即"脑膜尾征",为脑膜瘤较为特异性的影像特点。目前认为,这一结构多数为反应性增高的结缔组织或血管组织,少数为肿瘤浸润,手术时应显露并切除,以达到全切肿瘤。

④脑血管造影:对诊断大脑凸面脑膜瘤,脑血管造影并非必需。如手术前怀疑肿瘤与上矢状窦有关,需行脑血管造影或 MRI 加以证实。脑血管造影还可以了解肿瘤的血运情况和供血动脉的来源(颈内或颈外动脉)。

2.治疗原则

(1)手术前评估:大脑凸面脑膜瘤手术全切后,复发率很低。手术后主要并发症是肢体功能障碍、癫痫和术区血肿。针对每个患者的病史、化验结果、影像学检查特点,综合判断手术的风险代价和对患者的益处,然后决定是否手术。

(2)手术操作

①可将皮瓣及骨瓣一起翻开,也可钻孔后取下骨瓣。如颅骨被肿瘤侵犯并穿破,可咬除或用锉刀锉平被侵蚀部分;单纯内板受侵蚀,用颅钻磨除受累的内板。

②由颈外动脉供血的大脑凸面脑膜瘤,开颅翻开骨瓣是整个手术出血最多的阶段,应立即采用电凝、缝扎或沿肿瘤切开硬脑膜等方法止血。

③用手指轻轻触摸硬脑膜可确定肿瘤的边界。环绕肿瘤外界剪开硬脑膜。应尽可能减少脑组织的外露。被肿瘤侵蚀的硬脑膜应去除,用人工硬脑膜或筋膜修补。

④分离和切除肿瘤。切除和暴露肿瘤可交替进行。在脑组织表面的蛛网膜与肿瘤之间逐渐分离,边分离边用棉条保护脑组织。肿瘤较小时可将肿瘤分离后完整切除。肿瘤较大时,可用超声吸引器(CUSA)将瘤内容逐渐吸除,然后再从瘤表面分离,以避免过度牵拉脑组织。有些软脑膜血管向肿瘤供血,可在分离肿瘤与瘤床之间电凝后剪断,并垫以棉条,直至肿瘤从脑内分离开。注意相邻血管(包括动脉和静脉)及功能区皮层的保护,必要时借助神经导航系统确定重要结构(如中央沟)的位置。

⑤止血后关颅:彻底止血后待血压恢复到手术前水平,手术野无活动性出血方可关颅。严密(不透水)缝合或修补硬脑膜,骨瓣复位固定,常规缝合头皮,在通常情况下可不必放置引流。

(3)手术后处理

①患者术后应在 ICU 或麻醉康复室观察,直到麻醉清醒。

②如术后患者不清醒、出现癫痫发作、清醒后再度意识障碍或出现新的神经功能障碍,均应及时行脑 CT 扫描,除外术后(水肿)血肿。

③抗癫痫药物的应用术后应常规给予抗癫痫药,防止癫痫发作。应保持血中抗癫痫药的有效浓度,通常给予丙戊酸钠缓释片持续泵入 1mg/(kg·h),患者完全清醒后改为口服。

④如患者有肢体运动障碍,术后应被动活动患者的肢体,防止关节废用性僵直和深部静脉血栓形成。为防止深部静脉血栓形成,可给患者穿着弹力袜。

(八)脑室内脑膜瘤

脑室内脑膜瘤发生于脑室脉络丛的蛛网膜细胞,较少见,约占颅内脑膜瘤的 2%。

1.诊断标准

(1)临床表现

①颅高压症状:侧脑室脑膜瘤早期症状不明显,就诊时肿瘤多已较大,患者已出现颅内压增高的表现,如阵发性头痛、呕吐、视盘水肿。变换体位时肿瘤压迫室间孔,可引起急性颅内压增高。第三、第四脑室内脑膜瘤早期即可引起脑脊液循环障碍导致梗阻性脑积水,因此颅内压增高症状出现较早。

②局部神经功能障碍:肿瘤侵及内囊时可出现对侧肢体偏瘫。肿瘤位于优势半球时,还可以出现感觉性或运动性失语。其他还包括同向性偏盲。癫痫少见。

(2)辅助检查

①头部 CT 和 MRI:根据脑膜瘤的典型影像学表现(除外"脑膜尾征"),CT 和 MRI 是诊断脑室内脑膜瘤最可靠的方法。

②脑血管造影:可以显示肿瘤的供血动脉。侧脑室脑膜瘤的供血动脉为脉络膜前动脉和脉络膜后动脉。脑血管造影片上可见上述动脉增粗迂曲,远端分支呈引入肿瘤的小动脉网,随后出现典型的脑膜瘤循环。

2.治疗原则

(1)手术前评估:脑室内脑膜瘤被发现时往往较大,应及早确诊尽快手术治疗。根据 CT 和 MRI 检查了解肿瘤位于脑室的位置,与室间孔和导水管的关系,以及是否合并脑积水,同时选择适当的手术入路。不典型的脑室内脑膜瘤须与脑室内室管膜瘤、脉络丛乳头状瘤、胶质瘤及生殖细胞瘤相鉴别。

(2)手术入路

①侧脑室脑膜瘤手术入路的选择原则

a.到达肿瘤路径较近。

b.可早期处理肿瘤的供血。

c.尽量避免视放射的损伤。

②常用手术入路:包括以下几种。

a.三角区入路:较常用于侧脑室三角区脑膜瘤,可以减少患者手术后肢体无力和视野缺损的发生。有条件时应用神经导航技术可以准确确定三角区脑膜瘤的位置,仅用 2～3cm 的脑沟切口即可深入脑室分块切除肿瘤。手术安全,手术后并发症低;但早期处理肿瘤血供稍差。

b.颞中回入路:可用于肿瘤位于侧脑室颞角者,但该入路易造成视放射损伤,优势半球手术可导致语言功能障碍。

c.纵裂胼胝体入路:多被用来切除位置更靠近侧脑室前部的肿瘤。皮质损伤可引发癫痫。

d.枕下正中入路:适用于第四脑室脑膜瘤。

e.Poppen 入路:适用于第三脑室脑膜瘤。

(3)手术操作

①在距离肿瘤最近或非功能区的皮层处选择适当的脑沟(如顶间沟),避开视放射纤维,将脑沟分开 2~3cm,进入侧脑室三角区。枕下正中入路显露第四脑室脑膜瘤时,可通过分离两侧的小脑延髓裂隙,抬起两侧的小脑扁桃体显露第四脑室,而不必切开小脑下蚓部。

②尽早暴露阻断肿瘤的供血动脉(如脉络膜前动脉)。

③肿瘤小于 3.0cm 时可分离后完整切除。肿瘤较大时,应先于肿瘤内分块切除,待体积缩小后再将残存瘤壁翻出。不可勉强完整切除,以免损伤肿瘤周围的脑组织,尤其是侧脑室壁。

④避免出血流入对侧脑室或第三脑室。止血要彻底。

⑤严密缝合硬脑膜,脑室内可不必放置引流管。若放置引流,一般不超过 3~5 日。

(九)嗅沟脑膜瘤

嗅沟脑膜瘤是指基底位于颅前窝底筛板(硬脑膜)的一类颅底脑膜瘤,约占颅内脑膜瘤的 8%~13%,女性发病多于男性,男女比例约为 1:1.2。嗅沟脑膜瘤的瘤体可向两侧或偏一侧膨胀性生长。

1.诊断标准

(1)临床表现

①颅内高压症状和体征:出现较晚,出现症状时肿瘤体积多已很大。

②神经功能障碍

a.嗅觉障碍:嗅沟脑膜瘤早期即可有单侧嗅觉逐渐丧失,但不易觉察。

b.视力障碍:可因颅内压增高或肿瘤压迫视神经所造成。

c.精神症状:额叶底面受累的结果,表现为性格改变、记忆力减退和个性消失,也可出现兴奋、幻觉和妄想。老年患者可表现为抑郁。

d.癫痫和震颤:少数患者可有癫痫发作。肿瘤晚期,压迫内囊或基底节,患者出现锥体束征或肢体震颤。

e.其他:肿瘤向鼻腔生长,患者可因鼻出血而就诊。

(2)辅助检查

①头部 X 线:可见颅前窝底包括筛板和眶顶骨质吸收变薄或销蚀而轮廓模糊。也可为筛板和眶顶骨质增生。

②头部 CT 和 MRI:MRI 可清晰地显示肿瘤与周围神经血管组织(如视神经、额叶、大脑前动脉等)的关系。CT 能比 MRI 更好地反映颅底的骨性改变。

③脑血管造影:侧位像示大脑前动脉垂直段弧形向后移位。大部分患侧筛动脉、眼动脉增粗,远端分支增多或呈栅栏状向颅前窝供血。

2.治疗原则

（1）手术前评估

①需对患者的年龄、一般状况及心肺、肝肾功能等全身情况进行评估。

②根据影像学分析肿瘤的范围、瘤周脑水肿程度、肿瘤与视神经和大脑前动脉等主要结构的关系，以及肿瘤是否突入筛窦、额窦等情况，进而制定适合的手术方案，包括手术入路的选择、手术中的难点和相应的处置，以及术后可能的并发症。并将以上告知患者和家属。

③手术后无法恢复和避免嗅觉障碍。术前视力极差（如眼前指动）或已丧失者，手术后视力恢复的可能性不大，甚至反而加重。

（2）手术操作

①手术入路：单侧额部开颅和双侧额部开颅两种手术入路，经硬脑膜内切除肿瘤。

a.需最大程度地暴露颅前窝底的中线部分。患者仰卧位，头部后仰30°，有利于额叶底面从颅前窝底自然下垂，减少术中对脑组织牵拉。

b.骨窗前缘应尽量靠近颅前窝底。

c.如额窦开放应仔细封闭，以防术后脑脊液鼻漏。

d.为保护上矢状窦，可在窦两侧分别钻孔，钻孔后用剥离子尽可能剥离骨孔周围的硬脑膜，用铣刀铣开骨瓣。骨瓣翻起时仔细剥离骨板下的上矢状窦，将骨瓣游离取下。

e.硬脑膜和上矢状窦上的出血可压以明胶海绵。

f.切开硬脑膜时如遇见桥静脉应尽可能游离保护，必要时可用双极电凝烧断。

②脑脊液漏与颅底重建

a.筛板处不可过分的搔刮，以防硬脑膜和筛板被破坏，造成手术后脑脊液鼻漏。但若该处硬脑膜甚至骨质已被肿瘤侵犯，应将之切除后用适当材料修补。

b.颅底骨缺损处用钛板等修补。硬脑膜缺损用自体筋膜或其他材料修复。

（3）术后并发症及处理

①脑脊液鼻漏和颅内感染

a.严密封闭开放的额窦。

b.筛窦开放后行颅底重建。

c.抗感染治疗。

②手术后癫痫：抗癫痫治疗。

（4）脑动脉损伤

①若动脉周围的蛛网膜尚完整可在显微镜下仔细分离。

②直视下分离肿瘤周边，尽量避免盲目牵拉肿瘤，以防粘连动脉或其分支被撕断。

③如粘连紧密，必要时残留部分肿瘤。

（5）视力视野障碍

①避免牵拉等操作直接损伤视神经、视交叉。

②尽可能保护视交叉和视神经的供血血管，这甚至比保护视路的解剖完整更重要。

（十）蝶骨嵴脑膜瘤

蝶骨嵴脑膜瘤是指起源于蝶骨大、小翼骨缘处的脑膜瘤，占全部颅内脑膜瘤的10.96%。

男女患病比例约为 1：1.06。蝶骨嵴脑膜瘤分为内、中、外侧 3 型。蝶骨嵴内 1/3 脑膜瘤又称作床突脑膜瘤,临床表现与鞍旁脑膜瘤相似。

1.诊断标准

(1)临床表现

①颅内压增高:一般不作为首发症状,肿瘤较大时无论哪一型蝶骨嵴脑膜瘤均可出现。

②局部症状和体征:取决于肿瘤生长的部位和方向。

a.视力和视野障碍:内侧型多见。肿瘤早期可直接压迫视神经,并造成视神经孔和视神经管的硬脑膜和骨质破坏,进一步导致视神经受累,甚至失明。

b.眼球突出:肿瘤向眼眶内或眶上裂侵犯,眼静脉回流受阻所致。

c.脑神经功能障碍:内侧型脑膜瘤常可累及鞍旁走行的脑神经,包括第Ⅲ、Ⅳ、Ⅵ及Ⅴ第一支的脑神经损害,表现类似海绵窦综合征,如瞳孔散大、光反射消失、角膜反射减退及眼球运动障碍等。

d.精神症状。

e.癫痫发作:主要表现为颞叶癫痫。

f.局部骨质改变外:侧型蝶骨嵴脑膜瘤可侵犯颞骨,出现颧颞部骨质隆起。

g.对侧肢体力弱。

h.其他:如嗅觉障碍。

(2)辅助检查

①头部 CT 和 MRI:以蝶骨嵴为中心的球形生长的肿瘤,边界清晰,经对比加强后肿瘤影明显增强。CT 检查还可显示蝶骨骨质破坏或增生和有无钙化等情况。MRI 检查可显示肿瘤与周边软组织的关系,包括脑叶、颈内动脉、大脑前、中动脉、视神经等。

②脑血管造影:显示肿瘤的供血动脉,肿瘤与主要血管的毗邻关系。

2.治疗原则

(1)手术前评估

①需对患者的年龄、一般状况,以及心、肺、肝、肾功能等全身情况进行全麻手术耐受能力的评估。

②根据患者的临床症状和体征,结合影像资料评估手术难度和可能的并发症,肿瘤是否可以全切除等。

a.MRI 检查可以确定肿瘤与周围组织的关系,脑膜瘤边界清楚、蛛网膜完整者,手术中较易分离。

b.广泛切除受累的颅底骨质及硬脑膜,可以防止手术后肿瘤复发。但需要颅底重建,防止术后脑脊液漏。

c.内侧型肿瘤可包绕视神经和颈内动脉或侵犯眶上裂和海绵窦,常常不能全切除。手术后往往还会残留一些症状,而有些神经功能障碍甚至加重。

d.对于内侧型肿瘤,年轻患者出现较重的临床症状或影像学显示肿瘤处于生长状态应选择手术。老年患者手术后并发症和死亡率都较高,选择手术应慎重。肿瘤若较小可观察,伴有明显症状者可考虑行放射治疗。对外侧型肿瘤,一般均考虑手术。

(2)手术入路:无论是内侧型抑或外侧型蝶骨嵴脑膜瘤,目前多采用以翼点为中心的额颞部入路(翼点入路或改良翼点入路)。

(3)手术操作

①肿瘤暴露:分离外侧裂暴露肿瘤,减少对脑组织牵拉。大脑中动脉及其分支与肿瘤的关系。如肿瘤外面覆盖一薄层脑组织,难以完好保留时,可将这层脑组织切除以便于暴露肿瘤。

②肿瘤切除

a.对于直径大于2cm的内侧型肿瘤,分块切除,以免损伤重要的血管和神经组织。

b.先处理肿瘤基底。若瘤体阻挡基底的处理,也可先在肿瘤内分块切除,待基底显露后再切断肿瘤供血。

c.沿肿瘤外周分离,注意保护颈内动脉、大脑前、大脑中动脉的主干和分支、视神经、下丘脑和垂体柄等重要结构。如分离困难,可残留与之粘连的部分瘤壁,严禁强求分离而给患者造成严重的后果。

d.保护颈内动脉,一旦颈内动脉破裂,可先以海绵、肌肉压迫止血,同时在患者颈部压迫颈动脉,降低颈动脉压,在显微镜下缝合修补;或利用环绕动脉瘤夹修复破裂的颈内动脉。如均不奏效,只得结扎颈内动脉,同时行颞浅动脉与大脑中动脉分支吻合以减轻术后脑缺血损害程度。

e.修补硬脑膜:肿瘤切除后检查硬脑膜的破损程度,可选用自体骨膜、筋膜、阔筋膜或人工硬脑膜等修补,严密缝合,防止手术后脑脊液漏。

f.若术后不需脑脊液引流(为防止脑脊液漏),手术结束时拔除腰椎穿刺引流管。

(4)术后并发症及处理

①手术后颅内压增高:手术后颅内血肿、脑水肿、脑挫伤和脑梗死等都可能出现颅内压增高,情况严重者若不能及时发现和处理可引起脑疝和生命危险。应密切观察,必要时行CT扫描。加强脱水和激素治疗,保守治疗不能控制病情时应及时手术清除血肿和水肿坏死的脑组织,必要时行去骨瓣减压术。

②手术后癫痫。

③手术后脑梗死。

④深静脉血栓形成和肺栓塞。

⑤对于未能全切的内侧型蝶骨嵴脑膜瘤的患者,手术后可辅以放射治疗,以延长肿瘤复发的时间。如肿瘤复发,可考虑再次手术切除。

第二节 颅内小脑幕下肿瘤

一、概述

小脑幕下肿瘤系指小脑幕以下,后颅窝颅腔内的所有肿瘤。

(一)小脑幕下肿瘤的类型、发病率及发生部位

相对于小脑幕上肿瘤而言,发病率稍低;但在儿童中发病率高于幕上肿瘤。小脑幕下肿瘤以胶质瘤最多见,其发病率接近 50%;其次是神经纤维瘤和神经鞘瘤,约占 20%;第 3 位是脑膜瘤,其发病率超过 10%;剩余不到 20% 按发生多少依次为血管性肿瘤、胚胎残余肿瘤、转移瘤等。在胶质瘤中,星形细胞瘤最多,其次是髓母细胞瘤和室管膜瘤。上述肿瘤中,星形细胞瘤好发于小脑半球,髓母细胞瘤多见于小脑蚓部,并突入第四脑室。室管膜瘤多起源于第四脑室底。神经鞘瘤、神经纤维瘤好发于小脑脑桥角,临床上最多见的是听神经瘤、三叉神经纤维瘤。脑膜瘤多见于小脑脑桥角、小脑幕、小脑突凸面;血管性肿瘤(血管网状细胞瘤)多见于小脑半球;胚胎残余肿瘤(主要指表皮样囊肿)好发于小脑脑桥角或斜坡;转移瘤多位于小脑半球。

就某一解剖部位而言,小脑半球多为星形细胞瘤、血管网状细胞瘤、转移瘤;小脑蚓部多为髓母细胞瘤;第四脑室多为室管膜瘤;脑干多为星形细胞瘤、海绵状血管瘤和血管网状细胞瘤;小脑脑桥角多为听神经瘤、脑膜瘤、表皮样囊肿和三叉神经纤维瘤;斜坡区多为脑膜瘤、表皮样囊肿和脊索瘤;颈静脉孔区多为颈静脉球瘤、脑膜瘤和神经鞘瘤。枕骨大孔区多为脑膜瘤和神经鞘瘤。

(二)小脑幕下肿瘤的诊断要点

小脑幕下肿瘤的定位诊断和定性诊断主要依据特征性的临床表现和影像学检查结果。其诊断要点如下:

(1)进行性颅内压增高表现。

(2)特征性的局部症状。包括以患侧肢体共济失调和水平性眼震为主要表现的小脑半球症状;以躯干性和下肢远端共济失调为主要表现的小脑蚓部症状;以交叉性麻痹为特征表现的脑干症状;以病变同侧多数中后组脑神经损害症状和小脑症状为主要表现的小脑脑桥角症候群。

(3)内听道平片。一侧内听道扩大是诊断听神经瘤的可靠证据。

(4)头颈部 CTA、椎动脉 DSA 造影。能直接、可靠地显示血管性肿瘤的性质和部位,通过肿瘤染色和血管移位的情况,可间接判断其他肿瘤的性质和部位。

(5)CT、MRI 检查。MRI 具有比 CT 更高的分辨率,能消除 CT 扫描时产生的后颅窝伪影,较好地做出肿瘤定位,对肿瘤定性诊断亦有很大帮助。

(6)岩骨薄层 CT 扫描加三维重建可显示岩骨内重要结构,了解岩骨的破坏情况。

(7)电测听及面肌肌电图可了解听力及面神经受累情况。

(8)脑干诱发电位可了解脑干功能情况。

(三)小脑幕下肿瘤的现代显微神经外科手术治疗要点

后颅窝体积相对狭小,其内容纳重要神经、血管及脑干,对手术的精准性要求很高,应将现代显微神经外科手术理念贯穿手术全过程,从开始切硬膜到缝完硬膜均在显微镜下进行;磨内听道及岩尖骨质时均需在显微镜下进行;术中神经电生理全程动态监护必不可少;术中在 CT 影像神经导航下磨除岩尖可指导岩尖骨质的安全磨除;均应行后颅窝骨瓣成形复位,减少枕下

积液及脑脊液漏的机会；术中适时调整双极电凝的大小；术中 B 超的适时应用对小脑半球的肿瘤有重要意义；术中尽量减少自动脑牵开器的使用数量及使用时间；术中应在显微镜下用超声雾化（CUSA）行肿瘤分块切除；术中托手架的应用可增加长时间显微操作的精准性；均不需放硬膜下、硬膜外引流管；关颅时力求不透水缝合硬脑膜，缺损处取自体筋膜修补或用神经补片修补后用肌肉蘸耳脑胶粘贴，减少枕下积液及脑脊液漏的机会；分层严密缝合伤口后加压包扎。术前、术中、术后基本不需行脑室外引流术。增加后颅窝手术暴露空间的正确方法为：安全磨除颅底骨质而非切除脑组织；缓慢释放脑脊液以防颅内压下降太快、太多；用 CUSA 逐渐切除肿瘤组织；通过上述操作以"时间换空间"缓慢增加暴露。对术前严重受压迫的脑干减压宜缓慢，以防过快的减压引起再灌注损伤，或剧烈的移位产生物理性损伤，即避免所谓"脑干摆动"。

二、病理生理

后颅窝容积小，因此其缓冲容积亦小。当后颅窝发生占位性病变时，较小的天幕下肿瘤即可引起幕下颅腔压力增高。且天幕下肿瘤易阻塞中脑导水管及其出口、第四脑室及其出口、环池等重要的脑脊液循环通路，引起脑积水。这进一步使颅内压升高，使小脑扁桃体受压下移，向枕骨大孔疝出，直接压迫延髓，常很快引起生命中枢衰竭，危及患者生命。疝出的扁桃体阻塞第四脑室中孔，加重脑积水，使颅内压进一步增高，从而加重脑疝。另外，当后颅窝肿瘤伴阻塞性脑积水而行侧脑室穿刺外引流时，若引流过快，由于天幕上压力骤降，导致小脑蚓部上端和小脑前叶的一部分经小脑幕切迹向上疝出，直接压迫中脑及其后部的四叠体、被盖部以及大脑大静脉等，可引起患者昏迷甚至死亡。因此，后颅窝肿瘤的治疗中，首先解除和缓解颅内高压是十分重要的一环。脱水剂的使用或加上较少且谨慎采用的侧脑室外引流是降颅压的临时措施，其作用亦有限，最根本的措施是手术切除肿瘤。

三、常见小脑幕下肿瘤的治疗

（一）听神经瘤

听神经瘤于 1991 年更名为前庭神经鞘瘤，占颅内肿瘤的 $6\%\sim10\%$，占桥小脑角肿瘤的 $80\%\sim90\%$。可单侧也可双侧，单侧者占 95%；双侧者占 5%，为神经纤维瘤病 2 型。随着肿瘤的生长及部位的不同，患者会出现不同的症状，肿瘤局限在内听道时主要症状为听力减退、耳鸣、眩晕等；肿瘤进一步生长进而可出现平衡失调；可影响到三叉神经而出现面部、角膜等感觉减退的症状；占位效应明显或伴脑脊液循环障碍时可出现颅内压增高的症状。随着影像技术水平的发展，前庭神经鞘瘤的检出率也逐年增高，通过询问病史，体格检查，听力检查，CT、MRI 检查即可诊断。近年来，一般根据肿瘤生长的位置进行分类：例如，Samii 将其分为如下不同期：T_1 期，纯粹内听道内肿瘤；T_2 期，大部分位于内听道内，并向内听道外发展；T_{3a} 期，肿瘤充满桥小脑角池；T_{3b} 期，肿瘤内界接触脑干；T_{4a} 期，肿瘤压迫脑干；T_{4b} 期，肿瘤使脑干严重移位并压迫四脑室。

听神经瘤应首选显微神经外科手术切除,对于不适宜手术治疗或不愿意手术治疗的患者,可以谨慎采用 γ 刀或 X 刀治疗。随着显微神经外科技术的发展,听神经瘤手术治疗的死亡率已经下降到 1% 以下,其治疗目的已经由先前的降低手术死亡率转变为在全切肿瘤的情况下保留面神经功能和有效听力,提高患者的生存质量。根据术前岩骨 CT 薄层扫描资料评估内听道口形状和大小及结合 MRI 资料评估肿瘤形状及生长方式,决定内听道口磨除与否或磨除范围(部分巨大听神经瘤内听道口显著扩大,可少磨或不必磨除后壁),根据手术中肿瘤与周边粘连情况决定显露与分离面听神经的内听道端或脑干端的先后顺序,术前、术后采用 House-Brackmann(HB)分级方法对面神经功能进行评价。目前对于术前尚有有用听力的前庭神经鞘瘤患者,听力的保存成为首要的目标。术中进行脑神经肌电图、脑干听觉诱发电位(BAEP)监测,在术中、术末行面神经电刺激判断面神经的保留情况,可为术后面神经功能恢复进行预后评估。术中运用脑干听觉诱发电位(BAEP)和体感诱发电位(SSEP)监测脑干功能,以潜伏期延长 > 10% 作为报警标准。记录自由肌电图和刺激肌电图监测三叉神经、面神经和后组脑神经功能。当无法辨别面神经时,以 < 2mA 电流探测其位置。freeEMG 出现成簇发放非电凝干扰的波形时提示术者调整操作。肿瘤切除后测定面神经脑干端的最小刺激电流阈值可评价术后面神经功能。术中最小刺激电流平均为 0.27mA(0.05~0.5mA)者,术后 7~10 天面神经功能为 Ⅰ~Ⅱ 级;术中最小刺激电流平均为 0.73mA(0.45~1.6mA)者,术后 7~10 天面神经功能为 Ⅲ~Ⅳ 级;术中最小刺激电流为 4.0mA 者,术后 7~10 天面神经功能为 Ⅴ~Ⅵ 级。术末刺激强度 ≤ 3.8mA 即引起肌电反应者提示面神经功能相对较好。术中耳蜗电图、脑干听觉诱发电位(BAEP)、显微镜的应用,配合超声吸引和激光刀切除肿瘤,大大提高了听力的保留率。术中应权衡功能保留与肿瘤全切除之间的关系。对于有面神经损伤的患者术后可在患者条件允许的情况下尽早行面神经-副神经吻合手术,可有效恢复面神经功能。

1.手术治疗

(1)手术入路:显微神经外科手术切除听神经瘤的入路选择应考虑肿瘤大小、部位、耳蜗神经和面神经受累程度,以及术者对各种手术入路的熟悉程度。手术入路主要有枕下入路、经迷路入路和颅中窝入路,以及在这 3 个入路基础上的改良入路。常见的手术入路如下。

①枕下入路:又称枕下乙状窦后入路或乙状窦后内听道入路,主要适用于听神经瘤位于内听道骨管内者或向小脑脑桥角生长者。此入路视野开阔,能够达到脑干,并显露肿瘤的供血血管,便于术中止血;能够通过内听道后壁骨质的磨除达到切除内听道内的肿瘤;也有利于听力保存和面神经重建。枕下乙状窦后入路是神经外科医生最常采用的入路。

②经迷路入路:通过乳突经迷路切除听神经瘤是最近和最直接的手术路径,也有利于保存面神经。但此入路手术后前庭功能和听力不能保存,它仅适用于骨管内型听神经瘤及向小脑脑桥角生长的小型听神经瘤且听力已完全丧失者,而对于直径 ≥ 3cm 的肿瘤无法完全切除,且无法直接看到小脑前下动脉,不适用于大型或巨大型听神经瘤,以及听神经瘤合并颅内压增高者。因经迷路入路需牺牲听力,现代显微神经外科很少采用。

③颅中窝入路:主要适用于直径 < 2cm 的听神经瘤,它能充分暴露内听道,有利于识别和保护面神经,肿瘤全切率高。由于后颅窝显露有限,出血控制比较困难。

④经小脑幕入路:此入路仅适用于肿瘤体积巨大,已向中线和经小脑幕裂孔向前上生长进入颅中窝者;或向幕上生长压迫脑干,经枕下手术未能切除的残余肿瘤。

⑤扩大的乙状窦前入路:此入路显露良好,范围广泛,从脑干到内听道底的大部分肿瘤均可看到,仅适合切除巨大型听神经瘤。术中可充分打开内听道的后壁,易于辨认和保护面神经。但此入路耗时较长,且磨除迷路会破坏听力,故只适用于听力完全丧失者。

(2)听力保存:听神经功能保留是听神经瘤手术的最高要求。听神经瘤术后的听力保留主要有三重含义:

①术中保留蜗神经的完整性。

②术后纯音测听(PTA)显示存在可测听力。

③术后听力水平具有社会实用性,也称有用听力;确切地说,保留有用听力的手术才能称为听力保留的手术。

但是对于有用听力的定义,目前还没有统一的标准。Samii 等提出的有用听力标准是 PTA 阈值≤40 天 B,且言语分辨率(SDS)≥70%。Brackmann 等对有用听力的定义是 PTA≤50 天 B 且 SDS≥50%,目前应用最广泛的就是这种标准。他们提出术后听力分为不可测听力、可测听力、有用听力和听力保留。听力保留的定义是术后 PTA 较术前下降≤15 天 B 且 SDS 较术前增加≥15%。

耳蜗神经对术中的损害比面神经敏感,因而其手术的功能保留率较低,这就是为什么很多患者虽然做到了听神经的解剖保留,却不能保留有用听力甚至听力完全丧失。尽管已经应用多种技术和监测方法来提高听力的保存率,但枕下入路术后有用听力保留率仍低于 50%。

影响听力保存的主要因素:

①手术入路的选择:枕下入路和颅中窝入路及其两者的改良入路有利于保存听力。

②肿瘤大小:肿瘤直径≥3cm 时保留听力的可能性很小,多数学者认为经枕下入路希望保留听力者肿瘤直径不能超过 2cm,经颅中窝入路时肿瘤直径不能超过 1.5cm。

③肿瘤的生长方向:肿瘤向内听道底侵犯越少,听力保存成功率越高。

④术前听力状况:术前听力越好,术后听力保存越容易。

⑤术中诱发电位监测:术中监测技术的发展和应用,为听力保存提供了一种很好的方法。耳蜗电图监测内耳功能,听神经复合动作电位可辨认并监测耳蜗神经的功能,听觉诱发电位可监测耳蜗神经及脑干功能。术中需要结合上述三者来持续、动态监测耳蜗神经功能。

⑥术者的手术技巧、经验与听力保存的效果有关。

(3)面神经保留:面神经保留是手术圆满成功的关键。随着显微神经外科的发展,枕下入路和颅中窝入路可以使面神经的保留率达 90%以上。面神经通常走行于前下方、前上方和正前方的肿瘤包膜与其表面的蛛网膜之间,对巨大肿瘤先行囊内分块切除,以便获取足够的操作空间来分离肿瘤包膜与面神经之粘连。在分离切除肿瘤囊壁时,用面神经刺激仪确定面神经位置,有助于保护面神经。术中面神经离断后,情况允许者可直接用生物胶行面神经重建。

为避免面神经的损伤,常采取以下措施:

①在行肿瘤囊内切除前切开包膜时,必须仔细辨认包膜上有无神经走行,尤其是肿瘤巨

大、面神经呈薄片状贴附于肿瘤包膜且神经走行变异大,最容易造成面神经损伤。

②分离肿瘤包膜时如果肿瘤内侧与脑桥界面不清,则不应强行分离,否则极易将面神经于出脑干端损伤或离断,此时应改为先处理内听道内肿瘤,因为内听道内可十分清楚地辨认肿瘤与面神经的关系。

③不要过分牵拉小脑以免间接牵拉面神经。

④分离面神经与肿瘤时,应牵拉肿瘤而不是面神经。

⑤坚持锐性分离。

⑥一定要尽可能保留面神经的血供。

⑦一定要尽量避免双极电凝的热损伤。

面神经保留包括解剖保留和功能保留,解剖保留是功能保留的基础。面神经功能评价采用 Hoese-Brackmann 分级（Ⅰ～Ⅵ级）,一般于术后 2 周评价。肿瘤大小是影响面神经保留的重要因素,肿瘤越小,面神经解剖和功能保留率均较高。

面神经解剖保留是功能保留的基础,但即使解剖保留完整,有些患者术后仍有不同程度的面神经功能障碍,可能原因是:

①手术时损伤了供应面神经的血管或术后供应面神经的血管发生继发性栓塞导致面神经的缺血性损害。

②因肿瘤压迫面神经致其功能受损,术中牵拉加重其损害。面神经起始端固定,但容易因肿瘤压迫变扁、粘连,术中需注意分辨,手术时沿两端向肿瘤腹侧底面锐性分离,术中的操作技巧是相当重要的,不能仅追求神经形态的完整性而忽略血供的保护。

（4）术后主要并发症的防治

①中后组脑神经损伤:三叉神经合并面神经损伤,容易引起角膜溃疡,对眼睑闭合不全者,需应用抗生素眼液或眼膏保护角膜,必要时行眼睑缝合;对舌咽神经和迷走神经损伤引起的吞咽困难、进食呛咳者应给予鼻饲。若咳嗽反射消失或减弱,需及时做气管切开术,以保持呼吸道通畅;

②脑干损伤:包括手术直接损伤和损伤其供血动脉,是听神经瘤术后死亡的主要原因之一。预防的关键在于选择正确的手术入路,术者需解剖清楚、显微操作、耐心细致,对肿瘤与脑干粘连紧密者不要强行分离。一旦发生脑干损伤,应给予激素(术中立即使用甲泼尼龙)、神经营养药物、促醒药物、脱水、降温、高压氧舱等治疗。

③术后血肿:也是听神经瘤术后死亡的主要原因之一。可表现为硬膜下血肿和硬膜外血肿,前者多为瘤床出血引起,后者多由肌肉内血管出血引起。预防措施:术中止血确切,关颅前适当降低头位、适当升高血压、短暂增加气道阻力后观察有无术区渗血,确定无出血再关颅。术后要密切观察病情变化,严密控制血压,及时发现病情变化及术区血肿并及时手术清除术区血肿。

④术后脑脊液漏:经迷路入路相对容易发生。预防措施:开放的乳突气房要用骨腊严密封堵,硬膜、肌肉、皮下和头皮伤口均应严密缝合。术后若发生脑脊液漏,应静脉预防应用抗生素,并行腰穿促进其愈合,必要时需再次手术修补漏口。

(5)手术效果:最新近国内学者报道一组(126例)听神经瘤的显微手术全切除率为100%,而死亡率<1%,面神经保留率达90%以上。最新近国外学者报道一组(732例)术前有听力的听神经瘤患者,术后39.5%保留了听力。可见随着显微神经外科技术的应用,听神经瘤的手术治疗效果已大大改善。

2.γ刀、X刀治疗

γ刀、X刀治疗可作为显微神经外科手术以外的一种可供谨慎选择的补充治疗手段,具有无颅内感染,几乎无颅内出血及死亡危险的优点,对面神经及三叉神经损伤的危险性相对较低,并可能保存听力。其面神经和耳蜗神经损伤概率与肿瘤大小及照射剂量密切相关,肿瘤越小,损伤概率越少。γ刀、X刀治疗听神经瘤的目的是控制肿瘤生长,可供以下情况谨慎选择:

(1)老年患者或全身情况差伴有其他系统疾病不能耐受手术者。

(2)手术后的残余肿瘤或复发肿瘤。

(3)肿瘤直径<3cm,不愿手术要求行γ刀、X刀治疗者。

(二)脊索瘤

脊索瘤为原始脊索(通常分化成椎间盘的髓核)残余性肿瘤,较为少见。多数好发于原始脊索的两端:如蝶枕区(斜坡)和骶尾骨区。以20~40岁患者多见,外科手术后复发率高,现主要说明颅内脊索瘤的情况。

1.诊断标准

(1)临床表现

①头痛:常见,但缺乏特异性,常为首发或唯一症状,往往为闷痛和钝性痛,无明显定位症状。

②脑神经麻痹:在海绵窦和岩斜部位,常为动眼神经或外展神经,出现斜视和复视;也可有三叉神经的症状,如面部感觉异常,如侵及鞍内者,可有视力障碍或视野缺损。

③脑干压迫症状:可因肿瘤压迫脑干的不同位置而出现不同的症状和体征,因肿瘤首先压迫脑干腹侧,所以运动障碍和长束征可出现;若肿瘤继续增大,可出现吞咽、呼吸困难和强迫头位。

④颅高压:如肿瘤继续增大,并向颅内生长,可压迫脑干移位和造成脑积水,出现颅高压症状,如头痛呕吐等;小脑累及可出现共济障碍、头晕和步态不稳等。

⑤其他症状:若肿瘤突入鼻腔和咽部,可出现鼻塞和咽部不适等症状;而体检也可能在咽部或鼻腔看到肿瘤。

(2)影像学检查

①头部X线:表现为斜坡区溶骨性骨质破坏,常伴钙化。

②头部CT:肿瘤为等密度或略高密度影,通常表现为溶骨性骨质破坏,常伴钙化和瘤内残余骨,可强化,但常不均匀。CT最好做骨窗像以鉴别,往往可显示斜坡的骨质破坏,从而区别于脑膜瘤。

③头部MRI检查:可显示病变的范围,尤其是肿瘤的位置和与脑干、血管和神经的关系,并可显示斜坡的破坏程度,以及肿瘤和硬脑膜的关系,是否到达咽部和鼻窦内。

（3）鉴别诊断：主要与颅底其他软骨性肿瘤鉴别。

①软骨肉瘤：也好发岩骨和斜坡，发病多见于 30～50 岁，CT 检查可见密度高而不均的肿瘤，分叶状，瘤内有钙化点，瘤基底部明显骨质破坏；MRI 检查的 T_1 加权相为低信号、T_2 加权相信号明显增高，但不均匀。CT 和 MRI 检查强化均不明显且欠均匀。

②软骨瘤：虽多发于颅底，但并不常侵犯斜坡，这是与脊索瘤的区别。女性多见。CT 和 MRI 检查与软骨肉瘤相似，但瘤基底部无骨质破坏，肿瘤边界清楚，有小的环形和螺纹形钙化。

2.治疗原则

广泛切除，辅以术后放射治疗通常是最佳方案。

（1）外科手术治疗

①术前评价：可根据患者的全身情况、肿瘤位置和大小、侵犯脑干的范围，以及肿瘤的软硬程度来决定手术方案。对于深入脑干且含大量钙化和骨骼成分的肿瘤，手术切除几乎不可能；如果肿瘤大多为软组织，手术切除相对容易，即使肿瘤巨大，也有手术机会。

②手术入路选择：手术暴露和切除仍困难。入路选择的根据是针对肿瘤的部位，如何到达特定的斜坡阶段。对于基本位于正中而不偏向任何一侧的肿瘤，全切除困难，并易使一侧脑神经受损；对于偏一侧的肿瘤，全切除可能增大。

原则上以首先切除压迫脑干的肿瘤为主，然后可考虑进一步切除肿瘤，使放射治疗的负荷减少。对脑干压迫的患者，以硬脑膜下入路为主，包括以下 4 种。

a.远外侧入路（中下斜坡）。

b.乙状窦前入路（岩斜和上斜坡）：最为常用的手术入路。

c.额颞断颧弓或颅眶颧入路（海绵窦和颅中窝）。

d.前方入路：包括经蝶窦、经口入路、扩大颅前窝入路等，适用于肿瘤主要位于硬脑膜外，没有明显压迫脑干。

（2）放射治疗：完全切除联合大剂量放射治疗可以获得最好的治疗效果；常规放射治疗联合姑息性或减压性手术治疗时可延缓复发。颈髓区剂量可达 45～55Gy。单独或与高能量 X 线联合使用比常规 X 线放射治疗更有效，但技术和仪器限制很多。

（三）髓母细胞瘤

髓母细胞瘤又称为成神经管细胞瘤，发生于原始髓样上皮。这种起源于胚胎残余细胞的肿瘤占全部脑肿瘤的 1.4%，占脑胶质瘤的 7.5%，是颅内肿瘤最恶性的脑胶质瘤之一。其高度恶性表现在三个方面：①生长极其迅速；②手术不易全部切除。③肿瘤细胞有沿脑脊液播散的倾向。绝大多数发生于儿童，特别是 10 岁左右的儿童，偶见于成人。

1.临床表现

肿瘤高度恶性，生长快。病程短，自发病至就诊平均在 4 个月左右，最短的 10 天，长的 1 年左右。

（1）颅内压增高：肿瘤阻塞第四脑室或中脑导水管致阻塞性脑积水，从而引起颅内压增高的表现。头痛多位于枕部或额部。呕吐最为常见，其机制除颅内压增高外，还因肿瘤直接刺激第四脑室底的迷走神经核。颈部疼痛及强迫头位常为隐性小脑扁桃体疝的表现。

(2)小脑蚓部半球症状及体征:主要为躯干共济失调。常有四肢肌张力低,走路不稳,肿瘤影响脑干时,可有吞咽困难、进食发呕等脑神经功能障碍表现。

(3)小脑危象:急性脑脊液循环梗阻,扁桃体下疝或肿瘤压迫脑干时,可出现呼吸和心血管功能异常、意识障碍、锥体束征及去皮质强直。

(4)肿瘤转移症状:肿瘤细胞在蛛网膜下隙种植时,受累的脑和脊髓会产生相应的症状,如瘫痪、癫痫、神经根刺激及马尾症状等。

2.辅助检查

(1)CT扫描:典型髓母细胞瘤一般直径>3.5cm,位于后颅窝中线小脑蚓部,CT平扫为均匀一致的高或等密度病灶,边界较清楚,注射对比剂后影像均匀性增强。

(2)MRI检查:肿瘤表现为长T_1和长T_2,增强扫描明显强化。正中矢状位可显示肿瘤与第四脑室、脑干的关系。

3.诊断

学龄儿童,尤其4~10岁男童,短期内有颅内压增高及小脑症状,即要怀疑髓母细胞瘤的可能性。结合头部CT、MRI表现即可诊断。

髓母细胞瘤需与下列疾病相鉴别。

(1)第四脑室室管膜瘤:起源于第四脑室的室管膜,早期因刺激第四脑室底而引起呕吐,病程较髓母细胞瘤长,小脑实质性损害不如髓母细胞瘤严重,部分病例甚至无明显的小脑体征。

(2)小脑星形细胞瘤:多发生于儿童的小脑半球,偏良性。病程较长,主要表现为颅内压增高症,一侧肢体的共济失调,CT与MRI检查可以明确肿瘤的部位,甚至性质。手术全切预后好。

(3)颅内炎症:脱落的肿瘤细胞在脑脊液中常被误认为白细胞,故腰穿脑脊液检查易误诊为"脑膜炎"。脑膜炎常有高热,脑脊液检查白细胞常更高,糖和氯化物常降低。

4.治疗及预后

髓母细胞瘤的治疗主要是手术切除及术后放射治疗,部分病例辅以化疗。手术采用正中直线切口,做枕下开颅术。尽量切除肿瘤,并注意打通第四脑室,解除脑脊液循环梗阻。肿瘤全切及次全切占80%,手术死亡率已显著降低。肿瘤对放射治疗敏感,术后必须给予放射治疗,除局部外应包括椎管照射。也可行同步化疗。小于3岁患儿只能化疗。

预后不良。术后平均生存0~9年。近来,由于放疗技术和化疗药物改进,5年生存率已明显提升。

(四)小脑星形细胞瘤

小脑星形细胞瘤主要发生于年轻人,1/3~3/4在21岁前发病。

1.临床表现

常表现为颅内压增高的症状、体征,如头痛、呕吐。急性发病者常为肿瘤压迫第四脑室致脑脊液循环梗阻。患侧肢体共济失调,以上肢较明显,并有眼球震颤、肌张力降低、腱反射减弱等。位于蚓部者主要表现为身体平衡障碍,走路及站立不稳。亦常有颈部抵抗及强迫头位。

晚期可出现强直性发作。

2.辅助检查

(1)CT 检查:表现为小脑半球及中线的病灶,CT 平扫为等或低密度病灶,一般Ⅰ级星形细胞瘤为低密度病灶,与脑组织分界清楚,占位效应明显。Ⅱ～Ⅲ级星形细胞瘤多表现为略高的混杂密度病灶或囊性肿块,Ⅳ级星形细胞瘤显示略高或混杂密度病灶,灶周水肿相当明显,境界不清。增强扫描,Ⅰ级星形细胞瘤无或轻度强化,Ⅱ～Ⅳ级星形细胞瘤明显强化,呈形态、密度不一的不规则或环状强化。病变呈囊性变者据其囊壁是否强化,可初步判定其良恶性。

(2)MRI 检查:肿瘤常见为长 T_1 及长 T_2 异常信号,囊液因蛋白含量高而与脑脊液有别。

3.诊断

如病程较长,缓慢出现颅内压增高,并有一侧小脑损害体征,结合头部 CT、MRI 表现可考虑为星形细胞瘤。

本病需与下列疾病相鉴别。

(1)髓母细胞瘤:发病年龄多较小,主要位于蚓部。蚓部损害较半球损害明显。病程进展较迅速,肿瘤囊变及钙化少见。脑脊液细胞学检查可发现脱落的瘤细胞。

(2)小脑血管网状细胞瘤:常位于小脑半球,且多"瘤在囊内",故据临床表现术前不易与小脑星形细胞瘤鉴别。但此种肿瘤少见,常合并红细胞增多症。椎动脉造影常见异常血管团改变。

(3)室管膜瘤:主要位于第四脑室,颅内压增高出现早,小脑损害出现较晚且多较轻。第四脑室底部脑干内诸神经核受累症状为复视、耳鸣、眩晕、眼球震颤等较常见。多有强迫头位。

(4)小脑结核瘤:患者有结核接触史,肺部可有结核病灶,有低热、消瘦等一般结核病表现,脑脊液检查可见白细胞增多及糖、氯化物降低。

4.治疗

由于肿瘤对放射治疗及化学治疗不敏感,治疗以手术切除为主。对头痛剧烈、呕吐频繁或有脑干受压征(脉搏变慢、呼吸变慢、血压升高,甚至小脑危象),先行侧脑室脑脊液外引流。注意放液不宜太快,引流管高度应在脑室水平上 15cm,引流 1～3 天后再行肿瘤切除术。一般行后颅窝中线切口做枕下开颅术,也可据情况行枕下旁正中切口。有壁结节的囊性肿瘤,仅行肿瘤结节切除即可。如 CT、MRI 增强检查示囊壁强化,则需将囊壁一同切除。儿童肿瘤全切者无须再行其他辅助治疗。成人术后仍需辅助同步放化疗。

(五)脑干肿瘤

脑干肿瘤以脑胶质瘤为主,也可见到血管网织细胞瘤,或转移性肿瘤。脑干脑胶质瘤的发病对象主要为儿童,但年轻成人也可见到,中年以上患者罕见。

肿瘤以低级星形细胞为主,但也可发生高恶性度的和胶质母细胞瘤。许多肿瘤呈弥散型,但也有分界较清的。

Epstein 在 MRI 基础上将脑干肿瘤分为三型。Ⅰ型:局灶性肿瘤,表现为边界较清楚的直径小于 2cm,或背侧向外生长的肿瘤。Ⅱ型:肿瘤位于颈延髓交界处,或向外生长,常累及延髓下 2/3 和脊髓的腹侧。Ⅲ型:为弥漫性。

1.临床表现

(1)脑神经损害:一支或多支脑神经麻痹常为脑干肿瘤的重要特征。根据肿瘤生长部位不同,可表现有眼球运动障碍、嘴歪、吞咽困难。

(2)锥体束征:可作为首发症状,表现为一侧肢体力弱,偏瘫或截瘫。锥体束征多在脑神经损害的对侧,这种交叉性麻痹是脑干病变的典型表现。

(3)小脑体征:是肿瘤侵犯小脑、齿状核、红核、丘脑束所致。多数表现为走路不稳和闭目难立。

(4)颅内压增高:脑干肿瘤多数没有颅内压增高,或颅内压增高在晚期出现。多为肿瘤向背侧突出,造成第四脑室或导水管的狭窄或闭锁所致。

(5)其他:如精神、智力改变,晚期有意识、呼吸改变。

2.辅助检查

(1)腰椎穿刺:对脑干肿瘤的诊断帮助不大,脑脊液蛋白含量不高时不能排除本病。

(2)脑干诱发电位(BAEP):脑干听觉诱发电位结合其他听觉功能检查对更准确地诊断肿瘤部位有所帮助。

(3)头部 CT 检查:以脑胶质瘤,特别是星形细胞瘤多见。平扫不论其恶性程度如何,均表现为低或等密度病灶,亦可有混杂密度病灶。增强检查可为不规则局部或不均匀强化。

(4)头部 MRI 检查:脑干脑胶质瘤呈长 T_1 和长 T_2 改变,多无囊变或出血,肿瘤边界不清,形态不规则。MRI 较 CT 更能准确显示肿瘤的部位及其与周围的关系。一般除极个别低恶性度的星形细胞瘤外,多有增强改变。

3.诊断

出现眼球内斜(复视)、嘴歪、说话不清、呕吐频繁、走路不稳或偏瘫者应想到本病的可能性。若检查有一侧脑神经损害和对侧或双侧锥体束征者则可做出脑干病变的诊断,并需进一步检查以明确诊断。

4.鉴别诊断

需与下列疾病鉴别:

(1)小脑肿瘤。

(2)大脑半球肿瘤,有发作性一侧肢体力弱、偏瘫而无明显的脑神经损害时常误诊。

(3)第三脑室后部肿瘤。

(4)颅底凹陷症。

(5)其他如第四脑室内肿瘤及脑桥小脑角、岩斜坡肿瘤相鉴别。

5.治疗

脑干肿瘤的主要治疗手段为放射治疗。近来,磁共振技术的发展可准确定位脑干病变,使脑干肿瘤手术切除的可能性得到重新认识。对于局灶性边界清的,突入到第四脑室内或外生性肿瘤(相当于 Epstein I 型)以及延颈髓交界的局限性肿瘤也可考虑手术切除。

脑干肿瘤的手术入路可选择在肿瘤位于脑干最表浅的部位切开进入,中脑及脑桥腹侧肿瘤由颞下入路,中脑背侧的由枕叶下面与小脑幕间进入。脑桥背侧的由后颅窝中线经第四脑室进入。

脑干肿瘤弥漫型,或肿瘤部分切除术后均行放射治疗,通常总剂量为 45～55Gy(4500～5500rad),照射时间为 4～6 周。

6.预后

脑干肿瘤总体预后较差。2 年生存率为 50%,5 年生存率一般报道为 30%～40%,10 年生存率为 10%～20%。不同部位肿瘤其预后有差异。中脑肿瘤预后最好,其 5 年生存率达 70%以上,而脑桥延髓肿瘤约 20%～30%。Albright 对 84 例脑干肿瘤分析发现,术前脑神经受损的存活时间短,且多为恶性肿瘤;肿瘤 CT 检查是否增强与存活率并无一定的相关性,而肿瘤组织学检查发现存在有丝分裂的预后最差,而有 Rosenthal 纤维和钙化的预后较好。

第五章　脱髓鞘疾病

第一节　多发性硬化

多发性硬化(MS)是以中枢神经系统白质脱髓鞘病变为主要病理特点的自身免疫病,可能是遗传易感个体与环境因素作用而发生的自身免疫过程。本病多在成年早期发病,女性多于男性,大多数患者表现为反复发作的神经功能障碍,多次缓解复发,病情每况愈下。最常累及的部位是脑室周围白质、视神经、脊髓、脑干和小脑。其主要临床特点为症状体征的空间多发性和病程的时间多发性。

一、病因和发病机制

MS的确切病因及发病机制迄今不明,可能与病毒感染、自身免疫应答或遗传等多种因素有关。目前认为,可能是一些携有先天遗传易感基因的个体具有易发生免疫调节功能紊乱的趋势,在后天环境下,在外因如病毒感染、外伤等的作用下,诱发对中枢髓鞘成分的遗传自身免疫应答而致病。

二、诊断与鉴别诊断

1.临床表现

MS通常急性起病,随之症状缓解,后再复发,临床症状及体征复杂多变。MS病变的空间多发性(散在分布于CNS的多数病灶)及时间多发性(病程中的复发-缓解)是其症状、体征及临床经过的主要特点。

(1)临床分型

①国际MS专家组根据病程将MS分为四种类型

a.复发缓解型MS(RRMS):MS最常见临床类型,表现为明显的复发和缓解过程,每次发作均基本恢复,不留或仅留下轻微后遗症。随着病程的进展约50%转变为继发进展型。

b.原发进展型MS(PPMS):MS的少见病程类型,疾病呈缓慢进行性加重,无缓解,呈渐进性恶化病程,预后差。

c.继发进展型MS(SPMS):RRMS患者经过一段时间后可转为此型,疾病随着复发不能完全缓解并留下部分后遗症,病情进行性恶化。

d.进展复发型 MS(PRMS):MS 的少见病程类型,隐袭起病,病情逐渐进展性,随后加重或复发。

②MS 的其他类型

a.良性型 MS:少部分 MS 患者在发病 15 年内几乎不留任何神经系统残留症状及体征,日常生活和工作无明显影响。

b.恶性型 MS:又名爆发型 MS 或 Marburg 变异型 MS,疾病呈爆发起病,短时间内迅速达到高峰,神经功能严重受损甚至死亡。

(2)临床表现:MS 患者多在 20~40 岁起病,男女患病比例约为 1:2。以亚急性起病多见,绝大多数患者表现为空间和时间的多发性。少数病例在整个病程中呈现单病灶征象。MS 患者大脑、脑干、小脑、脊髓可同时或相继受累,故其临床症状和体征多种多样。体征常常多于症状,是 MS 最显著的临床特征。

①视力障碍:是 MS 常见的症状之一,也常为首发症状,表现为急性视神经炎或球后视神经炎,多从一侧开始,或隔段时间累及对侧,或短时间内双眼先后受累。约 30%的病例有眼肌麻痹及复视,累及内侧纵束可出现核间性眼肌麻痹,是 MS 的重要体征之一。部分患者出现眼球震颤,多为水平性或水平加旋转性,旋转性眼震高度提示本病。

②运动症状:MS 可出现一个或者单个肢体无力,我国 MS 患者常以轻截瘫为首发症状,常开始为下肢无力、疲劳及行走沉重、笨拙感,可进展至痉挛性截瘫、偏瘫、单瘫或者四肢瘫,伴有腱反射亢进、腹壁反射消失及病理征阳性,其中腹壁反射消失或者减弱可为 MS 最早的体征。

③感觉症状:见于半数以上的 MS 患者,晚期几乎累及所有患者,包括疼痛、感觉异常,可有麻木、瘙痒、感觉过敏、痛温觉减退、束带感;甚至部分患者出现深感觉障碍,感觉性共济失调,大脑顶叶受累出现体像障碍。此外屈颈时会诱导出刺痛感或闪电样感觉,从颈部放射至背部,称为 Lhermitte 征,是 MS 的常见症状。

④小脑症状:症状多急性出现,表现为辨距困难,走路摇晃、宽基底步态和意向性震颤,以肢体和躯干平衡障碍等。典型的 Charcot 三主征,如意向性震颤、眼球震颤和吟诗样或断续样语言见于晚期 MS。

⑤自主神经症状:尿频及尿失禁较多见,直肠功能障碍常表现为便秘,常同时伴有感觉异常及运动障碍。MS 患者可出现性功能减退,下丘脑受累还可出现消瘦、体温波动及抗利尿激素分泌异常等奇特症状。

⑥精神障碍和认知功能损害:精神症状在 MS 患者中较常见,多表现为抑郁、易怒和脾气暴躁,部分患者出现欣快、兴奋,也可表现为淡漠、嗜睡、强哭强笑、重复语言、猜疑和被害妄想等。认知障碍发生率为 45%~65%,由于 MS 主要为白质病变,临床表现为典型的皮质下型,可出现记忆力减退、反应迟钝、判断力下降和抽象思维能力减退。

⑦发作性症状:是 MS 较少见的特征性表现,在疾病复发或缓解时均可出现。特点是症状突发、持续时间短,每次发作症状相似,在一段时间内频繁发作,过度换气、焦虑或维持肢体某种姿势可诱发。强直痉挛、感觉异常、构音障碍、共济失调、癫痫和疼痛不适是较常见的多发性

硬化发作性症状。其中,局限于肢体或面部的强直性痉挛,常伴放射性异常疼痛,亦称痛性痉挛,发作时一般无意识丧失和脑电图异常。

⑧其他症状:多发性硬化可伴有周围神经损害和多种其他自身免疫性疾病,如风湿病、类风湿综合征、干燥综合征、重症肌无力、甲状腺功能减退等。

2.辅助检查

(1)脑脊液检查

①常规检查:MS患者CSF外观无色透明,压力一般均在正常范围。CSF单核细胞数(MNC)可正常或轻度升高,但通常不超过 $50\times10^6/L$,超过需考虑其他疾病,可鉴别视神经脊髓炎。大多数患者CSF蛋白水平正常,约40%患者轻度升高,但通常 $<1g/L$,蛋白含量升高常被认为是血脑屏障破坏的标志,多见于MS复发期。

②IgG鞘内合成检测:MS患者脑脊液中免疫球蛋白增高,主要以IgG增高为主。鞘内IgG合成是MS重要的免疫学检查。

a.CSF-IgG指数:是IgG鞘内合成的定量指标,约2/3患者CSF-IgG与总蛋白比值增高,大于12%,70%患者CSF-IgG指数增高,IgG指数=[CSF-IgG/S(血清)-IgG]/[CSF-IgG/Alb(白蛋白)-IgG],IgG指数 >0.7 提示鞘内合成。

b.CSF-IgG寡克隆带(OB):是IgG鞘内合成的定性指标,OB阳性率可达95%以上,但应同时检测CSF和血清,只有CSF中存在OB而血清缺如才支持MS诊断,ADEM和NMO较少出现OB阳性。

(2)电生理检查:主要用于发现亚临床MS病灶或MRI不易于显示的异常区域如视神经、脊髓后索等病灶,主要包括视觉诱发电位(VEP)、脑干听觉诱发电位(BAEP)和体感诱发电位(SEP),可以检测出MS患者各波幅潜伏期延长、波幅降低等,VEP异常率较BAEP、SEP高。

(3)影像学检查

①CT:MS患者常规CT检查多正常,急性期可出现白质内低密度区,较对称散在地分布在脑室周围。CT难以发现视神经、脑干和脊髓病灶。

②头颅MR:MS患者颅内病灶主要分布在脑室周围、胼胝体、半卵圆中心及底节区深部白质,多呈椭圆形,长轴垂直于侧脑室或胼胝体(Dawson手指征),病灶在质子加权成像及 T_2WI 呈高信号,在 T_1WI 呈正常或者低信号,急性期活动性病灶 T_1WI 的Gd增强扫描可出现环状强化效应。

③脊髓MR:MS患者脊髓病灶常见于颈髓和胸髓,典型表现为非横贯性病灶,偏心分布,长轴 $>3mm$,长度不超过2个椎体节段,脊髓肿胀不明显,病灶在质子加权成像及 T_2WI 呈高信号,在 T_1WI 呈正常或者低信号, T_1WI 的Gd增强有强化效应提示病灶呈活动性。

3.诊断要点

(1)MS临床诊断原则:MS主要临床特点是病灶的时间及空间多发性,复发-缓解病史及症状体征提示CNS多个病灶是指导MS诊断的基本准则,同时通过磁共振、电生理、免疫学等检查辅助诊断,并排除其他疾病。

（2）诊断标准

①成人 MS：推荐使用 2010 年 McDonald MS 诊断标准。适用于典型发作 MS 的诊断，对可能存在视神经脊髓炎、NMO 谱系疾病或合并多项自身免疫疾病或相关抗体阳性的患者在疾病急性复发期及免疫治疗前应进行血清水通道蛋白 4（AQP4）抗体的检测，阳性则提示非 MS 可能。

②儿童 MS：多数儿童 MS 与成人 MS 特点相似，其 MRI 相关空间多发、时间多发标准同样适用；但部分儿童 MS，尤其是小于 11 岁的儿童 MS，疾病首次发作类似于急性脑病、急性播散性脑脊髓炎或者长节段脊髓炎，应对患儿进行动态 MRI 随访，当观察到新增病变或观察到 2 次临床非 ADEM 样发作方可诊断 MS。

③临床孤立综合征（CIS）：CIS 是指首次发生的单时相、单一或者多个病灶的脱髓鞘疾病综合征。临床上多表现为孤立的视神经炎、脑干脑炎、脊髓炎，病变表现为时间上的孤立，并且临床症状持续 24 小时以上，一半以上的 CIS 患者最终发展为 MS，根据患者临床症状、体征及 MRI 确认，排除其他疾病后可诊断 CIS。

4.鉴别诊断

（1）急性播散性脑脊髓炎（ADEM）：多发于感染、出疹及疫苗接种后，儿童和青壮年多见，呈急性单相自限病程，少数病例可能再发。临床表现为脑病、癫痫发作、锥体系、锥体外系及脊髓受累等症状，脊髓受累多为长节段，多与脑病同时出现，MRI 可见双侧脑白质弥散性多灶性大片状或斑片状 T_1WI 信号、T_2WI 高信号病变。ADEM 起病较 MS 更急，症状更重。

（2）横贯性脊髓炎：与早期脊髓型 MS 有时不易鉴别，发病前多有病毒感染史，急性起病，开始时双下肢感觉异常，常伴有背痛及腿痛，病情在 24～48 小时达高峰，双下肢瘫痪，尿潴留或失禁，有感觉平面。脑脊液淋巴细胞（50～100）$\times 10^6$/L，蛋白 1～1.2g/L 升高，无复发-缓解病程，可有较重的后遗症。而 MS 起病相对缓慢，病程缓解-复发多见，脊髓病灶偏心分布，散在，脑脊液白细胞多正常。

（3）进行性多灶白质脑病（PML）：发病年龄一般较大，早期常有全脑症状，如精神意识障碍和动作异常等，病程呈进行性发展，多无脊髓损害，常存在淋巴增生性原发病，如慢性淋巴性白血病、霍奇金病、骨髓瘤病、真性红细胞增多症和癌肿等，预后差，无缓解复发，血清学检查乳头多瘤空泡病毒 SV-40 抗体测定阳性，脑组织活检可发现上述病毒。

（4）皮质下动脉硬化性脑病：常见于老年人，有脑动脉硬化、血管危险因素，主要表现为侧脑室周围白质变性，常伴有多发腔隙性脑梗死和脑萎缩。而 MS 只有反复发作才有脑萎缩，根据病史也助于鉴别。

（5）神经白塞病：表现为多灶性脑病症状，虹膜睫状体及脑膜炎等，口腔及生殖器黏膜溃疡可反复发作以及出现关节、肾和肺的症状等。单纯以神经症状为表现应与 MS 鉴别。

（6）系统性红斑狼疮、硬皮病及混合性结缔组织病：可以出现 CNS 白质多发病灶，其他系统受累体征及相关免疫抗体检测有助于鉴别 MS。

三、治疗

(一)MS 急性发作期的治疗

多发性硬化的急性发作期的斑块包括原发的淋巴细胞以及由其激活的巨噬细胞,在神经元轴突附近炎症被触发并开始髓鞘剥脱。髓鞘脱失导致神经传导受阻从而引起相应的症状,在一些急性病灶中,神经冲动也能够被一些可溶性细胞因子抑制,如 NO,在对实验性变应性脑脊髓炎(EAE)的研究中发现,早期的炎症可被一些迟发释放的抗炎因子所抑制,从而引起症状的改善。此外,脱髓鞘轴突自身 Na^+ 通道的重新分配以及髓鞘再生也可导致自身症状的缓解。

多发性硬化患者病情恶化,可能系本身的脱髓鞘所致,也可能系其他原因引起,如尿路感染、发热及疲劳。值得注意的是,尿脓毒症是非常常见的引起症状加重的原因。如果伴有尿路感染,应该进行正规的抗感染治疗;如果排除上述原因,则应对临床恶化程度进行评估;如果患者存在较严重的神经系统症状,给予甲泼尼龙冲击治疗。经甲泼尼龙冲击治疗后,症状改善,其神经功能缺损减轻,接下来应进行必要的免疫调节治疗。如果患者的症状没有改善,应采取其他的治疗措施,如血浆交换等。当然,如果患者的症状较轻,仅有单纯感觉障碍、快速恢复的症状、轻微的运动障碍等可以不予甲泼尼龙冲击治疗。

甲泼尼龙两种经典的给药方式,一是静脉应用甲泼尼龙 1000mg/d、500mg/d、250mg/d、125mg/d 各 3 天后,50mg/d 连续 5 天后逐渐减量至停。另一种用法为 500~1000mg/d(根据病情的轻重决定剂量),连续 3~5 天,继之口服泼尼松 60mg/d,7~10 天后逐渐减量至停药。

甲泼尼龙冲击治疗的患者,必须排除糖尿病或其他疾病不允许使用激素,如胃溃疡等。用药期间应该注意并发症的发生,如水钠潴留和低血钾,定期检查电解质,常规补钾,水潴留与相关高血压可以用利尿剂控制,常规保护胃黏膜防止胃出血。

循证医学研究表明,甲泼尼龙冲击疗法能够改善 MS 急性复发期患者的临床症状,但不能改变疾病发展的进程,也不能改善患者的预后。

(二)MS 治疗平台的建立

MS 的自然病程决定了它是一个病程很长的疾病,并且在这个自然病程中,存在反复发作和神经功能缺损进行性加重,严重影响患者的生活质量。因此,MS 患者除给予急性发作期的激素治疗外,缓解期治疗平台的建立更为重要,后者不但可以减少病变的复发,而且还能延缓 RRMS 转变成 SPMS,改善疾病的进程。目前国际上较为推崇的平台期治疗的药物包括:干扰素-β-1a、IFN-β-1a、IFN-β-1b、GA 商品名为 copaxone、米托蒽醌、anteg-ren™等。

1.干扰素

(1)作用机制:IFN-β 具有许多免疫调节特性:干扰细胞迁移、细胞间黏附、细胞激活以及抗原提呈。IFN-β 通过下调晚期激活抗原(VLA-4)的表达,可增加 MS 患者血清中的血管细胞黏附分子(VCAM-1)的水平,减少 T 淋巴细胞进入 CNS;通过拮抗 APC 上的 IFN-γ 诱导的 MHC-Ⅱ类分子表达,降低协同刺激分子(如 B7、CD28)的表达,抑制 T 淋巴细胞活化和克隆增生;通过降低趋化因子和 MMP-9 的表达,减少活化的淋巴细胞通过 BBB;降低小胶质细胞

APC 激活的 T 淋巴细胞产生肿瘤坏死因子(TNF-α)。

(2)三种 IFN-β 制剂疗效评估的相关证据

①IFN-β-1a:相关的临床试验的结果显示,经利比治疗患者无论在复发次数、复发严重程度、用药后第 1 次再发的时间、疾病进展的速度及 MRI 的病灶数量上,rebif 均优于对照。在 PRISMS 试验中,受试者为 EDSS 0~5.0 的 RRMS 患者,患者接受 $22\mu g$ 或 $44\mu g$(6MIU 或 12MIU)每周 3 次的皮下注射或安慰剂,与对照组相比,两种剂量在复发次数、复发严重度、用药后第 1 次及第 2 次复发的时间、无复发的患者数、疾病导致神经功能缺失的进展及 MRI 的病灶上均有疗效。$44\mu g$ 组的疗效比 $22\mu g$ 组更为明显,提示较高的剂量疗效较佳。

②IFN-β-1a:avonex 以 $30\mu g$(6MIU)每周 1 次肌内注射。301 名 EDSS 介于 1.0~3.5 的 RRMS 及 RPMS 的患者接受药物或安慰剂的治疗,治疗组在疾病进展、复发次数及 MRI 的病灶体积上显示出疗效。

③IFN-β-1b:IFNβ-1b 在北美以 betaseron 上市,而在其他地区则以 betaferon 上市。EDSS 0~5.5 分 RRMS 的患者分别予隔日皮下注射 8MIU、1.6MIU、IFN-β-1b,与对照组比较,IFN-β-1b 只有在高剂量组显示出疗效。IFN-β-1b 在降低恶化次数、复发严重度,延迟用药后第 1 次及第 2 次复发及减少 MRI 上的病灶上均有疗效。

这 3 种干扰素均能有效地减少 RRMS 的复发次数,由于剂量及实验设计的不同,不容易比较彼此间的疗效。但疗效与其剂量有关,似乎较高的剂量有较佳的疗效。最近的一个研究比较 1 星期使用 3 次 rebif $44\mu g$ 及使用 1 次 $30\mu g$ 的疗效,在 48 周的试验期中,rebif 组复发率 avonex 更低,磁共振上的病灶也较少。

在最近的一项多中心、随机、安慰剂对照试验(CHAMPS)试验中,符合以下两个条件者为纳入病例:

①临床上初发急性脱髓鞘性疾病,病变部位包括视神经(单侧视神经炎)、脊髓(不全横贯性脊髓炎)、脑干或小脑。

②头颅 MRI 显示既往有亚临床的脱髓鞘病灶。符合纳入标准者被随机分为两组,一组接受 IFN-β-1a 肌内注射,1 次/周,另一组为安慰剂组。该试验在满足预期阶段性检验效能分析后即终止,按 Poser 定义的 MS 标准,符合临床确诊标准 MS 的累积概率 avonex 治疗组较安慰剂组有显著的降低,MRI 显示,接受 avonex 治疗的患者脑内病灶体积相对减小,新发病灶、扩大病灶以及强化病灶也有所减少。因此,对于初次临床发作的患者、MRI 上显示亚临床脱髓鞘证据的患者以及所有可能为 MS 的患者,予 avonex 治疗可以推迟第 2 次临床发作及转化为临床确诊 MS 的时间。另一项 ETOMS 研究也得到了相似的结论。

(3)干扰素治疗的不良反应:在接受 IFN-β-1b 治疗的 MS 患者中,产生抗 IFN-β-1b 的中和抗体(Nab)的比率显著地高于接受 IFN-β-1a 治疗者,其原因除与给药剂量与给药途径不同有关外,还可能因 avonex 本身未糖基化,使得 IFN-β-1b 相对更具免疫源性。然而,就 Nab 对 IFN-β-1b 活性的体外标志的作用是否具有长期临床后果尚存争议,尽管几项研究表明,Nab 的产生与疗效丧失有关,但在许多 MS 患者体内,Nab 的存在可能仅仅是暂时的。

除此之外,3 种 IFN-β 制剂均有相似的不良反应,如流感样症状、转氨酶轻度升高、头痛、贫血以及注射部位的局部反应。几项多中心研究并未显示临床抑郁与IFN-3使用相关。尽管尚无证据表明干扰素有致畸作用,但却常可造成流产,因此孕妇应避免使用。

2.copaxone(GA)

copaxone在1996通过美国食品和药物管理局(FDA)批准用于临床MS治疗,它是人工合成的髓鞘碱性蛋白(MBP),由L-丙氨酸、L-亮氨酸、L-赖氨酸和L-酪氨酸组成寡肽混合物,是一个选择性多受体免疫调节剂,主要用于RRMS的治疗。

(1)作用机制:其作用机制可能是抑制MBP和T淋巴细胞受体的结合。GA结合到APC上MHC-Ⅱ分子,阻止了MHC-Ⅱ分子与CNS抗原(MBP、MOG及蛋白脂蛋白)的结合,同时可置换出已经与MHC-Ⅱ分子结合的CNS抗原。而且,与MHC-Ⅱ分子结合的GA,干扰MHC-Ⅱ分子与MBP及其他髓鞘抗原特异性T淋巴细胞受体的结合。因而,GA作为一种改变的肽类配体影响T淋巴细胞产生调节性细胞因子,使T淋巴细胞处于无应答状态;GA可以诱导GA反应性T淋巴细胞由Th1向Th2转化,并且GA可以通过"旁路抑制"效应,促进TH2细胞进入CNS而发挥抗炎效应。

(2)GA的临床疗效:251例RRMS患者进行的多中心、随机、双盲对照2年研究结果显示,GA治疗具有临床疗效;20mg每天1次皮下注射治疗2年,可使临床发作的频率降低29%。这些患者的3年随访结果显示,GA对MS的复发仍有治疗作用。最初的研究时间为1～11年,证实了注射治疗的可耐受性及安全性。经过6年的评价后,GA仍可降低临床恶化的发生率及减少临床致残的累积,具有持续疗效。一项近期的多中心、随机研究明确了GA对MS的治疗作用及疗效持续时间,这项研究监测了MRI上病灶的活动性,239例RRMS患者,测定MRI T_1 加权像上Gd强化病灶的总数,与安慰剂组相比,GA治疗能显著降低Gd强化病灶的总数。

(3)GA的不良反应:GA是一种耐受性良好、安全的药物。GA的不良反应比干扰素小,所以在一些症状较轻的患者以及早期的患者更倾向于用GA。常见不良反应为注射部位轻微水肿、红斑、疼痛;另一不良反应为全身性反应,包括胸部发紧、心悸、焦虑及面红,发生率约为15%,多为一过性。由于其潜在的致畸作用,故妊娠期妇女禁止使用GA。

3.米托蒽醌

(1)作用机制:米托蒽醌通过氢键嵌入到DNA,引起DNA交链及双链的解链;并通过抑制分裂及非分裂期细胞的拓扑异构酶Ⅱ活性影响DNA复制。在MS,米托蒽醌的临床作用在于对自身反应性致脑炎性T淋巴细胞、B淋巴细胞及巨噬细胞复制的抑制;体外研究表明,米托蒽醌影响抗原提呈及炎性细胞因子的分泌,包括IFN-γ、TNF-α和IL-2。

(2)米托蒽醌临床疗效的有关证据:米托蒽醌是美国FDA批准的用于治疗SPMS伴有复发加重及进行性复发病程的一线药物。这项批准依据的是一项多中心随机安慰剂对照的Ⅲ期临床实验(MIMS)。MIMS临床试验包括194例RPMS(复发性病程,两次发作间缓解不完全)或SPMS患者。患者随机接受安慰剂、小剂量静脉用米托蒽醌($5mg/m^2$)和大剂量米托蒽醌($12mg/m^2$),每3个月用药1次,随访时间3年。该项临床试验的主要观察指标:

①依据扩展的残疾状态量表(EDSS)、行走指数、标准化神经功能状态评分确定神经功能

缺失程度。

②治疗后首次复发的时间。

③治疗后总的复发次数。大剂量米托蒽醌治疗组疾病持续进展下降64%,复发次数减少69%。对脑MRI扫描在不同脑区进行盲法评价,结果显示与安慰剂治疗组相比,Gd增强病灶及T_2WI病灶数减少。因此,广谱免疫抑制对进展型MS患者有益。

(3)不良反应:米托蒽醌累计剂量超过$140mg/m^2$时能引起中度至重度充血性心衰。因此在应用该药前,若出现充血性心力衰竭的症状及体征或累积用量接近中毒阈值$100mg/m^2$,应该进行心排出量的评价。MS患者左心室射血分数低于50%不应使用该药治疗;米托蒽醌若在女性受孕期或妊娠期使用可引起胎儿缺陷。当该药单独使用或与其他抗肿瘤药联合使用时,有报道引起不育,可为永久性。哺乳期妇女不主张使用;由于米托蒽醌能暂时性降低功能性淋巴细胞数目,故对免疫遭受抑制的患者不能使用;米托蒽醌尚可引起血尿、导致痛风急性发作、血小板减少。其他少见的严重不良反应包括可逆性脱发、暂时性巩膜及尿的变色、静脉窦淤血、便秘、腹泻、恶心、呕吐、头痛、痛经、颈部淋巴结病等。其细胞毒性而限制了它的应用。

(三)他汀类降脂药在MS中的免疫调节治疗

他汀类降脂药作为免疫调节剂应用于MS的治疗,目前正在受到关注,其作用已在EAE的实验研究中得到肯定。

1.作用机制

(1)他汀类药物可以通过甲羟戊酸途径抑制IFN诱导的MHC-Ⅱ反式因子CⅡTA的表达,抑制MHC-Ⅱ的表达,从而影响APC对髓鞘交叉反应性抗原的提呈。

(2)结合LFA-1、抑制LFA-1结合到ICAM-1、阻断LFA-1介导的细胞黏附及淋巴细胞协同刺激,抑制T淋巴细胞激活。

(3)他汀类药物可抑制单核细胞趋化因子(MCP-1)的严生,抑制单核细胞分泌MMP-9。从而抑制T淋巴细胞向CNS迁徙。

(4)抑制诱导性NO合成酶(iNOS)、IFN-γ、TNF-α的表达及炎性递质NO的释放,因为NO对神经元具有细胞增生抑制及细胞毒性双重效应,因此,他汀类药物具有神经保护效应。

2.相关证据

Sawsan等建立了3种EAE动物模型,得出阿伐他汀(立普妥)0.1mg/kg就能够改善临床症状。Vollmer等的最近一项研究,30个活动性RRMS患者,用辛伐他汀(诺可)80mg/d治疗6个月,结果MRI新增强病灶减少43%,MRI新增强病灶的体积缩小41%。其疗效与Copaxone相差无几。目前,美国一个由15个医疗中心参加的阿伐他汀80mg/d治疗SIC双盲、安慰剂对照的Ⅱ期临床试验正在进行。

3.他汀类药物的不良反应

一般而言,他汀类既安全又有良好的耐受性。不常见的不良反应包括转氨酶升高以及骨骼肌炎症(肌炎)。较为罕见的不良反应有严重的肌肉疾病,甚至肌肉组织完全破坏伴有继发性肾衰竭。然而,这些较为严重的并发症的发生率,可能与患者有潜在肾脏或甲状腺疾病有关,或与服用与他汀类竞争血清蛋白结合从而抑制他汀类代谢的药物有关。

（四）抗黏附分子治疗

那他珠单抗 antegren™ 是新近通过美国 FDA 认证，并在欧美已经上市的新的 MS 有效的治疗药物。是一类人化的整合素单克隆抗体，它能够抑制 $\alpha_4\beta_1$ 整合素（VLA-4）与其受体 VCAM-1 结合，从而抑制活化的淋巴细胞和单核细胞进入 CNS。

最近一个多中心的随机的双盲的 II 期临床试验，213 例 RRMS 和 relapsing SPMS 患者，随机分成 3 组，3mg/kg、6mg/kg 和安慰剂组，每 28 天治疗一次，连续治疗 6 个月，6 个月后行 MRI 扫描。结果发现与安慰剂组相比，两个治疗组 Gd 增强病灶的数量均显著减少，3mg/kg 组平均新发病灶数为 0.7 个，6mg/kg 组平均新发病灶数为 1.1 个，安慰剂组平均新发病灶数为 9.6 个。3mg/kg 组有 13 个患者复发，6mg/kg 组有 14 个患者复发，而安慰剂组有 27 个患者复发。此外尚有 Antegren 和 IFN-β-1a 的联合治疗试验正在进行中。常见的不良反应有头痛、疲乏以及鼻咽炎。

（五）其他治疗

1. 雌激素

雌激素能够缓解 MS 的进展，妊娠期 MS 患者很少复发，而且分娩后的最初几个月病情常易恶化。雌激素具有免疫调节作用，促使 Th1 向 TH2 转化，在动物实验中能够缓解 EAE 的症状。在一个 12 例非孕妇女参加的临床试验中，雌激素（8mg/d）能够显著降低炎症因子的产生。

2. 造血干细胞移植

造血干细胞移植包括自身干细胞移植和同种异体造血干细胞移植。从理论上讲，同种异体造血干细胞移植最为理想，它不仅用健康的干细胞代替了自身免疫反应细胞，而且可以诱导受者自身反应性淋巴细胞凋亡。但是，同时这种移植物抗宿主反应也给受者带来很高的危险性，其病死率为 15%～30%。因此，临床上多选用自体干细胞移植，它的基本原理是去除体内具有自身免疫反应性的淋巴细胞，通过移植自身造血干细胞在"个体发生学重演"的过程中重建自身免疫耐受，而达到治疗目的，但这种移植由于没有改变自身的遗传易感性，可能会有很高的复发率。

目前用于治疗多发性硬化的造血干细胞移植，主要是自身造血干细胞移植。由于该治疗方法存在很高的风险，因此选择病例时应兼顾效益和风险，而且其确切疗效尚缺乏 III 期临床试验进一步证实，因此该治疗方法不能作为首选治疗，只有当常规治疗无效，不进行积极治疗患者将有生命危险的情况下考虑使用。

3. 免疫抑制剂

主要用于继发进展型 MS 的治疗。

（1）甲氨蝶呤（MTX）：该药有抑制细胞免疫、体液免疫及抗炎症作用，小量口服相对无毒。一项对 65 例进展型并有中至重度残疾的 MS 患者。用 MTX 7.5mg/周治疗 2 年，其病情持续恶化程度较安慰剂组显著减轻。

（2）环磷酰胺（CTX）：是一种强烈的细胞毒和免疫抑制药，能选择性抑制 B 淋巴细胞，大剂量尚能抑制 T 淋巴细胞及免疫母细胞；它可透过血-脑屏障，阻断中枢神经系统的免疫反应，保护髓鞘免受破坏或减轻脱髓鞘程度。从而逆转神经传导阻滞。适用于治疗快速进展型MS,尤其是 MTX 治疗无效者。

(3)环孢素(CSA):是一种新型强效的免疫抑制剂,能可逆、特异性地抑制 T 淋巴细胞亚群的增殖、白细胞介素的释放和 IFN-γ 的产生,从而影响早期的免疫应答。不良反应主要有头晕、恶心、心慌及肝肾功能异常。

(六)EAE 早期轴索损害的实验性神经保护治疗

EAE 及 MS 钠通道开放增加的机制早期 MS 的轴索变性导致不可逆的神经功能缺失。因此,神经保护性干预治疗应着重于保存轴索以减少功能的缺失。研究发现,在 EAE 及 MS 患者脱髓鞘的轴突膜上钠通道蛋白表达明显上调,分子瀑布效应导致 CNS 白质 Ca^{2+} 介导的脑损害,其机制是:

(1)ATP 耗竭(炎性介质 NO)导致 Na^+-K^+-ATP 酶衰竭,从而引起去极化和转膜离子梯度的崩溃。

(2)Na^+ 进入轴索通过持续的钠电导,进一步导致转膜钠梯度的丧失。

(3)细胞内钠增高去极化,触发 Na^+-Ca^{2+} 交换的逆转,细胞内 Ca^{2+} 增高,导致轴索变性。Na^+ 通道作为 MS 的治疗靶已经受到重视。有报道钠通道阻滞剂氟卡尼在慢性复发型 MS(CRMS)EAE 的治疗研究中,发现治疗后其轴突存活率为 83% 和 98%,而治疗前的轴索存活率为 62%,表明钠通道阻滞剂氟卡尼有一定的神经轴索保护作用。另外一个钠通道阻滞剂为苯妥英在对 MOG 介导的 EAE 的实验性治疗实验中,病程 27~28 天时 50% 的视神经轴索丧失,苯妥英治疗组仅 12% 视神经轴索丧失。苯妥英已被很好地证明是一个钠通道阻滞剂,具有轴索保护作用。

(七)对症治疗

1.疲劳

疲劳是多发性硬化患者常见的症状,有 80%~97% 的患者有疲劳症状,由于疲劳是一个非特异性的症状,其他原因也能引起疲劳,所以首先要识别多发性硬化所致的疲劳,多发性硬化患者的疲劳呈周期性,随着机体生理温度的增高而加重。目前治疗包括非药物治疗和药物治疗,前者主要包括:让患者了解疲劳是疾病临床表现的一部分,给患者树立信心,轻度的体育锻炼可以减轻疲劳,良好的睡眠也能改善疲劳的症状,治疗抑郁和其他症状如贫血、疼痛和痉挛有助于改善疲劳。药物治疗主要有:金刚烷胺 100mg/d,如果无效,可以增加到 100mg,每天 2 次,治疗 1 个月如仍没有效果,应改换其他药物,如匹莫林,然而其作用最近受到质疑,有报道特异体质的人服用后会导致肝功能障碍,另报道莫达非尼也可用于疲劳的治疗。

2.痉挛

痉挛的主要治疗方法有功能锻炼和中枢肌松药的应用,如巴氯芬和替扎尼定的使用,治疗的目标是减轻痛性痉挛和增加活动性,如果单纯锻炼达不到理想的效果,那么药物辅助治疗很有必要,巴氯芬通常开始剂量为每日 5~10mg,分 3 次口服,可以逐渐加量至每日 40~80mg,分 4 次口服,其主要不良反应是嗜睡,超剂量会引起精神错乱,如果口服巴氯芬治疗失败,鞘内注射对难治性痉挛可能有效。上述治疗如无效果,地西泮、丹曲林可以作为二线治疗药物。地西泮的作用机制可能是中枢性的,不良反应为嗜睡和疲劳,通常剂量每天 5~10mg。丹曲林是一种外周骨骼肌松弛药,因为其作用机制是解除横纹肌兴奋-收缩耦联,所以该药可能会引起肌无力加重,该药初始剂量一般为 25mg,经过几周后可以逐渐加量到每天 200~400mg,分4 次口服,该药不良反应主要为肝功能损害、嗜睡、头晕、腹泻等,因此肝功能异常者慎用,并定期检查肝功能。

3.膀胱功能障碍

多发性硬化引起的膀胱功能障碍情况比较复杂,可分为单纯性尿失禁、单纯性尿潴留和两者都存在。如果尿失禁是由于无抑制性不自主逼尿肌引起,口服溴丙胺太林 7.5~15mg,每日4 次,可取得满意疗效,然而部分患者可能矫枉过正,出现尿潴留,这部分患者可以间歇性导尿。如果尿失禁不单纯是由不自主逼尿肌收缩引起,还由括约肌障碍,那么药物治疗效果不理想,这可能需要内置导尿管和假性导尿。对于排尿障碍的患者,如果是膀胱颈部功能障碍,交感神经α受体阻滞剂治疗可能有效,如果是逼尿肌收缩无力,应用氨甲酰胆碱,每日 6mg,其他患者可以用克勒德或瓦尔萨尔瓦手法排尿,可能有效,在上述治疗无效的情况下,需内置导尿管,患者可以自控的间歇导尿最理想。

4.疼痛

疼痛是多发性硬化患者比较常见的症状,有些疼痛可能是由于肌肉痉挛和不舒服的姿势引起,这部分患者可以通过使用拐杖和轮椅改善症状。累及肢体末端的短暂的、间歇性、发作性强直痉挛引起的疼痛,可以用小剂量的卡马西平(每天 100~400mg)治疗,卡马西平也是治疗三叉神经痛的一线药物,但是往往需要大剂量(每天 400~1200mg)。此外,对于弥散的、持续的疼痛,可以试用一些抗抑郁药,一般用较低剂量的阿米替林 25mg/d,逐步增加到高剂量,以增加患者的耐受和减少不良反应。其他二线药物如加巴喷丁、苯妥英、托吡酯、拉莫三嗪、米索前列醇可以考虑应用。

5.震颤和共济失调

不容易治疗,可以选用普萘洛尔 40~120mg/d,地西泮 5~15mg/d,最近报道,重复丘脑刺激取得满意的疗效,但实施困难。

6.抑郁

抑郁是多发性硬化患者的常见症状,对每一个多发性硬化患者应该引起足够的重视。

7.性功能障碍

大约有 70%的患者会出现性功能障碍,其原因可能有,一是由于病灶本身引起自主神经功能障碍;二是由于继发性心理障碍。如果性功能障碍与疾病的恶化相关,那么随着疾病的好转,性功能障碍可能是暂时的,这一点应该让患者明白,以免加重患者的负担。如果性功能障碍时间较长,可服用一些治疗性功能障碍的药物,如昔多芬等。

第二节 视神经脊髓炎

视神经脊髓炎的主要特征是急性或亚急性视神经与脊髓的脱髓鞘病变。又名戴维克病。

一、病因及发病机制

与多发性硬化相同,尚未彻底阐明。也有指出同感染有关,因在起病过程中,约 1/3 患者有非特异性感染史,半数病例低热,血及 CSF 白细胞增多等。发病机制尚不十分清楚,内因、遗传、种族差异可能与之有关。东方多发性硬化患者以视神经和脊髓损害多见,而西方人则以脑干损害多见,这可能是遗传素质和种族差别所致。

二、病理学

典型病变在视神经与脊髓,主要为轻重不等的脱髓鞘改变,硬化斑及坏死空洞形成,伴有血管周围的炎性细胞浸润。视神经损害以视神经、视交叉处最为常见,偶可涉及视束。病变与急性间质性视神经炎的各个过程基本相同。脊髓损害好发于胸段和颈段,少数涉及腰段。大多呈弥散性,常侵及数个节段,脱髓鞘性改变轻重不一,有的病灶较小,有的融合成片,重者坏死与空洞形成,甚至涉及灰质,致病变区灰、白质界限不清。胶质增生通常不很明显。与经典的多发性硬化相比,视神经脊髓炎病损较为局限,少数病例破坏性改变较为明显,星形胶质细胞修补反应差,有别于多发性硬化,故是否立为疾病单元或属多发性硬化亚型值得进一步探究。

三、临床表现

5~60 岁以上均可患病,平均 21~41 岁,男女均可发病。多数呈急性或亚急性起病。急性者起病突然,几天内症状达到高峰。亚急性者,1~2 月内症状才发展到高峰,少数慢性起病,症状缓慢进行,数月后症状加重。发病前可有低热、咽痛、头痛、眩晕、恶心、呕吐、腹泻、腹胀等。

(1)眼部征象多先发生,一般是两侧的,但很少同时发生,多为一眼首发,相隔数小时、数天至数周、数月或一年多,而另眼亦被累及。起始感到视力模糊,可伴眼球胀痛或头痛。有的在发病几小时或几月后即完全失明,也有发病缓慢的。一般说来,在几周至几月即有好转,但视神经盘却遗有某种程度的萎缩。瞳孔常扩大,对光反应迟钝或消失,视野改变包括中心暗点、同心性缩小、各种偏盲和象限盲,以及部分视野消失。

(2)脊髓征象表现为脊髓横贯性损害与脊髓炎相似,先由下肢开始,然后逐渐上升,可有截瘫,或四肢瘫,在胸段占多数。眼底改变与病变部位有关:病变接近视盘者呈现乳头炎眼底改变,早期视盘可正常,晚期表现为视神经萎缩。虽然急性期患者视力减退多很严重,但部分患者有缓解的可能,在数日或数周视力得到显著恢复。脊髓主要表现为横贯性病征,呈现播散性、不完全横贯性、半横断或上升性脊髓炎征象,除有相应的感觉、运动和自主神经的功能障碍外,可有阵发性剧烈抽搐或有痛性强直性痉挛性发作。病变在颈髓,常出现 Lhermitte 征,有时可出现 Homner 征。视神经和脊髓症状可同时出现,也可先后发生,以后者多见,脊髓和视神经症状出现的间隔期可数天、数周、数月或数年。

四、实验室检查

急性发作时,血白细胞可增高,以多形核为主,血沉加快,脑脊液压力多正常,白细胞增高 $(12\sim350)\times10^6$ 个/L,主要是淋巴细胞增多,蛋白质一般超过正常 $(50\sim450)g/L$,其他改变见多发性硬化。

五、诊断

视神经和脊髓受累的症状联合出现时,诊断当无困难。以其中一种症状起病时,应分别同视神经炎及脊髓炎相鉴别,在相继出现多灶性神经症状时,如能除外有关疾病,应考虑多发性硬化的诊断。另外,尚要注意与急性播散性脑脊髓炎及亚急性脊髓视神经病相鉴别,后者常与用药有关,多见于小儿,均有腹部症状,表现为腹痛、腹泻,且先于神经症状出现,神经症状以感觉异常为主,常呈对称性,无反复发作,运动症状不突出,CSF无明显改变,典型病例与视神经脊髓炎鉴别不难。

六、治疗

根据临床研究及专家共识推荐,视神经脊髓炎的治疗分为急性期治疗、序贯治疗(免疫抑制治疗)、对症治疗和康复治疗。

1.急性期治疗

目的:减轻急性期症状、缩短病程、改善残疾程度和防治并发症。

(1)糖皮质激素:大剂量甲泼尼龙冲击是NMO急性期首选的治疗方案,原则是:大剂量冲击,缓慢阶梯减量,小剂量长期维持。方法:甲泼尼龙1g静脉滴注,每天1次,共3天;500mg静脉滴注,每天1次,共3天;240mg静脉滴注;每天1次,共3天;120mg静脉滴注,每天1次,共3天;泼尼松60mg口服,每天1次,共3天;50mg口服,每天1次,共3天;顺序递减至中等剂量每天30~40mg时,依据序贯治疗免疫抑制药作用时效快慢与之相衔接,逐步放缓减量速度,如每2周递减5mg,至10~15mg口服,每天1次,长期维持。部分患者对激素有一定依赖性,在减量过程中病情再次加重,对激素依赖性患者,激素减量过程要慢,可每1~2周减5~10mg,至维持量(每天5~15mg)与免疫抑制药长期联合使用。长期大量应用糖皮质激素主要的不良反应有电解质紊乱、消化性溃疡、股骨头坏死、感染、库欣综合征等,应用过程中注意护胃、补钾、补钙等,同时应用活血药物改善微循环以避免股骨头坏死。甲泼尼龙浓度过高或静滴过快容易诱发心律失常,应用大剂量甲泼尼龙冲击治疗时应加以注意,使用时稀释于500mL的葡萄糖或氯化钠溶液中,缓慢静滴至少3~4小时。

(2)血浆置换:部分重症NMO患者尤其是ON或老年患者对大剂量甲基泼尼松龙冲击疗法反应差,用血浆置换治疗可能有效,对AQP4抗体阳性或阴性的患者均有一定疗效,特别是早期应用。建议置换5~7次,每次用血浆1~2L。

(3)免疫球蛋白静脉滴注:因NMO主要为体液免疫疾病,免疫球蛋白治疗可能有效,对于大剂量甲基泼尼松龙冲击疗法反应差的患者,可选用免疫球蛋白治疗。免疫球蛋白用量为0.4g/(kg·d),静脉滴注,连续 5 天为 1 个疗程。

2.缓解期治疗

目的:为预防复发,减少神经功能障碍累积,一线药物包括硫唑嘌呤、吗替麦考酚酯、甲氨蝶呤、利妥昔单抗等。二线药物包括环磷酰胺、米托蒽醌。

(1)硫唑嘌呤:通过干扰嘌呤代谢抑制 DNA、RNA 的合成,抑制 T 细胞的激活,使抗体产生减少并使循环的单核细胞及有核细胞减少,目前常用的方法是硫唑嘌呤联合小剂量泼尼松治疗。用法:按体重 2~3mg/(kg·d)单用或联合口服泼尼松,按体重 0.75mg/(kg·d),通常在硫唑嘌呤起效以后 4~5 个月将泼尼松渐减量至小剂量长期维持。不良反应:白细胞降低、肝功能损害、恶心呕吐等胃肠道反应,应定期监测血常规和肝功能。使用硫唑嘌呤前建议患者测定硫代嘌呤甲基转移酶(TMTP)活性或相关基因检测,避免发生严重不良反应。

(2)吗替麦考酚酯:次黄嘌呤 5 单磷酸脱氢酶的非竞争性抑制药,可以阻断鸟嘌呤核苷酸和脱氧核苷酸代谢。用法:每天 1~1.5g 口服,其不良反应主要为胃肠道症状和增加感染机会。

(3)利妥昔单抗:是一种针对 B 细胞表面 CD20 的单克隆抗体,B 细胞消减治疗能减少NMO 的复发和减缓神经功能障碍进展。用法:按体表面积 375mg/m² 静脉滴注,每周 1 次,连用 4 周;或 1000mg 静脉滴注,共用 2 次(间隔 2 周)。国内治疗经验表明,中等或小剂量应用对预防 NMOS 仍有效,且不良反应小,花费相对较少。用法:单次 500mg 静脉滴注,6~12 个月后重复应用;或 100mg 静脉滴注,每周 1 次,连用 4 周,6~12 个月后重复应用。为预防静脉滴注的不良反应,治疗前可用对乙酰氨基酚、泼尼松龙。利妥昔单抗静脉滴注速度要慢,并进行监测,大部分患者治疗后可维持 B 淋巴细胞消减 6 个月,可根据 CD19/CD20 阳性细胞或 CD27 阳性记忆细胞监测 B 淋巴细胞,若 B 淋巴细胞再募集可进行第 2 疗程治疗。

(4)米托蒽醌:是一种抗肿瘤药。通过嵌入 DNA,抑制核酸合成而导致细胞死亡,能抑制淋巴细胞迁移和减少促炎性细胞因子产生,抑制 B 细胞功能。用法:按体表面积(10~12)mg/m²静脉滴注,每个月 1 次,共 3 个月,后每 3 个月 1 次,再用 3 次,总量不超过 100mg/m²。主要不良反应为心脏毒性和治疗相关的白血病,使用时应注意监测心电图和心脏彩超,每次注射前应监测左室射血分数(LVEF),若 LVEF<50 或较前明显下降,应停用米托蒽醌。此外,因米托蒽醌的心脏毒性有迟发效应,整个疗程结束后,也应定期监测 LVEF。

(5)甲氨蝶呤:一种叶酸还原酶抑制药,主要抑制二氢叶酸还原酶,导致 DNA 的生物合成受到抑制,甲氨蝶呤单用或与泼尼松合用能减少 NMO 复发和功能障碍进展,其耐受性和依从性较好,价格较低,适用于不能耐受硫唑嘌呤的不良反应及经济条件不能承担其他免疫抑制药的患者。用法:每周 15mg,单用或与小剂量泼尼松合用。

(6)环磷酰胺:环磷酰胺是双功能烷化剂及细胞周期非特异性药物,环磷酰胺对减少NMO 复发和减缓神经功能障碍进展有一定疗效,为二线药物,用于其他治疗无效。用法:600mg 静脉滴注,每 2 周 1 次,连续 5 个月;或 600mg 静脉滴注,每个月 1 次,共 12 个月。年总负荷剂量不超过 10~15g。主要不良反应有恶心、呕吐、感染、脱发、性腺抑制、月经不调、停经和出血性膀胱炎。使用时监测血常规、尿常规，白细胞减少应及时减量或停用，治疗前后嘱患者多饮水。

3.对症治疗

NMO 的对症治疗大多数治疗经验均来自对 MS 的治疗，痛性痉挛可选用卡马西平、加巴喷丁、普瑞巴林、巴氯芬等药物，慢性疼痛、感觉异常等可应用阿米替林、普瑞巴林、选择性 5-羟色胺再摄取抑制药(SSRI)、去甲肾上腺素再摄取抑制药(SNRI)及去甲肾上腺素能与特异性 5-羟色胺抗抑郁药物(NaSSA)。顽固性呃逆可用巴氯芬。抑郁焦虑可应用 SSRI、SNRI、NaSSA 类药物以及心理治疗。伴有呼吸循环障碍，必要时行辅助通气循环支持，对于长期卧床患者需要预防血栓形成和呼吸道、泌尿系感染等。

4.康复治疗

对于有吞咽、肢体、语言等功能障碍应尽早进行康复训练，在专业康复医师和护士指导下制定合理的个体治疗方案，改善日常生活能力，对严重焦虑、抑郁甚至有自杀倾向患者应给予心理治疗，同时对患者及亲属进行疾病宣教、生活指导，提高治疗的依从性。

第六章 神经系统感染性疾病

第一节 结核性脑膜炎

结核性脑膜炎(TBM)是由结核杆菌引起的脑膜和脊髓膜的非化脓性炎症,是最常见的神经系统结核病。TBM 是由结核分枝杆菌感染所致,TBM 发病通常有两个过程,首先是细菌经血播散后在脑膜和软脑膜下种植,形成结核结节;其后结节破溃,大量结核菌进入蛛网膜下隙,引起 TBM 发病。

一、临床特点

(1)急性或亚急性起病,由于疾病的慢性过程使病程持续时间较长;发热、头痛、呕吐及脑膜刺激征是 TBM 早期最常见的临床表现,通常持续 1~2 周;检查可有颈强直及 Kernig 征。可有肺结核及其他部位结核史,以及长期低热、盗汗、消瘦等结核中毒症状。

(2)颅内压增高。在早期,由于脑膜、脉络丛和室管膜炎性反应,脑脊液生成增多,蛛网膜颗粒吸收下降,形成交通性脑积水,颅内压多为轻、中度增高;晚期蛛网膜、脉络丛粘连,呈完全或不完全性梗阻性脑积水,颅内压多明显增高,表现为头痛、呕吐和视盘水肿。严重时出现去脑强直发作或去皮质状态。

(3)如早期未能及时恰当治疗,发病 4~8 周时常出现脑实质损害的症状:精神症状如萎靡、淡漠、谵妄或妄想;部分性、全身性痫性发作或癫痫持续状态;嗜睡、昏迷等意识障碍;肢体瘫痪分两型:卒中样瘫痪多因结核性动脉炎所致,出现偏瘫、交叉瘫、四肢瘫和截瘫等;慢性瘫痪的临床表现类似肿瘤,由结核瘤或脑脊髓蛛网膜炎引起。

(4)脑神经损害较常见,颅底炎性渗出物的刺激、粘连、压迫,可致脑神经损害,以动眼、展、面和视神经最易受累,表现视力减退、复视和面神经麻痹等。

(5)老年人 TBM 的特点是头痛、呕吐较少,颅内压增高的发生率低,约半数患者脑脊液改变不典型,但在动脉硬化基础上发生结核性动脉内膜炎而引起脑梗死的较多。

二、辅助检查

脑脊液压力增高,可达 3.9kPa(400mmH$_2$O)或以上,外观呈黄色,静置后可有薄膜形成;淋巴细胞显著增多,但一般不超过 500×10⁶ 个/L,蛋白中度升高,通常为 1~2g/L,糖及氯化物下降，以上典型的脑脊液改变虽无特异性，但可高度提示诊断。抗酸杆菌染色可鉴定细菌，结核菌培养是诊断结核性感染的金标准，但阳性率均较低。CT 或 MRI 扫描可显示脑底或脑沟非特异性增强，可发现伴有或不伴有钙化的结核瘤。

三、诊断

根据结核病病史或接触史，以往患有肺结核或身体其他部位的结核病，出现头痛、呕吐等症状，查体有脑膜刺激征及脑脊液特征性改变，典型病例诊断不难。但须与隐球菌等亚急性脑膜炎鉴别，因二者的临床过程和脑脊液改变极为相似，应尽量寻找结核菌和新型隐球菌的旁证或实验室证据。

四、鉴别诊断

应主要排除其他原因引起的亚急性脑膜炎。由隐球菌、组织胞浆菌和芽生菌引起的真菌性脑膜炎也与结核性脑膜炎相似，需要通过脑脊液细菌染色（抗酸杆菌染色和墨汁染色同时进行）、抗原抗体检查和脑脊液培养做出诊断。第Ⅱ期梅毒的急性非化脓性脑膜炎、第Ⅲ期梅毒的卒中和痴呆综合征无论在临床表现和脑脊液检查结果均与结核性脑膜炎极为相似，需要辅以血清学、CSF-VDRL 和特异螺旋体抗体检查做出鉴别。莱姆病和布氏病与结核性脑膜炎流行方式相近，需要用血清学检查予以排除。部分已用抗生素的化脓性脑膜炎患者其脑脊液中的多核细胞以白细胞为主，每立方毫米可达数千个白细胞，而蛋白仅轻度升高可资鉴别。单纯疱疹病毒性脑炎也需要鉴别，后者在 CT 和 MRI 上可见额、颞部特异性的局灶性异常和占位效应，但确诊仍需要做脑活检。脑脓肿、颅内硬膜下或硬膜外脓肿的脑脊液虽与结核性脑膜炎的相似，但糖水平正常，根据临床和影像学检查可迅速诊断。肉芽肿和肿瘤性脑膜炎的临床表现和脑脊液检查也与结核性脑膜炎相似，反复大量脑脊液细胞学检查可对淋巴瘤和癌性脑膜炎与之鉴别。对肉瘤性脑膜炎，通过淋巴结、肝、骨骼肌的活检予以确诊。

五、治疗

（一）结核性脑膜炎的诊断性治疗

当临床和实验室检查已发现有结核性脑膜炎，但还不足以确诊时，即使脑脊液抗酸染色时没有发现结核杆菌，就应开始用异烟肼、利福平、吡嗪酰胺等至少 3 种能很好地进入脑脊液中的药物进行联合治疗，虽然已用药，脑脊液检查还应持续 3~4 天，以期发现病原菌。病因不明确时，也可针对结核、梅毒、HSV、其他细菌做试验性治疗，收集资料，逐渐排除一些无关的治疗。若能早期诊断，则抗结核疗效较好。治疗后如果脑脊液细胞数下降，糖升高将有助于结核性脑膜炎的诊断，但蛋白水平需较长时间才可降低。药物并不能阻止粘连性脑膜炎所引起的病理性连锁反应，尽管诊断明确，在治疗之初，疗效仍不明显。甚至合理用药后，病情仍恶化，发展成卒中、脑神经病和阻塞性脑积水。此外在治疗初期病情也可恶化，甚至出现嗜睡，可能与人体对结核蛋白产生过敏而引发弥漫性脑水肿有关，可予地塞米松治疗。

(二)结核性脑膜炎的药物治疗

早期诊断和早期治疗是治疗成功的关键,治疗主要包括抗结核治疗、脱水降颅压治疗、激素治疗和保肝治疗等。

1.抗结核药治疗

在治疗过程中,应重复检查脑脊液以监测治疗是否有效。开始治疗后 2～3 个月应进行神经系统影像学检查,然后间隔 3～6 个月再检查以证实有病灶的改善。其用药原则是联合用药,剂量要足,疗程充分。常用的方案有:①异烟肼＋利福平＋吡嗪酰胺。②异烟肼＋利福平＋乙胺丁醇。③异烟肼＋利福平＋乙胺丁醇＋吡嗪酰胺。

(1)异烟肼:杀菌力强,毒性低,易透过血脑屏障,为首选药物。异烟肼可抑制结核杆菌 DNA 合成,破坏菌体内酶活性,干扰分枝菌酸合成,对细胞内、外结核杆菌均有杀灭作用。但易产生耐药性,单独应用时敏感菌在数周后即可转变为耐药菌,与其他抗结核药物联合应用,可使耐药现象延缓出现。异烟肼在体内以乙酰化方式失去活性,乙酰化的速度与种族遗传有关,分为快型和慢型。74.4％的中国人属于快代谢型。治疗开始时剂量宜较大,成人剂量 600～900mg/d。病情好转,约在给药 4 周或更长时间后改为维持剂量,疗程一般为 1～1.5 年。病重患者宜静脉滴注或椎管内注射药物,使血药浓度在短期内维持较高水平。异烟肼主要不良反应为肝功能损害和末梢神经炎。末梢神经炎主要用维生素 B_6 治疗。

(2)利福平:利福平具有广谱抗菌作用,其作用机制为与细菌的 RNA 聚合酶结合,干扰 mRNA 的合成,抑制细菌的生长繁殖,导致细菌死亡。对细胞内外结核杆菌均有杀灭作用。单独应用也易产生耐药性。需空腹服用,常与异烟肼合用。成人剂量为 450～600mg/d,多作 1 次口服,主要不良反应是肝功能损害和过敏反应。

(3)乙胺丁醇:对各种生长繁殖状态的结核杆菌有作用,对静止状态的细菌几无影响。成人剂量为 15～25mg/(kg·d),不良反应是引起球后视神经炎,导致视力减退、中央暗点和绿色视觉消失。

(4)吡嗪酰胺:抗结核作用易受环境因素的影响,在酸性环境中有较强的杀菌作用,在 pH5.5 时杀菌作用最强,对酸性环境中缓慢生长的吞噬细胞内的结核杆菌杀菌作用强。对中性和碱性环境中的结核杆菌几乎无抑菌作用。吡嗪酰胺渗入吞噬细胞后进入结核杆菌体内,菌体内的酰胺酶使其脱去酰胺基,转化为吡嗪酸而发挥杀菌作用。易透过血脑屏障。单一用药极易产生耐药性,与其他抗结核药物无交叉耐药,同异烟肼联用可增强其杀菌作用。成人口服量为 0.75～1.5g/d。常见不良反应为肝脏损害,也可出现关节痛,主要发生在大关节,停药后即缓解。

(5)链霉素:该药不能通过正常的血脑屏障,但能透过有炎症的脑膜,故适于急性炎症期患者的治疗。成人剂量为 750mg/d,肌内注射。应密切观察该药引起第Ⅷ对脑神经损害的毒性反应,如听力损害、眩晕、呕吐等,以便及时停药及处理。

(6)对氨基水杨酸钠:对氨基水杨酸对结核杆菌有选择性的抑制作用,仅作用于细胞外的结核杆菌。与异烟肼联用时由于竞争乙酰化而致异烟肼血药浓度增加,故有协同的抗结核作用,延缓耐药性的产生。

2.肾上腺皮质激素

激素能减轻炎症反应和脑水肿,减轻临床上的中毒症状。主张早期使用,临床常用泼尼松或地塞米松治疗。病情严重者,特别是有肢体瘫痪提示有蛛网膜下隙阻塞者可鞘内注射甲泼尼龙每日 20mg,每周 2 次。若椎管完全阻塞,可腰椎穿刺和颈侧方穿刺交替进行,疗效更佳。

3.脱水治疗

对高颅压患者应及时进行脱水治疗,以防脑疝形成。常用脱水剂有 20%甘露醇溶液、呋塞米等。

第二节　病毒性脑膜炎

病毒性脑膜炎是一组由各种病毒感染引起的软脑膜(软膜和蛛网膜)弥漫性炎症综合征,主要表现为头痛、发热、脑膜刺激征,是临床最常见的无菌性脑膜炎。病毒性脑膜炎可发病于任何年龄,但大多好发于年少儿童。

一、病因和发病机制

1.病因

目前所有的病毒性脑膜炎中80%～90%是由肠道病毒经粪-口途径传播引起的,属微小核糖核酸病毒科,包括脊髓灰质炎病毒、柯萨奇病毒 A、B 各型,艾科病毒以及未分类的肠道病毒。虫媒病毒和 HSV-1 型、HSV-2 型也可引起,腮腺炎病毒、淋巴细胞性脉络丛脑膜炎病毒、水痘-带状疱疹病毒及流感病毒少见。

2.发病机制

病毒经胃肠道(肠道病毒)、呼吸道(流行性腮腺炎病毒、腺病毒、肠道病毒、淋巴细胞脉络丛病毒等)、皮肤(虫媒病毒、HSV-1)或结膜(某些肠道病毒)等侵入机体,侵入机体后在侵入部位的局部淋巴结内复制,在病毒血症初期通过血源性传播途径播散至中枢神经系统以外的组织,偶尔进入中枢神经系统,中枢神经系统的感染多发生在病毒血症的后期,病毒在中枢神经系统以外的部位多次复制后经脉络丛进入脑脊液,引起脑膜炎。

二、诊断与鉴别诊断

1.临床表现

(1)急性或亚急性起病,任何年龄均可发生,以青少年常见。

(2)全身中毒症状:发热、畏光、肌肉酸痛、全身乏力、纳差,体温一般不超过 40℃。

(3)脑膜刺激征表现:剧烈的头痛(主要位于前额部或双颞侧)、呕吐、轻度颈项强直等,凯尔尼格征和布鲁津斯基征可有可无。

(4)婴幼儿病程超过 1 周,可仅表现为发热、易激惹及淡漠,成年可持续 2 周或更长。

2.辅助检查

(1)脑脊液检查:病毒性脑膜炎腰穿颅内压一般处于正常范围,少数患者可稍增高;脑脊液外观清亮;白细胞数基本处于正常范围(成年人<8×10⁶/L,儿童<15×10⁶/L),细胞分类早期以中性粒细胞为主,8～48 小时后以淋巴细胞为主;蛋白含量可轻度升高,葡萄糖含量正常,如患者为糖尿病患者,脑脊液葡萄糖一般不超过血糖的一半;氯化物正常。

(2)影像学检查:头颅 CT 或 MRI 平扫一般无异常,但头颅 MRI 增强扫描后可发现颅内软脑膜有异常强化,脑实质无明显异常。

(3)脑电图检查:病毒性脑膜炎因脑实质无病灶一般表现为正常脑电图。

(4)病毒检测:如能从脑脊液中分离出病毒则可确诊,因病毒血症出现在脑膜炎之前,所以从血液中分离出病毒的可能性极小,50%以上的肠道病毒脑膜炎可以从脑脊液中分离出病毒。

3.鉴别诊断

(1)化脓性脑膜炎:起病急,发热以高热为主,腰穿颅内压多升高,脑脊液呈乳白色,白细胞计数大于 1000×10⁶/L,早期细胞分类以中性粒细胞为主(90%以上),中期免疫活性细胞、单核细胞增多,晚期以激活单核细胞、吞噬细胞为主;蛋白明显升高,可达 10g/L 以上,葡萄糖极低,氯化物大多数正常,脑脊液涂片或细菌培养呈阳性,颅脑 MRI 增强扫描提示颅内脑膜广泛强化。

(2)结核性脑膜炎:起病时一般有反复低热、盗汗、消瘦等前驱症状,腰穿颅内压升高,部分可大于 330mmH₂O,脑脊液呈淡绿色或黄绿色,白细胞多在(200～500)×10⁶/L,分类以单核细胞为主,早期细胞可正常,分类以中性粒细胞为主,中后期以淋巴细胞为主;蛋白多在 1～2g/L,如有椎管梗阻时蛋白可显著升高,葡萄糖及氯化物均降低,脑脊液的 PCR-TB-DNA 检查阳性可确诊,颅脑 MRI 增强扫描提示脑膜广泛强化,颅底脑干周围强化较其他脑炎更明显。

(3)无菌性脑膜炎:无菌性脑膜炎也称良性复发性脑膜炎或 Mollaret 脑膜炎,临床少见,病因不明,主要表现为头痛、发热、恶心呕吐、颈项强直,重者有意识障碍、精神行为异常、全身性强直阵挛发作、瞳孔不等大、巴宾斯基征阳性等,急性起病,症状可在数小时达高峰,持续2～7日后好转,发作次数 2～15 次,病程短则 1 年,最长可达 28 年,发病过后一般不遗留任何神经系统后遗症。腰穿脑脊液淋巴细胞增多,蛋白轻度升高而糖含量正常,病后最初 24 小时内可发现 Moliaret 细胞,并在 24 小时后迅速减少。

三、治疗

病毒性脑膜炎是由各种病毒感染软脑膜(软膜和蛛网膜)后引起弥漫性炎症的一组临床综合征。临床主要表现为发热、头痛和脑膜刺激征。病毒性脑膜炎是临床最常见的无菌性脑膜炎,后者则常指脑脊液中未找到常见病原菌的一组脑膜炎综合征。随着组织培养技术的发展和 PCR 技术的应用,病毒性脑膜炎的诊断阳性率明显提高,例如,美国每年病毒性脑膜炎的患者数已超过了其他各种脑膜炎患者数的总和。

85%～95%的无菌性脑膜炎由肠道病毒引起。该病毒属于微小核糖核酸病毒科,有 60 多个不同的亚型,包括脊髓灰质炎病毒、柯萨奇病毒 A 和 B、埃可病毒等;虫媒病毒和 HSV 也是引起本病的较常见病原体,但腮腺炎病毒、淋巴细胞性脉络丛脑膜炎病毒及流感病毒则少见。由于肠道病毒是一种最主要的病原体,病毒性脑膜炎总的流行病学、病因学和临床表现主要反映了肠道病毒感染的特性。

（一）诊断

患者多呈急性起病,出现以脑膜刺激症状为主的临床表现,脑脊液检查淋巴细胞轻至中度增多,肠道病毒性脑膜炎的早期以多核细胞为主,8～48 小时后以淋巴细胞为主,一般在 $(100～1000)×10^6/L$,排除其他疾病后可做出本病的临床诊断。确诊须从脑脊液中分离出病毒或 PCR 检查结果阳性。

尽管从患者的咽喉或直肠分离出肠道病毒对诊断有一定帮助,但因从这些部位分离出病毒的时间多在感染后的一到数个星期,尚不能排除既往感染。肠病毒组织培养的敏感性只有 $65\%～75\%$,像许多柯萨奇病毒 A 亚型就不能够在培养基上生长,而通常可以培养的病毒亚型又易被脑脊液中和或者抑制。多种培养细胞的使用增强了分离肠道病毒的能力,而且由于患者每毫升脑脊液中肠道病毒的含量只有 $10～1000$ $TCID_{50}$（组织培养基的感染单位）,这导致脑脊液中病毒的生长速度比咽喉或直肠细胞标本中的要慢。有报道指出在组织培养基中脑脊液肠道病毒的平均生长时间为 3.6～8.2 天。

PCR 是最有前途的替代组织培养的诊断技术。通过反转录 PCR（RT-PCR）来检测病毒基因组 5′端非编码区域中的保守序列。经过大批研究者在临床诊断中的应用,发现对肠道病毒的 RT-PCR 检测,与组织培养相比具有更加稳定的高敏感性和 100% 的特异性。

除虫媒病毒外,一般所有引起脑膜炎的病毒均可从脑脊液中发现。由于病毒血症出现在脑膜炎起病之前,因而从血液中分离出病毒的可能性极小。

（二）治疗和预后

一般治疗包括止痛,注意体液平衡以避免或改善抗利尿激素分泌异常综合征和（或）脑水肿的发生。有时可能需监测电解质以及血、尿渗透压的变化。脑水肿是肠道病毒性脑膜炎的一种少见的并发症,用甘露醇后可予以控制。癫痫发作可由发热单独引起,也可以是病毒直接或间接炎症性损害脑实质（这种情况称为"脑炎"更合适）的反应。苯妥英钠和苯巴比妥是治疗这种并发症的首选药物。

虽然病毒性脑膜炎大多数属于一种良性、自限性疾病,但抗病毒治疗可明显缩短病程和缓解症状。首先,针对引起脑膜炎的不同病原体也可选用不同的药物治疗,如用阿昔洛韦治疗 HSV 性脑膜炎。与其他病毒一样,肠道病毒在复制周期中的几个步骤可作为抗病毒治疗的潜在靶点。细胞的易感性,病毒的吸附,病毒的脱衣壳,病毒 RNA 的复制和病毒的蛋白合成均被用来研究作为抗病毒药物的目标。尽管已经研制出针对上述每个过程的药物,针对肠道病毒感染,临床上使用或实验性使用的药物只有免疫血清球蛋白（ISG）和 pleconaril（一种抗微小核糖核酸病毒药物）。

目前常用的药物有以下几种:

1.阿昔洛韦

阿昔洛韦是目前最常使用的一种选择性强、毒性小、效力高的抗病毒药。适用于 HSV 和

VZV 脑膜炎的治疗。常用剂量为 $15\sim30mg/(kg\cdot d)$，连用 $14\sim21$ 天。不良反应有谵妄、震颤、皮疹、血尿、血转氨酶暂时性升高等。

2.ISC

ISG 已被用在两组临床患者中（新生儿和免疫抑制的患者）来进行肠道病毒的预防和治疗。新生儿可经胎盘或围生期感染肠道病毒而出现一种严重的败血症样综合征。使用母系的血清或血浆或商业用 ISG 成功地阻止肠道病毒亚型所导致的严重的新生儿疾病，但也有报道这些治疗并没有效果。一个经随机、双盲处理的研究发现，由于样本量小而无法证实这种治疗的具体疗效，但显示静脉注射 ISG 后，小儿体内病毒含量减少，随后出现抗感染病毒抗体的增高。

在使用静脉注射 ISG 之前，已有关于在抗体缺乏的患者中通过肌内和（或）鞘内注射 ISG 后产生综合疗效的报道。在严重的新生儿 EV 病中，有些患儿经过补充免疫球蛋白后病情好转，但另外一些则没有效果。抗体缺乏的患者在接受持续的静脉内 ISG 补充治疗后，其慢性进展性 EV 脑膜脑炎的发病率得以降低（证实这种药物具有预防作用），患者的临床病程得以缩短。

3.pleconaril

是一种新型的抗微小核糖核酸病毒药物，目前处于Ⅲ期临床研究阶段，对能引起人体多种疾病如脑膜炎、脑炎、高热、呼吸道疾病的小 RNA 病毒具有较强的抗病毒活性。其作用机制在于阻止病毒脱衣壳及阻断病毒宿主细胞受体的结合，从而达到抑制病毒复制的目的。在体外，该化合物对肠道病毒、鼻病毒显示出极强的抗病毒活性，并且由于二蟋唑环上有了一个三氟甲基取代基，使原先这一位置易于被氧化还原的缺点得以克服。研究还证实，该化合物分子的异噁唑环的稳定性也较好，保证了其在体内的稳定有效。本药品适用于非脊髓灰质炎肠道病毒和鼻病毒，且口服的药物利用度高，临床实验证实该药能明显减轻病毒感染的症状，缩短病程。其用法为：$200mg/$次，每日 $2\sim3$ 次。

对 221 例儿童肠道病毒性脑膜炎作有安慰剂对照的 pleconaril 治疗性实验，显示患者总的发病情况有明显好转（疾病症状的总体评估）。大于 8 岁的儿童在接受 pleconaril 治疗后头痛持续时间明显缩短，并在接受治疗后 24 小时即可观察到疗效。与安慰剂组相比，从 pleconaril 治疗组患者的咽喉上皮细胞分离出病毒体的概率相对减少。在双盲、安慰剂对照的实验中，180 例 $14\sim65$ 岁的患者接受了 200mg，1 日 3 次的 pleconardil 或安慰剂治疗。pleconaril 治疗组患者较安慰剂组头痛持续时间缩短了 2 天，脑膜炎症状提前 2 天消失。另有报道对超过 90 例具有潜在生命威胁的肠道病毒感染患者做 pleconaril 治疗，其中 38 例患者作长时间的观察以评估药物疗效。在 16 个抗体缺乏的慢性 EV 脑膜脑炎患者中，有 12 例表现为临床症状的改善。

在慢性 EV 脑膜炎和抗体缺陷的患者中实验性的酌情使用 pleconaril，其疗效令人鼓舞。

第七章　周围神经病

第一节　三叉神经痛

一、病因

近几年来通过临床实践和研究,特别是神经显微外科手术的应用和手术方式的不断改进,对继发性三叉神经痛的病因、发病率的认识有了更深入了解和认识,发现三叉神经系统的所属部位或邻近部位的各种病灶均可引起三叉神经痛。最常见的病因有颅内和颅底骨的肿瘤(主要是小脑脑桥角、三叉神经根或半月节附近的肿瘤)、血管畸形(动脉瘤)、蛛网膜粘连增厚、多发性硬化等。

1.三叉神经感觉后根和半月节的病变

经颅后窝入路手术和颞下入路手术发现的继发性病因如下。

(1)三叉神经感觉后根的病变(颅后窝):指小脑脑桥角区和半月神经节后根部分而言,如胆脂瘤表皮样囊肿、脑膜瘤、三叉神经纤维瘤、神经鞘瘤、蛛网膜囊肿、蛛网膜炎粘连增厚;其次有骨瘤、骨软骨瘤及胶质细胞瘤、动静脉血管畸形、血管细胞瘤、动脉瘤等。

(2)三叉神经半月节的病变(颅中窝):凡是颅中窝底部的病变,均可侵犯半月神经节,如颅底部的各类肿瘤,颞叶下部脑膜瘤、血管瘤,颅底的转移瘤(如鼻咽癌颅内转移),颅骨肿瘤(如纤维结构不良),或颅底的炎症粘连等。以上部位的病变除引发三叉神经痛症状外,对邻近组织结构多有侵犯,为此,可出现相应的症状和体征。如三叉神经分布区域的感觉和运动障碍,或同时出现带状疱疹,这一特征性体征的出现,有学者认为是诊断三叉神经半月节病变的重要依据。

2.脑干病变

常见的有延髓空洞症、脑干部的血管病变、炎症、脑干肿瘤、梅毒、多发性硬化等。

3.三叉神经半月节前根(周围支)病变

最常见的有眶内肿瘤、蝶骨小翼区的肿瘤、眶上裂综合征(炎症、肿瘤)、海绵窦病变、鼻窦病变(炎症、肿瘤)及牙源性的病灶等,均可侵犯三叉神经根或周围支而发生三叉神经痛。牙源性和鼻窦病变引发的继发性三叉神经痛为持续性钝痛,而原发性三叉神经痛多为短暂的阵发性闪电样剧痛,两者可以鉴别。

二、发病机制

三叉神经痛是临床上常见的一个症状,与伤病密切相关,既为一般人所关注,更是在医学领域内需要重视和深入研讨的问题。近几十年来,对三叉神经痛的研究取得了突出的进展。但迄今仍有疼痛的基本问题尚未明确,尚须进一步解决。目前一般有以下几种学说。

1.闸门控制学说

Melzack 与 Wall 根据大量实验研究结果和临床资料,于 1965 年提出了痛觉闸门控制学说,以解释痛觉产生的机制,是近代痛觉生理中受到广泛注意的一个学说。该学说的核心是脊髓的节段性调制与脊髓背角胶区(SG)神经元起到了关键的闸门作用。其基本论点是外周神经、粗纤维(A)和细纤维(C)的传导均能激活脊髓后角上行的脑传递细胞(T 细胞),但又同时与后角的胶质细胞(SG 细胞)形成突触联系。A 和 C 传入均能激活 T 细胞,而对 SG 细胞抑制的作用则相反,即 A 传入兴奋 SG 细胞,C 传入抑制 SG 细胞,而 SG 细胞抑制 T 细胞。就此当损伤刺激 C 时,SG 细胞抑制,T 细胞抑制解除,闸门就打开;当低频电刺激兴奋 A 时,SG 细胞兴奋,加强了 SG 细胞对 T 细胞的抑制,从而关闭了闸门,减少或阻止伤害性信息向高位中枢传递,因此缓解了疼痛或得到了镇痛作用。1983 年 Melzack 和 Wall 又有新的事实和观点,概括有三点:①强调 SG 细胞的多功能性,既有抑制性也有兴奋性,将原图 SG 细胞标为两种,呈点示抑制性 SG 细胞,白圈示兴奋性 SG 细胞。②原学说图示只包含了单纯的突触前抑制,现强调这种抑制可能是突触前或突触后的,也可能两者兼有;③突出表明了脑干的下行抑制系统,并强调抑制是向脊髓闸门独立输入的。

2.体液机制

每当低频电流刺激人体的时候,中枢神经系统能够释放出一种叫内源性吗啡样物质,该物质是一类具有吗啡样活性的神经介质。根据目前的发现,它与镇痛有密切关系,其主要是脑啡肽和内啡肽。它们可作用于传入神经末端的阿片受体而产生突触前抑制,减少 P 物质的释放,因此防止了痛觉冲动的传入。P 物质是一种与痛觉传导有关的神经介质。另一方面,也可以与突触后阿片受体结合,产生突触后抑制,抑制第二级感觉神经元的传入而产生镇痛作用。根据目前的发现,脑啡肽镇痛作用时间短,一般只能持续 3～4 分钟,又迅速被酶破坏。而内啡肽镇痛作用时间比较长,可以持续数小时。

3.构型学说

Nafe 在 1927 年首先提出构型学说,至 1955—1960 年时 Weddeu 学派以大量的实验证据支持这一学说,认为任何刺激只要达到足够强度就可以产生疼痛。神经冲动在空间和时间上的构型模式如同复杂的电码一样,被中枢神经系统感受之后,可以产生不同的感觉。不同质与量的刺激作用,就产生了不同的冲动发放模式,也就产生了不同的感觉。痛觉冲动是在时间和空间序列上的一种特殊构型模式,它也可在非特异性感受器受到刺激之后产生。但是,该学说忽略了感受器——纤维单位的生理学特异性,有足够的证据认为,这种特异性在一定程度上决定着疼痛反应、适应速度和痛阈的不同。虽然外周神经功能的特异性以及感觉的产生(包括痛觉)决定于对不同刺激起反应的感受器,这是不可否认的,而且构型学说也很难说明中枢神经系统是如何翻译各种"电码"。因此,构型学说还不能解释痛觉发生机制的全部问题。不过,上述两个痛觉发生机制学说不应该相互排斥,而是相互补充的。

4.疼痛第四学说

疼痛第四学说是疼痛特异性学说与精神因素的融合。该学说认为机体存在感觉系统和反应系统。疼痛的感觉系统仅是对痛觉的识别,借助于神经感受器和神经冲动的传导机制完成。而疼痛的反应系统受个人体验、文化以及各种心理状态的影响,是一种复杂的生理心理活动的过程。

5.特异性学说

19世纪 Von Frey 提出疼痛和其他皮肤感觉的特异性学说,认为身体组织内某一种感受器对特定的一种刺激产生反应,他们对每种感觉都有自己特异性的感受器。痛觉感受器就是游离的神经末梢,它发放冲动经由外周神经的 A 和 C 纤维及脊髓内的前外侧脊髓丘脑束传导至丘脑的感受中枢,再投射到大脑皮层的特定部位,引起疼痛。该学说认为体内存有强烈的起反应感受器,而且这些感受器与丘脑之间存在着直接和固定的联系。随着痛觉生理学的进展,越来越多的资料难以纳入特异性学说的规范。例如,游离神经末梢和 C 纤维不仅易被强烈的刺激兴奋,而且也可以被非强烈的刺激(如触觉刺激和温热刺激)所兴奋,又如人类角膜虽然只有一种神经末梢,但是触、痛、温、冷四种基本感觉都有。实际上,体内已被发现的感觉器类型远远超过四种。因此,即使体内存在有特殊的痛觉感受器,那也只能说仅有很少的感觉纤维能特异性的对强烈刺激起反应。临床资料提示,脊髓丘脑束切断术或中枢神经系统的其他传导束切断后,痛觉可一时消失,但以后又重新出现。这说明,有关痛觉的传导经路并非永远固定不变。任何种类的刺激只要超过一定的程度,均会引起痛觉。

三、病理生理及病理

解剖

(一)病理生理

(1)短路学说:此学说设想髓鞘崩解可能引起相邻两纤维间发生短路,轻微的触觉刺激即可通过短路传入中枢,而中枢传出冲动也可再通过短路成为传入冲动,这样很快到痛觉神经元的阈值而引起一阵疼痛发作。也可能是脱髓鞘的轴突与邻近的无髓鞘纤维发生短路(又称为突触形成),从而激发了半月节内的神经元而产生疼痛。当脱髓鞘纤维完全退化后,则短路停止,可以解释疼痛的自发缓解。

(2)Darian-smith 提出大的有髓鞘纤维的消失,可能比髓鞘的消失更为重要。这些大纤维的传入冲动,在正常情况下对尾状核的最早传导有抑制作用。在大纤维部分消失时,可能对受损害的前外侧神经束的抑制消失或减弱称之为"传入阀",使脊三叉神经核头侧的联络及二神经元处于激惹状态,增加了三叉神经根反射的自我激发及重复发放,因而受损的神经束变得敏感,以致正常仅引起触觉的传入冲动即可产生疼痛。

(3)Galrin 等认为颅后窝三叉神经根受压,或原发性脱髓鞘疾病致使大的神经纤维脱髓鞘是产生三叉神经痛的原因。Burchiel 用手术造成 12 只猫、2 只猴子的三叉神经后根局部脱髓鞘,发现该处可产生重复的动作电位,有时持续几分钟,与脑干无关,于过度换气时动作电位增加,给予苯妥英钠后消失,与上述假说一致。

(4)目前国内外学者们公认,三叉神经的脱髓鞘改变是引起三叉神经痛的主要原因,而引起三叉神经脱髓鞘的原因,有学者从临床结合病理观察结果来看,似乎说明脱髓鞘的原因是由于三叉神经纤维某一节段有局限性、急性、慢性炎症和(或)某种原因压迫,致使三叉神经感觉纤维严重变性坏死,到髓鞘再修复后增生、增厚、粘连,致压迫正常供给三叉神经的营养血管,使感觉根的供血减少,而导致髓鞘代谢及营养紊乱。因而,导致传出纤维与痛觉传入纤维发生短路,或者使大的有髓纤维消失,对尾核及前侧神经束传导的抑制消失,使脊髓三叉神经根反射自我激发及重复发放受损的神经束变得敏感,致使正常仅引起触觉的传入冲动而引起疼痛发作。因此,认为炎症和(或)某种压迫刺激三叉神经感觉根是引起感觉根脱髓鞘的主要因素。根据某医学院的临床实践及对三叉神经的病理(电镜及光镜)观察亦认为三叉神经的脱髓鞘是三叉神经痛的主要原因,推测机械性压迫缺血、髓鞘营养代谢紊乱等可能是髓鞘脱失的诱发因素。

神经纤维的退行性变可能为神经功能改变的基础,但引起神经纤维退行性变的确切原因仍有待进一步探讨和深入研究。不少学者认为三叉神经痛为综合征,并非单一独立的疾病,而由多种原因所致。可以设想半月节及后根的退行性变是发病基础,半月节及后根邻近组织的结构变化是发病的附加条件,三叉神经痛发作时,三叉神经的中枢部亦参与这一病理过程。

(二)病理解剖

有关三叉神经痛的病理变化,意见分歧很大。大体所见,无明显改变,以往一般认为,原发性三叉神经痛在三叉神经半月节及神经根上均无明显的病理改变。另有学者认为变化很大,神经节内可见节细胞的消失、炎性浸润、动脉粥样硬化改变及脱髓鞘。近来的研究多数支持后一种意见。这些病理变化用光学显微镜已足可见到,若采用电子显微镜观察则更为明显。Keer及Beacer各报道了19例及11例三叉神经痛患者的半月神经节病理观察。在光镜下可见髓鞘显著增厚及瓦解,轴突不规则,很多纤维有节段性脱髓鞘,轴突常形成遗留物或完全消失。电镜下同样有明显的退行性变,主要为神经节细胞,细胞质中出现空泡;神经纤维髓鞘呈现退行性过度髓化,节段性脱髓鞘伴轴索裸露、增生、肥厚及扭曲、折叠、缠结形成"丛状微小神经瘤",未找到病毒包涵体或炎症浸润的证据。有学者也观察了6例原发性三叉神经痛,患者的病理标本取自半月节后根各1例,眶上神经4例。光镜检查所见半月节神经纤维普遍肿胀、脱髓鞘、轴突大部分消失。半月节、后根可见到明显退行性增生改变,表现为髓鞘的正常纹理组织不清,髓鞘松解,断裂为多层,有的地方形成大的空隙或呈空泡状。有的向内呈圆形或卵圆形突入或向髓鞘外突出,并伴有髓鞘增生,严重者轴浆部位几乎为增生髓鞘所占据。髓鞘有的呈断裂状,有的似一团乱麻状,较重病例轴浆内结构也有退变,原纤维结构不清,局部区域形成大空泡,髓鞘明显肿胀、退变,线粒体模糊不清。无髓鞘纤维也有退行性改变。通过报道34例带状疱疹后三叉神经痛临床病理分析中,7例行Dandy手术,在三叉神经感觉根出脑桥0.5cm处行部分切断,并同时自此段取材做病理检查。术后疼痛消失而痊愈。病理光镜及电镜下观察7例患者中共同的特点是三叉神经感觉根髓鞘显著肿胀、增厚、变粗、轴突不规则,有节段性脱髓鞘退行性变。其中4例(疱疹破溃发生混合感染)在退行性变的间质中有淋巴细胞,神经纤维中有大量弥漫性中性粒细胞,血管壁增厚,组织结构模糊不清,似退化坏死样炎性复合物。

四、诊断与鉴别诊断

(一)临床表现

1.部位

多限于一侧,最常见第2、3支同时受累,其次为单纯第2、3支受累,眼支最少见。发作前多无先兆,疼痛骤然来临又骤然停止,发作间期无疼痛感。

2.性质

呈发作性电击样、刀割样和撕裂样剧痛。

3.持续时间

疼痛由颌面或牙槽开始,沿神经支配区放射,每次疼痛发作时间由仅持续数秒至1~2分钟骤然停止。每次发作一般不超过2分钟,但发作后患者可有面部残留钝痛或烧灼感。早期发作较少,可数日1次,以后多逐渐加重,甚至数分钟1次。病程可周期性发作,周期数周至数月。

4.诱发因素及"扳机点"

常位于病侧三叉神经分布区的某处,如上下唇、鼻翼、口角、门犬齿、上腭、颊黏膜等部位。下颌支疼痛多因下颌动作(咀嚼、说话、哈欠)引起,直接刺激皮肤触发点诱发疼痛少见。上颌支则多有刺激扳机点引起(上唇外1/3、上门齿、颊部、眼球内侧),洗脸、刷牙、剃须、擤鼻涕均可引起。

5.其他症状

发作时可伴有同侧面肌抽搐、面部潮红、流泪和流涎,部分患者可出现抑郁情绪。

(二)辅助检查

头颅CT或MRI检查观察有无颅内病变,尤其是脑干病变。

3D-TOF磁共振断层血管成像技术可清晰显示脑桥小脑角池内的脑神经出脑干段与责任血管的关系。

(三)诊断要点

(1)面部三叉神经一支或几支分布区内突发的电击样剧痛,以第2、3支发生率最高,单侧多见。

(2)发作前无先兆,呈闪电式,历时数秒至数十秒,可有发作"触发点",严重者洗脸、刷牙、说话、吞咽、咀嚼等均可诱发。

(3)原发性三叉神经痛发作间歇期完全正常,神经系统无阳性体征;继发性三叉神经痛患者可伴有其他神经系统症状和体征。

(四)鉴别诊断

1.继发性三叉神经痛

其发作持续时间较长,常伴有面部感觉障碍、咀嚼肌萎缩、角膜反射减退及其他脑神经功能损害表现,查体可见阳性体征,行头颅 MRI 或脑脊液等检查可找出致病原因。

2.舌咽神经痛

疼痛部位在患侧舌根、咽喉、扁桃体、耳深部及下颌后部,有时以耳深部疼痛为主要表现。吞咽、咀嚼、说话、咳嗽、打哈欠时诱发疼痛。给予丁卡因溶液喷涂咽喉部可缓解疼痛。

3.牙痛

三叉神经痛发病初期易误诊为牙痛,一般牙痛特点为持续性钝痛或跳痛,局限在齿龈部,不放射到其他部位,无颜面部皮肤过敏区,不因外来的因素加剧,但患者不敢用牙齿咀嚼,应用X线检查或 CT 检查可明确牙痛。

4.中间神经痛

疼痛部位主要位于一侧外耳道、耳郭及乳突等部位,严重者可向同侧面部、舌外侧、咽部以及枕部放射。疼痛性质为发作性烧灼痛,持续时间长,多为数小时,短者也有数分钟。局部常伴有带状疱疹,还可有周围性面瘫,味觉和听觉改变。

5.颞颌关节综合征

可在咀嚼食物时出现下颌和颞部的疼痛,但无其他部位的触发点,且颞颌关节部位有压痛,可资鉴别。

五、治疗

(一)药物治疗

目前,三叉神经痛还没有有效的治疗方法。药物治疗控制疼痛的程度及发作的频率仍为首选的治疗方法。药物治疗的原则为:个体化原则,从小剂量开始用药,尽量单一用药并适时注意药物的不良反应。

常用的药物有以下几种。

1.卡马西平

由于卡马西平的半衰期为 12~35 小时,故理论上可以每天只服 2 次。常常从小剂量开始:0.1g,2 次/天,3~5 天后根据患者症状控制的程度来决定加量。每次加 0.1g(早、晚各0.05g),直到疼痛控制为止。卡马西平每日的用量不要超过 1.2g。

卡马西平常见的不良反应有:头昏、共济运动障碍,尤其是女性发生率更高。长期用药要注意检测血象及肝功能的变化。此外,卡马西平可以引起过敏,导致剥脱性坏死性皮炎,所以,用药的初期一定要观察有无皮疹。孕妇忌用。

卡马西平是目前报道的治疗三叉神经痛的有效率最高的药物,其有效率据国内外的报道可达70%~80%。

2.苯妥英钠

苯妥英钠也可以作为治疗三叉神经痛的药物,但是有效率远较卡马西平低。据国内外文献报道,其有效率为 20%~64%。剂量为 0.1g,口服,3 次/天。效果不佳时可增加剂量,通常每日增加 0.05g。最大剂量不超过 0.6g。

苯妥英钠的常见不良反应有头昏、共济运动障碍、肝功能损害及牙龈增生等。

3.妥泰(托吡酯)

是一种多重机制的新型抗癫痫药物。近年来,国内外有文献报道,在用以上两种经典的治疗三叉神经痛的药物治疗无效时,可以选用该药。通常可以从50mg,2 次/天开始,3～5 天症状控制不明显可以加量,每日加 25mg,观察 3～5 天,直到症状控制为止。每日的最大剂量不要超过 250～300mg。

妥泰的不良反应极少。常见的不良反应有头昏、食欲下降及体重减轻。国内外还有报道,有的患者用药以后出现出汗障碍。

4.氯硝西泮(氯硝安定)

通常作为备选用的药物。4～6mg/d。常见的不良反应为头昏、嗜睡、共济运动障碍,尤其在用药的前几天。

5.氯甲酰氮䓬

300mg/d,分 3 次餐前 30 分钟口服,无效时可增加到 600mg。该药不良反应发生率高,常见的不良反应有困倦、蹒跚、药疹和粒细胞减少等。有时可见肝功能损害。应用该药治疗应每 2 个月进行一次血液检查。

6.中(成)药

如野木瓜片(七叶莲),3 片,4 次/天。据我们的临床观察,该药单独使用治疗三叉神经痛的有效率不高,但是可以作为以上药物治疗的辅助治疗药物。此外,还有痛宁片,4 片,3 次/天。

7.常用的方剂

(1)麻黄附子细辛汤加味:麻黄、川芎、附子各 20～30g,细辛、荆芥、蔓荆子、菊花、桃仁、石膏、白芷各 12g,全蝎 10g。

(2)面痛化解汤:珍珠母 30g,丹参 15g,川芎、当归、赤芍、秦艽、钩藤各 12g,僵蚕、白芷各 10g,红花、羌活各 9g,防风 6g,甘草 5g,细辛 3g。

(二)非药物治疗

三叉神经痛的"标准(经典)"治疗为药物治疗,但以下情况时可以考虑非药物治疗。

①经应用各种药物正规的治疗(足量、足疗程)无效。

②患者不能耐受药物的不良反应。

③患者坚决要求不用药物治疗。非药物治疗的方法很多,主要原理是破坏三叉神经的传导。

常用的方法有以下几种。

1.神经阻滞(封闭)治疗

该方法是用一些药物(如无水乙醇、甘油、酚等)选择地注入三叉神经的某一支或三叉神经半月节内。现在由于影像技术的发展,在放射线诱导下,可以较准确地将药物注射到三叉神经半月节,达到治疗的作用。由于甘油注射维持时间较长,故目前多采用三叉神经半月节甘油注射治疗。神经阻滞(封闭)治疗的方法,患者面部的感觉通常能保留,没有明显的并发症。但是复发率较高,尤其是 1 年以后。

2.其他方法的三叉神经半月节毁坏术

如用射频热凝、伽马刀治疗等。这些方法的远期疗效目前尚未肯定。

3.手术治疗

(1)周围支切除术:通常只适用于三叉神经第1支疼痛的患者。

(2)显微的三叉神经血管减压术:这是目前正在被大家接受的一种手术治疗方法。该方法具有创伤小、安全、并发症少(尤其是对触觉及运动功能的保留)及有效率高的特点。

(3)三叉神经感觉神经根切断:该方法止痛疗效确切。

(4)三叉神经脊束切断术:目前射线(X刀、伽玛刀等)治疗在三叉神经痛的治疗中以其微创、安全、疗效好越来越受到大家的重视。

4.经皮穿刺微球囊压迫(PMC)

自 Mullan 等 1983 年首次报道使用经皮穿刺微球囊压迫治疗三叉神经痛的技术以来,至今已有大量学者报道他们采用该手段所取得的临床结果。一般认为,PMC 方法与当代使用的微血管减压手术及射频热凝神经根切断术在成功率、并发症及复发率方面都有明显的可比性。其优点是操作简单、安全性高,尤其对于高龄或伴有严重疾病不能耐受较大手术者更是首选方法。其简要的方法:异丙芬诱导气管内插管全身麻醉。在整个治疗过程中监测血压和心率。患者取仰卧位,使用 14 号穿刺针进行穿刺,皮肤进入点为口角外侧 2cm 及上方 0.5cm。在荧光屏指引下调正方向直至进入卵圆孔。应避免穿透卵圆孔。撤除针芯,放入带细不锈钢针芯的 4 号 FogartyCatheter 直至其尖端超过穿刺针尖 12~14cm。去除针芯,在侧位 X 线下用 Omnipaque 造影剂充盈球囊直至凸向颅后窝。参考周围的骨性标志(斜坡、蝶鞍、岩骨)检查和判断球囊的形状及位置:必要时排空球囊并重新调整导管位置,直至获得乳头凸向颅后窝的理想的梨形出现。球囊充盈容量为 0.4~1.0mL,压迫神经节 3~10 分钟后,排空球囊,撤除导管,手压穿刺点 5 分钟。该法具有疗效确切、方法简单及不良反应少等优点。

第二节　格林-巴利综合征

近年来,由于对不典型表现的认识提高,提出了格林-巴利综合征(GBS)的临床及病理谱概念。GBS 已经成为一个已经被证明的或推测的急性自身免疫性多神经病的通用名词,其中包括经典的急性炎性脱髓鞘性多神经病(AIDP);不典型 AIDP,Miller-fisher 综合征及最近定义的轴索损害变异型。

一、病因

GBS 病因未明,多数患者发病前几天至几周有上呼吸道或肠道感染症状。60% 以上的病例有空肠弯曲杆菌感染史,其他前驱感染因素包括巨细胞病毒、EB 病毒、流感病毒、支原体、柯萨奇病毒及肝炎病毒。非感染原因包括自身免疫病、手术、外伤、分娩、免疫接种等。

二、发病机制

本病被认为是一种自身免疫性疾病,主要的致病因子为糖脂抗体。自身抗原可直接刺激B细胞产生自身抗体,其免疫损伤机制可能是分子模拟,即空肠弯曲杆菌脂多糖的寡糖结构与周围神经髓鞘磷脂有类似的抗原决定簇,抗脂多糖的抗体与髓鞘磷脂发生交叉免疫反应。抗体与抗原结合后诱导补体系统激活,导致周围神经脱髓鞘。此外,被髓磷脂蛋白P0、P2或其他尚不清楚的特异性抗原致敏的外周血自身反应性T细胞活化后也可导致细胞免疫介导的周围神经脱髓鞘。

三、病理

主要病变部位在脊神经根(尤以前根为多见)、神经节和周围神经。病理改变为水肿、充血、局部血管周围淋巴细胞浸润、神经纤维出现节段性脱髓鞘和轴突变性。

四、分类及分型

目前已经确认的GBS类型包括AIDP、不典型表现的AIDP(肢体无力不对称、纯运动、伴有显著感觉缺失、伴有腱反射保留)、症状局限的AIDP(咽-颈-臂受累、下肢轻瘫、伴有感觉异常的双侧面瘫)、纯感觉性神经病、纯自主神经神经病、Miller-Fisher综合征、轴索损害变异型(急性运动轴索性神经病及急性运动感觉轴索神经病)。

五、临床表现

任何年龄均可发病,以中青年男性多见。四季均有发病,夏、秋季节多见。起病呈急性或亚急性,少数起病较缓慢。主要临床表现包括:

1.运动障碍

四肢呈对称性下运动神经元性瘫痪,且常自下肢开始,逐渐波及双上肢。病情常在1~2周内达高峰。四肢肌张力低下,腱反射减弱或消失。起病2~3周后逐渐出现肌萎缩。颈肌、肋间肌、膈肌也可受累。当呼吸肌瘫痪时,可出现胸闷、气短、咳嗽无力,严重者可出现呼吸衰竭而需要气管切开及呼吸机辅助呼吸。近一半患者伴有脑神经损害,以舌咽、迷走、单侧或双侧面神经受累多见,其次为眼动神经。

2.感觉障碍

以主观感觉障碍为主,多表现为四肢末端麻木及针刺感,可为首发症状。客观检查感觉多正常,仅部分患者有手套、袜套样感觉障碍。感觉障碍远比运动障碍为轻,是本病特点之一。

3.自主神经功能障碍

初期或恢复期常有多汗,可能系交感神经受刺激所致。少数患者初期可有短期尿潴留、便秘。部分患者可出现血压不稳、心动过速和心电图异常等。

六、辅助检查

1.脑脊液检查

典型表现为脑脊液出现蛋白-细胞分离现象（即蛋白含量增高而白细胞数正常或轻度增加）。蛋白含量一般在 0.5～2g/L 不等，常在发病后 1～2 周开始升高，4～5 周后达最高峰，6～8 周后逐渐下降。也有脑脊液蛋白含量始终正常者。

2.血常规

白细胞总数可增多。

3.血沉

血沉增快。

4.肌电图检查

其改变与病情严重程度及病程有关。病后 2 周内常有运动单位电位减少、波幅降低，但运动神经传导速度可正常。2 周后逐渐出现失神经性电位（如纤颤、正锐波）。病程进入恢复期时，可见多相电位增加，运动神经传导速度常明显减慢，并有末端潜伏期的延长，感觉神经传导速度也可减慢。

七、诊断与鉴别诊断

1.诊断标准

（1）确诊的必备条件

①超过一个以上的肢体进行性力弱，从下肢轻度无力到四肢及躯干完全性瘫痪，伴或不伴有共济失调、延髓性麻痹、面肌无力、眼外肌麻痹等。

②腱反射消失，通常是完全丧失，但是如果其他特征满足诊断，远端腱反射消失而肱二头肌反射和膝腱反射减低也可诊断。

（2）高度支持诊断

①临床特征：进展很快的肢体瘫痪，但在 4 周内停止发展；病变为对称性（并非绝对），通常先一个肢体受累，而后对侧肢体亦受累；感觉障碍轻微；脑神经可受累，约 50％出现面瘫，常为双侧，其他有支配舌、吞咽肌和眼外肌运动脑神经麻痹；病情一般在进展停止后 2～4 周开始恢复，亦有数月后才开始恢复的，多数患者功能可完全恢复；自主神经功能障碍；不伴发热。

②脑脊液特点：发病 1 周后出现蛋白增高；也可罕见发病后 1～10 周内无蛋白增高。

③电生理特征：约 80％病例在病程中有神经传导减慢或阻滞，神经传导速度通常低于正常的 60％，不是所有神经都受影响，远端潜伏期延长至正常的 3 倍，F 波检查提示神经根和神经干近端受损。

2.鉴别诊断

（1）急性脊髓炎：伴有损害平面以下的感觉减退或消失，且括约肌功能障碍较明显，虽然急性期也呈弛缓性瘫痪，但有锥体束征。

（2）脊髓灰质炎：本病表现为单瘫、截瘫或四肢瘫，但多为节段性且较局限，可不对称，无感觉障碍。起病时多有发热，脑脊液蛋白和细胞均增多或仅白细胞计数增多，多见于儿童。

（3）周期性瘫痪：本病可有家族史，呈发作性肢体无力，伴或不伴感觉障碍。多数有引起低血钾的病因。发作时多有血钾降低和低钾性心电图改变，补钾后症状迅速缓解。

（4）多发性肌炎：本病多见于中年女性，肌肉无力、酸痛及压痛，肢体近端肌肉受累为主，也可累及颈项肌及舌咽肌。血沉加快，血清肌酶（如 CK 等）明显增高。肌电图提示肌源性损害，糖皮质激素治疗有效。

（5）肉毒中毒：有特殊食物史或接触史，眼外肌麻痹、吞咽困难及呼吸肌麻痹常较肢体运动障碍为重，感觉无异常，脑脊液无改变。

八、治疗

（一）免疫治疗

因为 GBS 为自身免疫发病机制，其针对性治疗方法为免疫治疗。目前经大样本研究确定有效的免疫治疗方法为血浆交换和静脉内免疫球蛋白治疗。血浆交换通过去除血浆中的致病物质而起作用；静脉内免疫球蛋白治疗则可能通过中和致病抗体，封闭 Fc 受体，抑制致病因子、补体及膜攻击复合物而发挥效果。

目前的研究显示，在发病后 2 周内开始治疗，血浆交换和静脉内免疫球蛋白治疗的疗效相同。免疫治疗 2 周后无效果的患者是否需要第 2 个疗程无一致意见。

目前的临床研究系选用 12 岁以上中重度（不能行走）患者。对 12 岁以下或轻型患者（可行走）的效果，缺乏证据。

有 5%～10% 的患者经静脉内免疫球蛋白或血浆交换治疗，病情改善或稳定后又出现恶化，此现象称为与治疗相关的临床波动，常见于病前或病后存在巨细胞病毒感染的有严重运动感觉障碍的患者。重复治疗有效。

1.血浆交换治疗

宜早期进行，最好是在发病后 7 天内进行，可缩短恢复时间及改善预后。有报道发病后 30 天进行血浆交换治疗也有效。但对 12 岁以下的儿童患者的效果尚不清楚。每次交换量为 40～50mL/kg，在 7～14 天内进行 3～5 次交换，总量为 200～250mL/kg，超出此量并不增加疗效。有研究显示，轻度 GBS（能行走）患者进行 2 次血浆交换即可，中度（不能行走）及重度（需辅助呼吸）患者应进行 4 次血浆交换，6 次血浆交换的效果并不优于 4 次。在血浆交换中，采用连续流出法的效果可能优于间断流出法。最常用的替换液为 5% 的白蛋白，其不良反应发生率明显低于用血浆作为替换液。有研究认为，采用免疫吸附性血浆交换的治疗效果与常规血浆交换方法相比并无显著差异。

血浆交换主要适用对象：对免疫球蛋白过敏或有严重的 IgA 缺乏者；有充血性心衰史和容量过多者；有明显的肾病者，特别是合并有糖尿病及容量不足者。

血流动力学不稳定是血浆交换的相对禁忌证。外周静脉穿刺困难者，尤其是儿童和老年人，可选择中心静脉。

血浆交换的并发症发生率为 28%，主要有：短暂性症状性低血压(16%)、发热(10%)、恶心呕吐(7%)、寒战(5%)、头痛(5%)、心动过速(2%)、血栓栓塞(2%)，年老者发生率高。

2.静脉内免疫球蛋白治疗

虽然其效果与血浆交换相当，但因方便、安全，故现被列为 GBS 的首选治疗方法。有报道静脉内免疫球蛋白治疗对抗 GM1 抗体阳性患者的效果比血浆交换好。免疫球蛋白治疗也宜早期进行，发病后 4 周内治疗有效，2 周内较好。剂量为 2g/kg，分 5 天用完，滴注速度不应超过 200mL/h 或 0.08mL/(kg·min)。如治疗后病情无改善或加重，应进行血浆交换治疗。由于 IgA 缺乏或免疫缺陷的患者容易发生过敏反应，因此在治疗前应查血 IgA 水平。

静脉内免疫球蛋白的治疗效果与血浆交换相当或可能更好，但两者联合应用并不提高疗效。

另有报道认为，妊娠合并 CBS 的患者可同样给予静脉内免疫球蛋白或血浆交换治疗，不影响其妊娠及分娩。

静脉内免疫球蛋白治疗的不良反应发生率一般不超过 10%，主要不良反应如下。

(1)全身反应：头痛、恶心，发热、寒战、肌痛，胸部不适、气促，疲劳。可给予减慢输注速度及对症治疗(对乙酰氨基酚 500mg)。

(2)心血管反应：高血压、心动过速，心力衰竭、血栓栓塞。

(3)肾脏并发症：加重肾衰竭，并可导致急性肾小管坏死。本身存在肾病及容量不足，特别是年老和糖尿病患者，容易发生肾小管坏死。需注意的是静脉内免疫球蛋白治疗的肾功能损害可以是不可逆性损害，故在治疗中要监测肾功能。

(4)神经系统并发症：偏头痛、无菌性脑膜炎、可逆性脑病、脑卒中。

(5)高敏感性反应：过敏(IgA 缺乏)、溶血性贫血、白细胞减少、免疫复合物性关节炎。

(6)皮肤反应：荨麻疹、瘙痒，淤点。

(7)对血清化学的影响：假象性低钠血症、血沉增快(钱串形成)、血红蛋白降低(稀释性)、肝酶增高。

皮质类固醇对 GBS 患者无效，故不主张单独应用。但如 GBS 患者合并有间质性肺病，可用皮质类固醇治疗。静脉内免疫球蛋白与泼尼松龙联合治疗 GBS 与单用静脉内免疫球蛋白治疗相比，并不增加效果。

有少数患者经一个标准疗程的血浆交换或静脉内免疫球蛋白治疗后病情仍加重，其最佳的治疗方法不清楚。一个小样本的非对照研究显示重复疗程的静脉内免疫球蛋白治疗可能有效。

(二)支持治疗

因 GBS 为急性单相病程，虽然免疫治疗可缩短病程、加快恢复，但支持治疗是基础，也很重要。

1.保持呼吸道通畅

由于 GBS 的呼吸麻痹是导致死亡的一个重要原因，而其呼吸麻痹是可恢复的，因此保持呼吸道通畅是治疗的一个重要环节。除加强翻身、拍背及吸痰外，一旦患者出现呼吸无力或缺氧表现,应及时进行气管插管或气管切开,给予辅助呼吸。

国外认为只要具备下列情况之一就应插管:肺活量减少到 15mL/kg 以下;氧分压低于 70mmHg(呼吸室内空气);严重咽喉麻痹(咳痰无力、吞咽障碍或吸入性肺炎)。一般采用同步间歇性正压呼吸(SIMV)。如呼吸无改善及需要长时间的辅助呼吸则应进行气管切开,插管呼吸一般不超过 7~14 天。

2.营养支持

有吞咽障碍或辅助呼吸者应及早给予鼻饲流汁饮食。采用小的可弯曲管子。国外建议将管子插入小肠以防吸入性肺炎。有严重胃肠道运动障碍者可给予胃肠外营养,并注意水电解质平衡。

3.对症治疗

(1)纠正电解质紊乱:由于不恰当的抗利尿激素分泌,GBS 患者可发生低钠血症,轻者一般不需要处理,重者需短时间限制每天的液体量。

(2)控制自主神经症状:高血压常是短暂、阵发的,不需治疗。如平均血压持续超过 140~150mmHg,可静脉内给予短效降压药如硝普钠或 β 受体阻滞剂。低血压可增加液体摄入量;体位性低血压常出现于恢复期,可增加饮食中的盐量(5~10g/d)或给予氟氢可的松(0.1~0.5mg/d),严重的体位性低血压应给予缩血管药物如去甲麻黄碱、麻黄碱或双氢麦角胺。GBS 患者发生心律失常比较常见,有报道窦性心动过速的发生率达 75% 以上。有时可发生危及生命的严重的心动过速或心动过缓。因此,对病情重的患者应进行心电图监测。窦性心动过缓可静脉内给予阿托品。轻度心律失常(如窦性心动过速)不需处理,但室性逸搏及房室传导缺陷需给予适当的药物治疗。

(3)缓解疼痛及疲乏:疼痛是 GBS 患者的常见问题。不恰当的体位是疼痛最重要的加重因素。改变肢体位置、按摩及热敷对疼痛均有减轻作用。治疗药物可给予对乙酰氨基酚、布洛芬,重者可给予皮质类固醇、加巴喷丁、卡马西平或阿片类。GBS 后疲乏是一个重要问题,60%~80% 的患者有严重疲乏,治疗可选用物理治疗加心理治疗。

(4)防治水肿:由于瘫痪肢体缺乏正常肌张力,容易发生水肿。肢体水肿后容易发生压疮、感染及损伤。防治肢体水肿的方法有间歇性抬高肢体(高于心脏水平)、按摩及穿弹力袜。

4.防治并发症

注意防止肺及泌尿系统感染、压疮、应激性溃疡和静脉血栓,深静脉血栓所致的肺栓塞是 GBS 死亡的一个主要原因。每 2 小时变换一次患者的姿势,或采用水床垫、气床垫,可减少或避免压疮的发生。眼及口腔护理可减少感染的发生。肢体完全性瘫痪者可给予预防性抗凝治疗,以防发生深静脉血栓,可应用小剂量肝素(5000IU,皮下注射,q12 小时)或华法林,因婴儿和小孩好动,故不必抗凝。

5.功能锻炼

发病后便应开始进行瘫痪肢体活动,防止肌肉挛缩。避免在患者肩下放置枕头,因其可促进脊柱后凸的发生。定时俯卧位可防止臀肌的屈曲挛缩。当肌肉挛缩开始出现时,进行功能锻炼可消除肌肉挛缩,如肌肉挛缩已完全形成,则需外科手术。

第八章　神经系统变性疾病

第一节　阿尔兹海默病

Alzheimer病(AD)过去曾根据年龄分为早老性痴呆(<60岁)和老年性痴呆(>60岁)，由于其发病基础相同，现在统称老年痴呆症或老年性痴呆，<60岁患者称为AD早发型，>60岁患者称为AD晚发型。AD是公认的老年期痴呆中最常见者，是典型的原发变性痴呆。虽然AD发现至今有100年的历史，但病因至今未明，可能与遗传、中毒、感染等多种因素有关。由于AD病因未明，现在尚缺乏有效治疗方法。

一、病因与发病机制

(一)病因

AD的病因至今未明，根据文献报告先后提出的致病因素多达17种之多，概括起来主要来源于流行病学，遗传病学和神经病理学的研究。

1.流行病学

由于调查方法，选择样本和诊断标准的不同，流行病学的研究结果有很大差异，但是普遍认为年龄、家族史及受教育程度与AD的发病有关。AD是一个老年性疾病，与年龄的关系非常密切。从55岁开始，每隔10年患病率呈指数增加，最高的发病率是80岁以后，85岁以上人群痴呆患病率可高达47.2%。流行病学家发现有痴呆家族史的人群AD患病率是无痴呆家族史的4倍，这提示与遗传有关。近年来，流行病学家注意到教育程度低可能是早期发病的因素之一。这可能是由于接受过高等教育的人知识面广，工作能力强，进入老年后仍有较大的"保留知识"，另一方面教育水平较高的人能较好地完成流行病学调查设计的试验。

2.遗传病学

最早提示AD与遗传因素有关的线索有二：①家族性AD的家谱分析。②21号染色体三体畸形所致的伸舌痴愚在30~40岁时大脑病理特点与AD相同。但是遗传基因的确立是在20世纪80年代以后。首先发现与AD有关的基因是淀粉样前体蛋白(β-APP)基因。这个基因位于21号染色体长臂中段，编码一个695~770个氨基酸组成的跨膜蛋白——β-APP，而淀粉样蛋白(β-AP)是这个蛋白的一个片断。对家族性AD早发型(<65岁)连锁分析，发现了β-APP基因的几种形式的突变，这些突变造成了β-AP质与量的异常，加速了老年斑的"成熟"，从而促进AD发病。除β-APP基因外，在AD遗传病学研究中另一个重要的发现是19号染色

体上的载脂蛋白 E(ApoE)的等位基因在 AD 发病中的作用,特别是与 AD 的晚发型(>65 岁)有关,包括家族性晚发型和散发性晚发型,这两种晚发型占全部 AD 患者的 70%~75%。ApoE 有 3 种等位基因:ApoE2,ApoE3,ApoE4。其中 ApoE4 与 AD 的关系密切。遗传病学家对家族性 AD 晚发型研究发现,如果家庭成员是 ApoE4 杂合体,AD 的患病率增加 2~3 倍;如果是 ApoE4 纯合体,则增加 8 倍。ApoE4 的表达能增加 β-AP 的聚集,另外有人推测ApoE4 能使神经原纤维蛋白脱离微管系统,促使形成双螺旋状的细丝扭曲-神经原纤维缠结。

对于不同家族性 AD 的研究还发现了与 AD 发病有关的其他基因:14 号染色体早老素1 基因,1 号染色体上早老素 2 基因。遗传病学证实 AD 是一种常染色体多基因遗传病,其中与家族性 AD 早发型有关的基因是 21 号染色体上的 β-APP 基因和 14 号染色体早老素 1 基因;与家族性 AD 晚发型和散发性 AD 晚发型有关的基因是 19 号染色体上的 ApoE 基因;1 号染色体早老素 2 基因既与家族性 AD 早发型有关,也与家族性 AD 晚发型有关。

3.神经元中毒

(1)淀粉样蛋白(β-AP):β-AP 是构成老年斑中心的物质,大量的体外试验显示 β-AP 对神经元有中毒作用。与体外试验相一致,脑内注射 β-AP 也引起神经元变性,特别是从 AD 患者大脑中提取的 β-AP 注入老鼠的海马和皮层中均引起了类似 AD 的神经元变性。这一发现成为 β-AP 中毒学说的有力支持者。

(2)微量元素:铝中毒与 AD 发病有关源于慢性透析性脑病。这个综合征发生于慢性透析3 年以上,其主要临床表现是进行性痴呆、语言障碍、肌阵挛、抽搐及精神症状。它的发生与吸收大量的铝有关。在透析液中减少铝的含量或患者应用螯合剂,可减轻或预防此综合征。尸体解剖也发现 AD 大脑中铝含量增高,正常脑组织铝含量 $0.4\mu g/g$(干重),AD 患者脑中铝含量为正常人的 1.5~30 倍,最高可达 $107\mu g/g$(干重)。这些患者大脑中的铝集中在细胞核的DNA、神经原纤维缠结蛋白和老年斑的 β-AP。流行病学还发现饮用高铝水的地区,AD 的患病率和死亡率亦高。有人推测铝可能作用于 DNA,使神经原纤维蛋白合成的信息发生转录错误,引起神经原纤维缠结。但是迄今为止,铝进入中枢神经系统的途径及铝中毒机制未明,也有人认为 AD 患者大脑中的高铝现象是一个继发性改变。

最近研究者认为锌对维持大脑功能有重要作用,特别是与 β-AP 进入老年斑有关。AD 患者神经细胞的锌水平不正常,胞内低而胞外高。胞外高浓度的锌与 β-AP 结合后掩盖了酶对β-AP 的作用点,保护β-AP 避免被降解,促进 β-AP 在脑内沉积。

微量元素除铝和锌外,有的研究者还提出了铁的积累也是 AD 发病因素之一。他们发现老年斑周围的神经细胞含有大量的铁,这些铁可能与 β-APP 基因作用,使细胞产生大量β-APP。

(3)兴奋性神经递质:神经元中毒学说除了 β-AP 和微量元素外,还有兴奋性神经介质如谷氨酸、天门冬氨酸。这些兴奋性递质过度地刺激低能量贮备的神经元,造成神经细胞死亡。

4.感染因素

病毒与 AD 之间的联系曾被怀疑,但是由于感染实验的失败和未发现直接根据而被否定。但是仍有人怀疑 AD 与朊蛋白有关。这是由于 AD 与皮层-纹状体-脊髓变性(CJD)的某些病理特点相似,例如 CJD 患者大脑中也有淀粉样蛋白沉积(与 AD 不是同一种),AD 患者大脑中某些变化与 CJD 病变相似。

(二)发病机制

根据上述研究,众多的病因线索中能确定的病因仅仅是基因的突变或表达异常。与基因有关的 AD 患者占全部 AD 患者的 70%～75%,包括家族性 AD 和大部分散发性 AD,至少还有 20%～25% 的 AD 患者与其他因素有关。越来越多的研究者相信 AD 是一个多病因疾病,但是相同的病理特点——老年斑和神经原纤维缠结,提示它们有相似的发病机制。AD 发病机制中有两个重要的因素,一个是老年斑的核心成分——淀粉样蛋白,另一个是神经原纤维缠结的结构蛋白——Tau-蛋白。下面分述淀粉样蛋白及 Tau-蛋白和 AD 的发病关系:

1.淀粉样蛋白(β-AP)与 AD

(1)β-AP 的发现:早在 Alzheimer 描述老年斑以前,病理学家就知道有时候大脑皮层含有很多球状斑,这种斑的中心是一种细丝样物质沉积,周围是一些不正常的神经突。德国病理学家 Virchow 称这些细丝样物质为"Amyloid",他认为是一种淀粉样物质。老年痴呆症第一次报告了老年斑是进行性痴呆的病理学基础。由此,这种以老年斑为病理特点的进行性痴呆称之为老年痴呆症。到 20 世纪 80 年代,对 AD 的研究有了突破性进展。Glenner 和 Wong 从 AD 患者的脑膜血管壁中首次分离出了 Amyloid。他们发现这种物质含有 39～43 个氨基酸,分子量大约有 4KD,并且在三维结构中呈 β 型折叠,从而称"β-Amyloid"。1985 年 Masters 和 Beyreuther 从老年斑中心分离出了一种蛋白质,这种蛋白质与 β-Amyloid 具有相同的分子量和氨基酸序列,并且能与相同的抗体结合,从而证实了老年斑中心也是 β-AmyloidPro-tein(β-AP)组成。Kang 等在 21 号染色体长臂中段发现了一个基因,它含有 β-AP 的全部密码,这个基因编码的一组蛋白被称为 β-AP 前体蛋白(β-APP)。这组蛋白由 695～770 个氨基酸组成,是一种跨膜糖蛋白。β-AP 是 β-APP 的一个片断,由 β-APP 细胞膜外的 28 个氨基酸和跨膜部分的 12 个氨基酸组成。这一发现不仅奠定了 AD 的遗传病学基础,而且也解释了为什么 21 号染色体 3 体畸形所致的伸舌痴愚与 AD 有相同的病理特点。

(2)β-AP 对神经元的作用:自从发现 β-AP 是老年斑的中心以后,掀起了对 β-AP 研究热潮。体外实验显示 β-AP 对神经元的作用与它的状态有关。溶解状态的 β-AP 在一个短的时间内能促进神经突生长和提高神经元的存活率,而沉积状态的 β-AP 对神经元呈现相反的作用,引起与 AD 相似的病理改变——神经突退缩,神经元变性。β-AP 除直接引起神经元变性外,它还能增敏神经元兴奋性中毒反应和增强低糖代谢对神经元的损害。

与体外研究相一致,脑内注射 β-AP 也引起了神经元的变性,最明显的改变是发生在衰老的哺乳类动物大脑,Frautscky 从老年痴呆症患者的大脑中分离出 β-AP,然后注入老鼠的海马和皮层中均引起了神经元变性。但是体内实验也得到了相反的结果。β-AP 对神经元的作用机制还不清楚,现在认为它激发了神经细胞凋亡过程。扫描电镜观察接触 β-AP 24 小时的神经元,发现神经突消失和细胞膜突起,随着时间的延长突起变多变大,最后神经细胞被这些突起分裂成多个小体——"自杀"小体。透射电镜观察 β-AP 处理过的神经元,胞质内出现空泡,染色体浓缩成斑片状,继而分裂成一定长度的片断进入"自杀"小体。这些形态学的变化符合细胞凋亡的过程。生物化学的特点也支持这一观点,从接触 β-AP 24 小时的神经元提取 DNA,然后应用琼脂糖电泳可得到典型的 DNA"梯形带"。

（3）β-AP 在 AD 发病中的作用:随着发现 β-AP 是 β-APP 的一个片断,很多研究者试图用分子生物学阐明 β-AP 在 AD 发病中的作用。通过家族性 AD 的研究,几种 β-APP 基因的突变已经发现,这些突变提供了一个证据,β-AP 质或量的异常均可引起 AD 发病。应用双突变的 β-APP 基因模型可发现 β-AP 的产量增加 5～8 倍。由于 β-APP 基因突变引起的 β-AP 增加在家族性 AD 中也被证实。除了 β-AP 的量与 AD 发病有关外,β-AP 质的异常也与 AD 发病有关。应用 β-APP 三突变基因模型研究发现,细胞分泌的 β-AP 有较大的疏水性,它作为 β-AP 沉积的"种子"加速了其他短链 β-AP 的沉积,从而引起 AD 发病。AD 根据遗传特点可分为家族性和散发性,按发病时间可分为早发型（<60 岁）和晚发型（>60 岁）。家族性早发型除与 21 号染色体的 β-APP 基因有关外,还与 14 号染色体早老素 1 基因有关。家族性晚发型 AD 和散发性晚发型 AD 与 19 号染色体的 ApoE 基因有关;既与家族性早发型又与家族性晚发型有关的基因是 1 号染色体早老素 2 基因。尽管 AD 呈常染色体多基因遗传,这些基因缺陷导致 AD 发病都与 β-AP 有关。ApoE 是一种血浆脂蛋白,它能与 β-AP 结合,促进 β-AP 的沉积。此外,还发现 ApoE4 纯合体血管壁和老年斑的 β-AP 明显增加,即使 ApoE4 杂合体 β-AP 也呈中等量增加,ApoE4 增加 β-AP 沉积可能与组织清除 β-AP 的能力降低有关。早老素 1 是一种膜蛋白,功能可能与蛋白运输有关。早老素 1 基因突变影响到 β-APP 的代谢和运输。早老素 2 与早老素 1 是同源基因,对 β-APP 的影响与早老素 1 相似。β-AP 除与老年斑形成有关外,也参与神经原纤维缠结形成。有的研究者发现当老年斑形成后,可溶的 β-AP 进入神经细胞,使与微管蛋白相结合的 Tau-蛋白过多磷酸化,过多磷酸化的 Tau-蛋白脱离微管蛋白而形成神经原纤维缠结。

β-APP 如何形成 β-AP,现在的研究集中在 β-APP 加工代谢过程。一般情况下,β-APP 加工途径有 2 种:①由 α 分泌酶介导的称 α 途径。裂解位置在 β-AP 片断的内部,这一途径破坏了 β-AP 的完整结构,故称为非淀粉样蛋白源性加工途径,生理条件下这是一条优势途径。②由 B 分泌酶和 γ 分泌酶共同介导的呈 β-γ 途径。裂解位置分别在 β-AP 的 N 端和 C 端切割 β-APP,导致 β-AP 的产生和分泌,因此又称为淀粉样蛋白源性加工途径。β-APP 加工是一个调控过程,早老素 1 可能参与调控。β-APP 基因和早老素 1 基因突变、部分神经递质及蛋白酶抑制剂均可改变 β-APP 加工途径,影响 β-AP 的生成和分泌。

2.Tau-蛋白与 AD

（1）Tau-蛋白:微管系统是神经细胞骨架成分,参与多种细胞功能,微管由微管蛋白及微管相关蛋白组成,Tau-蛋白是一种含量最高的微管相关蛋白。

Tau-蛋白的细胞功能是:

①与微管蛋白结合促进其聚合形成微管。

②与形成的微管结合,维持微管稳定性。Tau-蛋白基因位于 17 号染色体长臂。正常人中由于 Tau-蛋白 mRNA 剪接方式不同,可表达出 6 种同功异构体。Tau-蛋白为含磷酸基蛋白,正常脑中 Tau-蛋白分子含 2～3 个磷酸基。而 AD 患者脑的 Tau-蛋白则异常过度磷酸化,每

分子 Tau-蛋白可含 5～9 个磷酸基。异常过度磷酸化的 Tau-蛋白与微管蛋白的结合力仅是正常 Tau-蛋白的 1/10，同时也失去了促进微管形成和维持微管稳定的作用。

(2)Tau-蛋白与 AD：AD 的主要神经病理特征之一是神经元纤维缠结(NFT)，而与 NFT 发生有密切关系的神经蛋白是 Tau-蛋白，可以认为异常磷酸化 Tau-蛋白的病理性沉积最终导致 NFT 的形成。NFT 是导致神经元纤维退化的主要原因，可作为大脑提早老化的标志。AD 患者较正常老人脑内 NFT 数量更多、分布遍及整个大脑。NFT 随 AD 的发展而增多，并与临床痴呆程度相关。神经元纤维缠结的主要成分是成对螺旋丝，其亚单位主要是过度磷酸化的 Tau-蛋白。

血浆，脑脊液 Tau-蛋白水平分析：AD 患者血浆、脑脊液(CSF)中 Tau-蛋白测定可用酶联免疫吸附法(ELISA)，研究表明 AD 患者 CSF 中 Tau-蛋白水平比同龄正常及非神经疾病患者组均显著增高。用 CSF 中 Tau-蛋白含量增高诊断 AD，其敏感性为 82%，特异性达 70%。如同时测出 CSF 中 Tau-蛋白水平增加及淀粉样蛋白水平降低，对 AD 诊断的特异性可达70%～90%。

二、病理

(一)AD 脑标本的肉眼观察

AD 患者脑标本的肉眼观察变异很大，有的标本可无明显肉眼改变，而有的脑标本则有明显的萎缩。萎缩的部位可累及额叶、颞叶和(或)顶叶，脑萎缩可表现为两侧大脑标本重量常有不同程度减低，有时可＜1000g。脑萎缩的程度可通过脑的体积与颅腔容积的比来估价，在 CT 和 MRI 已很普及的今天，在患者生前估价脑萎缩程度已成为现实。老年人，尤其是 65 岁以上的老年人神经细胞自然衰变和数量减少，导致脑的重量和体积也相应地减少，这是所谓的生理性萎缩。生理状况下 50 岁以前脑的体积无明显减少，50 岁以后出现生理性萎缩，60 岁时脑的体积占颅腔容积的 92%，而到 90 岁时脑的体积仅占颅腔容积的 83%。而 AD 脑的体积要比同龄正常脑标本的体积减少 10% 以上，因此，AD 应是一个病理性萎缩。

(二)AD 脑的病理组织学检查

AD 的神经组织学特点主要是老年斑(SP)和神经原纤维缠结(NFTs)。此外，还有颗粒空泡变性(GD)，平野小体(HB)，神经元减少，神经元轴突和突触的异常，星形细胞和小胶质细胞的反应，以及脑血管的改变。下面主要介绍老年斑和神经元纤维缠结。

1.老年斑(SP)

老年斑又称轴突斑，是 AD 脑中主要病理特征之一。这种病变的范围50～200μm，用银染色很容易显示。病变的核心是淀粉样蛋白(β-AP)，周围由变性的轴突、树突突起、类淀粉纤维和胶质细胞及突起组成。SP 在银染色下可分为 3 种类型：①原始型或早期斑。②经典型或成熟斑。③燃尽型或致密斑。现在的研究表明原始型是由少量扭曲的大部分来自突触前的轴突，伴有少许淀粉样蛋白、星形细胞突起，偶有小胶质细胞参与组成的。所谓经典型或成熟斑，有一致密的淀粉样蛋白，周围是营养不良的轴突、星形细胞的突起和胞体，偶有小胶质细胞。而最后一个阶段称为燃尽斑，主要由致密的淀粉样蛋白核心组成。

使用抗淀粉样蛋白抗体研究 AD,发现淀粉样蛋白在脑中的沉积要比用传统染色广泛得多。在中枢神经系统与抗淀粉样蛋白抗体产生免疫反应的部位有新皮层、Meynert 基底核、中脑、脑桥、延髓、小脑皮层和脊髓。淀粉样蛋白在皮层内沉积也有定位,主要分布在皮层的第Ⅱ、Ⅲ、Ⅴ层。淀粉样蛋白来自它的前体蛋白(APP)断裂后产生的 1 种 41~43 个残基的多肽,尽管所有的细胞都有产生 APP 的潜能,但神经元是产生这种物质的主要根源,星形细胞和小胶质细胞也产生一定数量。

2.神经原纤维缠结(NFTs)

AD 第 2 个主要的组织学变化是 NFTs,NFTs 并非 AD 的特异性改变,它们也可见于正常老年人和其他神经系统变性病中,包括:Down 综合征,脑炎后帕金森综合征,拳击脑,关岛肌萎缩侧索硬化-帕金森-痴呆综合征和亚急性硬化性全脑炎,老年人 NFTs 多见于颞叶结构,而 AD 则遍及整个大脑。NFTs 的构形是随神经元的形状不同而不同的。在锥体细胞中 NFT 是火舌样的,而在脑下的神经元中他们的形态是线球样的。NFTs 在 HE 染色的组织切片中极容易看到,但最好用银浸染技术或刚果红染色在偏振光下观察,应用各种抗神经丝蛋白、Tau-蛋白和泛蛋白的抗体标记均可显示 NFTs。电镜下显示,NFFs 是由成对螺旋丝(PHFs)组成。PHF 每根微丝的直径 10nm,每隔 80nm 有个相互交叉点,形成典型的双殴螺旋状。

生物化学研究显示,NFTs 是一种异常磷酸化 Tau-蛋白的异型,是微管相关糖蛋白的一种主要成分。识别这种异常 Tau-蛋白的单克隆抗体是 PHF 的特异性标记物,并可用来对 NFTs 进行定量分析。它们也含有泛蛋白,用抗泛蛋白抗体标记 NFTs 显示强阳性。NFTs 是胞浆内的包含物,含有这种物质的神经元死亡后 NFTs 可存在于细胞外,这些神经元外的 NFTs 最常见于海马和内嗅皮层,它们抗原性和超微结构不同于神经元内的 NFTs,它们主要由微丝,而不是 PHF 组成。

三、诊断与鉴别诊断

(一)临床表现

本病起病隐袭,进展缓慢。临床表现为持续进行性的记忆、语言、视空间障碍及人格改变等。临床上根据病情的发展分为 3 个阶段。

1.第一阶段(1~3 年)

为轻度痴呆期。表现为记忆力减退,近事遗忘突出;判断能力下降,患者不能对事件进行分析、思考、判断,以处理复杂的问题;不能独立进行购物、处理经济事务等,社交困难;尽管仍能做些已熟悉的日常工作,但对新的事物却表现出茫然难解;情感淡漠,偶尔激惹,常有多疑;时间定向障碍,对所处的场所和人物不能做出定向,对所处地理位置定向困难,复杂结构视空能力差;言语词汇少,命名困难;运动系统正常;EEG 检查正常;头颅 CT 检查正常,MRI 显示海马萎缩;PET/SPECT 显示两侧后顶叶代谢低下。

2.第二阶段(2~10 年)

为中度痴呆期。表现为远、近记忆严重受损;简单结构视空间能力差,时间、地点定向障碍;在处理问题、辨别事物的相似点和差异点方面有严重损害;不能独立进行室外活动,穿衣、个人卫生以及保持个人仪表方面需要帮助；计算不能；出现流畅性失语、观念运动性失用和失认及其他认知缺陷症状；情感由淡漠变为急躁不安，常走动不停，可见尿失禁。EEG 显示背景节律缓慢；头颅 CT/MRI 显示脑室扩大，脑沟增宽；PET/SPECT 显示双顶和额叶代谢低下。

3.第三阶段(8～12 年)

重度痴呆期。为全面痴呆状态和运动系统障碍记忆力严重丧失，仅存片段的记忆；智力严重衰退；个人生活不能自理，大小便失禁。运动系统障碍包括肢体强直和屈曲体位。EEG 显示弥漫性慢波；头颅 CT/MRI 显示脑室扩大，脑沟增宽；PET/SPECT 显示双顶和额叶代谢低下。

(二)辅助检查

1.神经心理学测验

简易精神量表(MMSE)是痴呆最常用的评估量表。总分数与文化教育程度有关，文盲≤17 分；小学程度≤20 分；中学程度≤22 分；大学程度≤23 分，存在认知功能损害。可进一步进行详细神经心理学测验包括记忆力、执行功能、语言、运用和视空间能力等各项认知功能的评估。AD 评定量表认知部分(ADAS-cog)用于检测 AD 严重程度的变化，日常生活能力评估(ADL)量表可用于评定患者日常生活功能损害程度。行为和精神症状(BPSD)的评估包括阿尔茨海默病行为病理评定量表(BEHAVE-AD)、神经精神症状问卷(NPI)和 Cohen-Mansfield 激越问卷(CMAI)等，Cornell 痴呆抑郁量表(CSDD)侧重评价痴呆的激越和抑郁表现。

2.血液、脑脊液检查

包括血常规、血糖、血电解质、血钙、肾功能和肝功能、维生素 B_{12}、叶酸水平、甲状腺素等指标，对于高危人群或提示有临床症状的人群应进行梅毒、人体免疫缺陷病毒、伯氏疏螺旋体血清学检查，排除其他疾病所致的痴呆。脑脊液 Aβ42 下降、总 Tau/磷酸化 Tau 升高。

3.神经影像学检查

(1)结构影像学：头颅 CT(薄层扫描)和 MRI(冠状位)检查，可显示脑皮质萎缩明显，特别是海马及内侧颞叶，支持 AD 的临床诊断。与 CT 相比，MRI(包括冠状位)证实内侧颞叶和(或)海马萎缩，MRI 对检测皮质下血管改变(例如关键部位梗死)和提示有特殊疾病(如多发性硬化、进行性核上性麻痹、多系统萎缩、皮质基底节变性、朊蛋白病、额颞叶痴呆等)的改变更敏感。

(2)功能性神经影像：如正电子扫描(PET)和单光子发射计算机断层扫描(SPECT)可提高痴呆诊断可信度。^{18}F-脱氧核糖葡萄糖正电子扫描(^{18}FDG-PET)可显示颞顶和上颞/后颞区、后扣带回皮质和楔前叶葡萄糖代谢降低，揭示 AD 的特异性异常改变。

(三)诊断要点

根据 IWG-2 标准进行诊断。

1.特异临床表型

存在早期及显著情景记忆障碍，包括下述特征：

(1)患者或知情者诉有超过 6 个月的，逐步进展的记忆能力下降。

(2)海马类型遗忘综合征的客观证据，基于 AD 特异检测方法——通过线索回忆测试等发现情景记忆能力显著下降。

2.体内 AD 病理改变的证据

（1）脑脊液中 Aβ 水平的下降以及 T-tau 或 P-tau 蛋白水平的上升。

（2）淀粉样 PET 成像，示踪剂滞留增加。

（3）AD 常染色体显性突变的存在（常携有 PSEN1、PSEN2、APP 的突变）。

（四）鉴别诊断

1.血管性痴呆

患者多有卒中史，认知障碍发生在脑血管病事件后 3 个月内，痴呆可突然发生或呈阶梯样缓慢进展，神经系统检查可见局灶性体征；特殊部位如角回、丘脑前部或旁内侧部梗死可引起痴呆，CT 或 MRI 检查可显示多发梗死灶，除外其他可能病因。

2.额颞叶痴呆（FTD）

患者早期表现为人格改变、言语障碍和行为障碍，空间定向力和记忆力保存较好，晚期才出现智能衰退和遗忘等。Kluver-Bucy 综合征是额颞痴呆早期行为改变的表现，AD 仅见于晚期。CT、MRI 有助于两者的鉴别，AD 可见广泛性脑萎缩，额颞痴呆显示额和（或）颞叶萎缩；临床确诊需组织病理学检查。

3.正常颅压脑积水（NPH）

多发生于脑部疾病如蛛网膜下隙出血、缺血性脑卒中、头颅外伤和脑感染后，或为特发性。出现痴呆、步态障碍和排尿障碍等典型三联症，痴呆表现以皮质下型为主，轻度认知功能减退，自发性活动减少，后期情感反应迟钝、记忆障碍、虚构和定向力障碍等，可出现焦虑、攻击行为和妄想。早期尿失禁、尿频，后期排尿不完全，尿后滴尿现象。CT 可见脑室扩大，腰穿脑脊液压力正常。

四、治疗

在开始治疗之前和治疗的过程中，需要对 AD 患者的状况进行全面的评估，包括对患者认知功能状态、日常生活能力、精神行为症状、伴发疾病、药物使用情况和护理需求等进行全面评价。评价应该定期进行。如果患者出现行为的突然变化或病情的迅速恶化，则应当进行紧急评估，以确定病情快速变化的原因，并给予及时处理。

对患者的状况进行全面评估之后，在开始治疗之前，医生尚需要与患者和（或）其家属仔细商讨，根据患者和其家属的具体需求，制定一项有明确目标的治疗计划。在计划实施过程中，也应当根据患者的病情及治疗环境和看护者的变化及时调整治疗和护理方案。

（一）认知障碍的治疗

1.非药物治疗

认知刺激（包括专业医师指导下的认知训练和记忆康复）、运动锻炼（尤其是有氧锻炼，如练习太极拳、慢跑、跳舞和平衡训练等）、娱乐活动（绘画、写作和社会交际等）和社会心理支持，结合药物治疗可以取得比单纯药物治疗更好的效果。

2.药物治疗

(1)胆碱酯酶抑制剂:胆碱酯酶抑制剂减少突触间隙内乙酰胆碱的降解,增强突触后胆碱能神经元活动,从而改善认知功能。有研究表明,胆碱酯酶抑制剂还可抑制 β-淀粉样前体蛋白的沉积,减轻神经元损伤,从而延缓 AD 病理进展。

(2)谷氨酸 NMDA 受体拮抗剂:谷氨酸能系统与学习和记忆有关,是除胆碱能系统外的又一 AD 治疗靶点。盐酸美金刚是一种非竞争性的 N-甲基-D-天冬氨酸(NMDA)受体拮抗剂,可拮抗突触间隙谷氨酸水平升高导致的 NMDA 受体过度激活而引起的病理损伤,因此可减轻由此造成的神经功能障碍,恢复生理水平的谷氨酸能神经传递。

美金刚用于治疗中至重度阿尔茨海默病,起始剂量为 5mg,口服,1 次/天;1 周后加至 5mg,口服,2 次/天;再过 1 周加为:口服,早 5mg,晚 10mg;再过 1 周加为:10mg,口服,2 次/天。肾功能损害的患者宜减少剂量,推荐目标剂量为:5mg,口服,2 次/天。不良反应包括头痛、头晕、嗜睡、激越和便秘。

(3)其他药物:目前尚无足够证据向阿尔茨海默病患者推荐其他治疗药物。

曾有临床试验发现大剂量维生素 E 治疗可延缓患者认知功能减退和延迟患者入住专门护理机构的时间,但后来研究发现维生素 E 治疗并不改善患者的认知功能,且有研究提示大剂量维生素 E 治疗可能增加患者死亡的风险,因此应避免使用。

曾有研究认为,非甾体类抗炎药物可减轻 AD 患者脑组织病理损伤和延缓认知功能的减退。但后来研究发现,无论是 AD 患者还是 MCI 患者,甾体类抗炎药物、非甾体类抗炎药物和环氧化酶-2 抑制剂均无肯定治疗效应,且可能导致严重的不良反应。

银杏叶制剂、吡拉西坦、麦角碱、司来吉兰、长春西丁和脑活素等,也在临床用于 AD 的治疗,但迄今获得的临床试验证据并不充分,尚需要设计严谨的临床试验进一步验证其疗效。

(二)精神行为障碍的治疗

90%以上的 AD 患者可发生精神行为和心境障碍,包括冷漠、漫游、激越、言语和身体上的攻击行为以及精神病性症状等,严重者可能威胁自身和他人安全,因而需要及时有效的处理。

阿尔茨海默病患者突发精神行为症状,首先必须排除其他疾病或医源性因素,包括感染、疼痛、躯体疾病和(或)治疗药物相关的精神行为障碍。需向患者和其看护者仔细询问症状发生的诱因、症状特点、伴随症状以及使用药物情况(尤其是药物的起用与精神行为障碍发生的时间关联性),进行详细的体格检查,选择必要的辅助检查手段,以判断患者精神行为障碍的可能原因,给予针对性处理。

1.非药物治疗

除非紧急情况,非药物治疗是精神行为障碍的首选处理措施。只有非药物治疗未能取得理想效果,且有相应临床指征的情况下,才可选择药物治疗。这是因为,药物治疗通常只能针对特定的精神行为症状,且存在加重认知损害和其他药物相关不良反应的风险,而非药物治疗通常能够较好地解决精神行为障碍的基本原因,并避免药物干预的风险和局限性。

非药物治疗的基本方式包括:

(1)改善与患者的交流方式:使用平和、安慰或鼓励性的语气与患者交流,并且保持目光的接触;用缓慢、简单和直接的语言解释患者所涉及的活动过程;如果患者表现情绪易激惹和激越的行为,应转移患者注意力并引导患者的活动。

(2)引导患者规律的生活习惯:向患者提供稳定的和可预测的日常活动模式(锻炼、进餐和睡眠的时间和方式应当尽量保持没有大的变化);将患者涉及的活动过程尽量简化,可将其分解为简单易行的步骤,让患者能够分步实行。

(3)向患者提供安全的生活环境:保证患者居住环境安全,家具不能有锐利的边角,保持地面无杂物,地面防滑,过道通畅;用目光提示,或使用障碍物阻止患者漫游,并引导患者避开不安全的地方;卫生间和淋浴间安装扶手。

(4)避免患者生活环境中的不良刺激:减少过度刺激,包括电视和其他家用电器的噪音干扰;避免窗户和镜子产生的眩光照射;夜间室内灯光柔和,并保持安静。

(5)调动患者的自主生活能力:尽量让患者自己穿衣和管理个人物品、指导患者利用日历、钟表、标签或报纸来识别时间。

常见精神行为症状和心境障碍的非药物干预方法见表 8-1-1。

表 8-1-1　常见精神行为症状和心境障碍的非药物治疗方法

行为症状和心境障碍	非药物治疗方法
淡漠	刺激/活动
	布置简单的任务
睡眠障碍	指导睡眠卫生
	昼间给予恰当刺激
	晚上避免过度刺激和噪声
激越/易激惹	分解活动内容为简单步骤
	转移注意力并引导活动
漫游	目光引导
	锻炼计划
	避免在不安全地方活动
心境障碍	鼓励参加锻炼
精神病性症状	安慰
	分散患者注意而不是指责
	清除可能引起错乱的因素(例如,镜子)
进食/食欲障碍	提供简单的、可用手拿的食物
	进餐区域避免放置可能使患者分心的物品
	播放轻柔的音乐

2.药物治疗

临床研究报道,改善认知功能的药物多奈哌齐和美金刚,对于 AD 患者的精神行为症状也有效,包括幻觉、妄想、淡漠、激越、易激惹、焦虑和抑郁等症状,因此可首先选择使用。

抗精神病药物和抗抑郁药物治疗针对 AD 患者的一种或多种特定精神行为症状,如攻击行为、激越、精神病性症状和心境障碍等。非典型抗精神病药物可用于控制 AD 患者的攻击行为和精神病性症状,但是具有潜在的严重不良反应,包括增加卒中的风险、锥体外系症状和增加死亡率,因此应当尽量避免使用。由于其严重的不良反应,典型抗精神病药物不能用于 AD 患者。

如果采用抗精神病药物治疗,应当尽量单药治疗,从小剂量开始逐渐增加剂量,直至达到治疗效果。精神行为症状得到控制后应逐渐减少抗精神病药物剂量,最终确定是否需要继续药物治疗。AD 患者精神行为障碍的常用治疗药物见表 8-1-2～表 8-1-4。

表 8-1-2　非典型抗精神病药物

药物名称	推荐剂量	注意事项
奥氮平片	起始剂量:2.5mg,口服,1 次/晚	具有抗胆碱能作用
	最大剂量:7.5～10mg/d(分次服)	可能引起步态障碍
喹硫平片	起始剂量:12.5mg,口服,2 次/日;或 25mg,口服,1 次/晚	具有镇静作用
	最大剂量:100mg,口服,2 次/天	可能引起直立性低血压
利培酮片	起始剂量:0.25mg,口服,1 次/晚;或 0.25mg,口服,2 次/天	小剂量使用安全有效
	有效剂量:1mg/d	锥体外系症状多见于日量 2mg 时

注:用于控制妄想、幻觉、严重的精神激越和攻击行为等;尽管与典型抗精神病药物比较,锥体外系症状和迟发性运动障碍的风险降低,但可增加卒中的风险。

表 8-1-3　心境稳定剂

药物名称	推荐剂量	注意事项
卡马西平片	起始剂量:25mg,口服,2 次/天;逐渐增大剂量	定期检测肝酶谱和血常规
	最大剂量:300mg/d(分次服)	注意与其他药物的相互作用
丙戊酸钠片	起始剂量:125mg/d,口服,逐渐增大剂量	定期检测肝酶谱、血小板、PT/PTT
	最大剂量:500mg,口服,2 次/天	可引起胰腺炎,具有肝毒性

注:用于控制妄想、幻觉、严重的精神激越和攻击行为;替代抗精神药物用于严重的激越、冲动、烦躁和攻击行为。

表 8-1-4　抗抑郁药物

药物名称	推荐剂量	注意事项
西酞普兰片[a]	起始剂量:10mg/d	具有良好的耐受性
	最大剂量:40mg/d(分次服)	部分患者可能出现恶心和睡眠障碍
		对精神行为障碍的疗效较明确
艾司西酞普兰片[a]	起始剂量:10mg/d	耐受性良好
	最大剂量:20mg/d	部分患者可能出现恶心和睡眠障碍

药物名称	推荐剂量	注意事项
氟西汀片/胶囊[a]	起始剂量:10mg,1 次/隔日	具有激活作用半衰期较长
	最大剂量:20mg/d	用药后短期(数周内)不良反应不明显
帕罗西汀片[a]	起始剂量:10mg/d	与氟西汀相比,激活作用较弱,抗胆碱能作用较强
	最大剂量:40mg/d(分次服)	
舍曲林片[a]	起始剂量:25mg/d	耐受性良好
	最大剂量:200mg/d(分次服)	很少影响其他药物的代谢
度洛西汀胶囊[b]	起始剂量:30mg/d	具有激活作用
	最大剂量:60mg/d	食物延迟其吸收
		具有肝毒性,肝功能损害患者禁用
文拉法辛片[b]	起始剂量:37.5mg,2 次/天	具有激活作用
	最大剂量:225mg/d(分次服)	撤药反应可能非常突出

注:用于治疗抑郁/焦虑症状;通过抑制 CYP450 同工酶而延长其他药物的半衰期;典型的不良反应包括出汗、震颤、紧张、失眠/困倦、头晕、多种胃肠道反应和性功能障碍;突然停药可能出现撤药反应。

a.选择性 5-羟色胺再摄取抑制剂;

b.5-羟色胺/去甲肾上腺素再摄取抑制剂。

第二节　帕金森病

帕金森病又称帕金森综合征,以黑质多巴胺能神经元变性为病理基础,临床表现主要是静止性震颤、肌强直、运动迟缓和姿势步态异常等。65 岁以上老年人患病率约为 2%。

一、病因

(1)年龄老化是促发因素。

(2)环境因素:MPTP 以及环境中与 MPTP 分子结构类似的工业或农业毒素可能是重要的病因之一。

(3)遗传因素:已经发现多个与帕金森病发病有关的基因。

二、发病机制

多巴胺和乙酰胆碱是纹状体内功能相互拮抗的两种递质,共同调节基底节环路的功能。帕金森病由于黑质多巴胺能神经元变性,导致纹状体内多巴胺含量显著降低,乙酰胆碱系统功能相对亢进,导致运动障碍的临床表现。导致黑质多巴胺能神经元变性死亡的确切发病机制尚不清楚,可能与氧化应激、线粒体功能缺陷、蛋白质错误折叠和聚集、胶质细胞增生和炎症反应等有关。

三、病理

光镜下可见黑质神经元脱失,残留细胞中有路易小体形成,周围有胶质细胞增生。

四、临床表现

帕金森病多见于 50 岁以后发病,起病缓慢,逐渐进展。常自一侧上肢开始,逐渐扩展到同侧下肢、对侧上肢及下肢。患者早期以肢体震颤、强直和运动迟缓为主,中晚期可出现姿势和步态异常。帕金森病的临床表现包括运动障碍(静止性震颤、肌强直、运动迟缓以及姿势步态异常)和非运动症状(自主神经损伤和认知障碍等)。静止性震颤、肌强直、运动迟缓以及姿势步态异常被认为是帕金森病的"核心体征"。

(一)震颤

以静止性震颤为主,部分伴有姿势性和动作性震颤。震颤频率为 4~6Hz。多自肢体远端开始。手部可表现为规律性的手指屈曲和拇指的"搓丸样"对掌动作。震颤在肢体静止放松时明显,随意运动时可减轻。部分患者震颤可累及下颌、口、唇、舌及头部等。

(二)肌强直

伸肌和屈肌张力均增高,呈"铅管样肌强直";合并震颤时表现为"齿轮样肌强直",即伸屈肢体时感到持续阻力伴有断续的停顿感。严重肌强直可导致腰痛、关节痛、肢体疼痛等,容易误诊为骨关节病。

(三)运动迟缓和运动减少

这是容易忽略的表现。是否有随意运动的减少和迟缓对于帕金森病的诊断是关键点。患者日常生活中经常做的一些动做出现缓慢。行走中的肢体联带动作减少,精细动作困难。写字出现越写越小的"写字过小征"。面部表情减少、瞬目动作少、双眼凝视,呈"面具脸"。出现言语缓慢、声调低沉,吞咽缓慢、困难等。

(四)自主神经功能障碍

常有便秘、尿频、排尿不畅,以后可出现尿失禁及性功能障碍。中晚期患者可出现直立性低血压表现,汗液分泌异常,头面部皮脂分泌增多。

(五)精神障碍和认知功能障碍

多数患者合并抑郁。中晚期患者出现认知障碍,部分患者合并痴呆,以皮质下痴呆为主。

五、辅助检查

采用 SPECT 和 PET 等功能影像方法有助于帕金森病的诊断、鉴别诊断等,示踪剂包括多巴胺受体示踪剂和多巴胺转运体示踪剂等。头 MRI 检查则有助于本病与帕金森综合征鉴别诊断。

六、诊断与鉴别诊断

（一）诊断

帕金森病的诊断需根据病史、是否具有核心症状和体征等综合分析判断，需要排除其他帕金森综合征等，临床诊断的准确性为 70%～80%，必要时结合功能影像方法可以提高准确度。诊断的要点包括：中老年以后隐袭起病、缓慢进展，具有静止性震颤、肌强直、运动迟缓和姿势反射异常等表现（一般需具有上述 4 项中的 2 项或 2 项以上），病史中无脑炎、中毒、脑血管病、脑外伤、服用抗精神病药物史等。

（二）鉴别诊断

1.继发性帕金森综合征

有明确的病因，如药物、中毒、感染、外伤和脑卒中等。

（1）药物性：与帕金森病在临床上表现很难区别，重要的是有无吩噻嗪类、丁酰苯类、利血平、锂剂、α-甲基多巴、甲氧氯普胺、氟桂利嗪等用药史。

（2）中毒性：以一氧化碳和锰中毒较为多见，其他有 MPTP、甲醇、汞、氰化物等。

（3）脑炎后：甲型脑炎、乙型脑炎在病愈期也可能呈现帕金森综合征。

（4）外伤性：在频繁遭受脑震荡的患者中较多见。

（5）血管性。

2.帕金森叠加综合征

（1）多系统萎缩（MSA）：又称多系统变性，病变累及基底节、脑桥、橄榄、小脑和自主神经系统，临床上除具有帕金森病的锥体外系症状外，尚有小脑系统、锥体系统及自主神经系统损害的多种临床表现。而且绝大多数患者对左旋多巴反应不敏感。

（2）进行性核上性麻痹（PSP）：表现为步态姿势不稳、平衡障碍、易跌倒、构音障碍、核上性眼肌麻痹、运动迟缓和肌强直。

（3）皮质基底节变性（CBGD）：除表现为肌强直、运动迟缓、姿势不稳、肌阵挛外，尚可表现为皮质复合感觉消失、一侧肢体失用、失语和痴呆等皮质损害症状。

七、治疗

一旦帕金森病的诊断成立，就必须决定是否开始治疗和使用何种药物治疗。药物治疗的目的是重建神经介质功能间的平衡，尽可能长时间的控制患者的症状和体征，减少不良反应。通常药物治疗可有 4～6 年的症状良好控制期，因此在整个疗程中都必须考虑到运用当前的药物怎样才能更好地控制症状。疾病早期的药物选择、使用剂量、药物服用时间、用药先后都可能影响长期预后。而现在采用的早期治疗方案，基本上无可靠的长期临床试验的结果可供治疗选择时参考。

（一）早期治疗选择

由于 PD 纹状体多巴胺缺乏，治疗 PD 主要是增加纹状体内 DA 或 DA 激动剂的水平，或用抗胆碱能制剂减少胆碱能活性,以便尽快地减轻患者的症状,恢复患者的功能。现在疾病早期尚无最好的治疗选择。治疗的选择取决于患者的年龄和功能障碍的程度。对老年患者注重症状的控制,首选的治疗药物一般是 LD 制剂,用 LD 治疗是最有效,其不良反应又最少。但大多数患者病情仍继续进展,最终都将出现运动并发症,以及其他原因引起的晚期功能障碍(姿势不稳和痴呆)。对年轻患者则可先用 DA 激动剂,在其后期辅以小剂量(100mg)LD,预后可能会更好。目前有关早期治疗方案对长期预后的影响,虽然无明确的结论,但患者越年轻,随着病程的延长经历长期的功能障碍,越易发生症状波动和运动障碍,所以对早期治疗的选择就越应为其长期预后考虑。此外,治疗药物的选择还部分取决于功能障碍的性质和原因。如果患者的功能障碍是因静止性震颤所致,开始使用抗胆碱能药物,约 50% 患者的震颤可以得到很好的控制。如果运动障碍是由于运动迟缓、肌强直、不灵活、拖曳步态所致,应选用 DA 类制剂(DA 激动剂和 LD 制剂)。对多数患者是在其症状影响生活质量时,才开始使用 LD 治疗。使用 LD 的主要适应证是运动迟缓,LD 与多巴脱羧酶抑制剂一起使用,可减少不良反应。而 LD 药物的不良反应又常常是限制药物迅速奏效的原因。

1.左旋多巴

使用 LD 治疗起到了替代 DA 神经介质的作用。目前,LD 治疗 PD 运动症状仍最有效,使用方便、起效快、不良反应较少、价格便利。LD 治疗后,PD 的主要症状和体征会迅速地改善。运动迟缓和肌强直对 LD 的反应最好,姿势障碍对 LD 一般无反应,震颤对 LD 的反应虽难以预料,但仍是最有效。LD 治疗应从小剂量开始,50mg 清晨餐前半小时服用。逐渐增量,每 3～7 天增加 50～100mg,一般在头 3～6 个月可达到 100～200mg 每日 3 次。剂量增加到最适水平必须通过一个缓慢耐心地调节过程来确定。有些患者服用 LD 几天,就可逐渐出现疗效:一些需几周;少数需几个月。LD 在外周被多巴脱羧酶(AADC)转化成 DA,因此通常服用的 LD 剂量中只有极少部分能到达脑内。将外周多巴脱羧酶抑制剂和 LD 一起使用(脱羧酶抑制剂本身不能通过血脑屏障),可减少外周多巴胺的合成,促使更多的 LD 进入脑内,大大地减少 LD 的使用剂量,降低 LD 的外周不良反应。目前临床上使用的外周多巴脱羧酶抑制剂有苄丝肼和卡比多巴(或甲基多巴肼)。苄丝肼、卡比多巴对外周 AADC 最大抑制作用所需剂量每日 75mg。它们与 LD 联合运用,可使 LD 的剂量减少 75%～80%,使其有效治疗量仅为单用时的 1/5。常用的 AADC 抑制剂与 LD 的混合制剂有:①美多巴是 LD 与苄丝肼按 4∶1 的混合制剂,LD 200mg 苄丝肼 50mg 或 LD 100mg 苄丝肼 25mg。LD 在疾病早期阶段的一般用量是每次 62.5mg,每日 3 次,维持剂量每天 1～4 片。美多巴对症状和体征起效慢,一般在治疗开始后 2 周出现明显的作用,最佳的效果需要在几周以后才能达到。美多巴与 LD 的不良反应相比,其外周不良反应(胃肠道和心血管)发生的次数明显减少,程度较轻。但中枢的不良反应(不自主运动,精神障碍)和长期用药后的并发症仍可出现。②帕金宁(信尼麦)是 LD 与卡比多巴按 10∶1 或 4∶1 的混合制剂,LD 100mg＋卡比多巴 10mg、LD 250mg＋卡比多巴 25mg 或 LD 100mg＋卡比多巴 25mg。开始治疗可给予 LD 100mg/卡比多巴 10mg,每日 3 次。逐渐加量,每隔数日每日增加 1 片,每日最大剂量勿超过 LD 250mg/卡比多巴 25mg,3～4 片。LD 的不良反应有厌食、恶心、呕吐,严重者有低血压、心律失常、各种不自主运动(如舞蹈样动作,手足徐动症等)。单独使用 LD 治疗可频繁地出现不良反应,这种不良反应是可逆的,暂时减量即可控制。

LD 替代性治疗不仅可改善 PD 患者的生活质量,而且可延长患者的预期寿命。在采用左旋多巴(LD)治疗之前,PD 患者死亡率是正常人群的 3 倍,并且随病程的延长而增加。自从使用 LD 治疗后,PD 患者的病程从 9～10 年延长到 13～14 年,患者的平均寿命从 67～69 岁上升到 72～73 岁。但对于 LD 制剂使用的时机问题目前还存有争议,有人认为应尽量推迟用 LD 制剂治疗。其理由是:①多巴胺代谢产物中的自由基,可加快黑质多巴胺神经元的死亡。②伴随 LD 制剂治疗出现的并发症与治疗的时程有关。但也有人认为,出现运动障碍和症状波动可能是疾病本身迅速恶化的结果,与采用 LD 制剂治疗的早迟无关。PD 患者的发音困难、步态障碍、姿势不稳和认知功能障碍等,对 LD 制剂治疗的反应差,是因为这些症状是由非 DA 能神经元系统变性所引起,不同于 DA 能神经元损害所产生的症状。运动迟缓、肌强直和震颤等症状,即使在疾病晚期经过长期使用 LD 治疗仍可获得改善。因此,延迟 LD 的治疗时间,对减少并发症的发生无明显的益处,发生并发症的重要决定因素是病情的严重程度,而不是开始 LD 制剂治疗的早迟。

2.DA 激动剂

激动剂因直接作用于突触后的多巴胺受体而起到症状性治疗作用。激动剂可用于任何阶段 PD 患者。最初主要作为 LD 制剂的辅助性用药,用于晚期 PD 患者的治疗。现激动剂已单独用于早期 PD 患者的治疗。因为其持续性刺激 DA 受体,较 LD 出现运动波动的发生率降低和运动障碍程度减轻。单用激动剂,40%～50%H-YⅠ或Ⅱ级未治疗过的 PD 患者可在头 2～3 年控诉其症状;其他患者在治疗 6 个月～3 年后需合并使用 LD。单独使用 DA 激动剂缓解 PD 症状的疗效不如 LD 制剂,且获得较好治疗效果所需的时间较 LD 制剂长。激动剂从小剂量治疗开始,并根据患者的反应,于 4～8 周内逐渐增加剂量:如与 LD 联合应用时,应减少 LD 剂量,以避免出现运动并发症。所有激动剂产生的治疗反应都与剂量有关,只有经过缓慢调整剂量才能从激动剂的使用中获得满意的治疗效果。

(1)麦角类和非麦角类 DA 激动剂

①溴隐亭:是一种麦角类 D_2 受体激动剂和 D_1 受体拮抗剂,每日平均维持剂量 7.5～30mg,分 3 次口服,服后 1～2 小时达血浓度高峰,半衰期 3～8 小时。服用时,第 1 周 1.25mg/d,小量缓慢增加剂量,每周增加 1.25mg,可以减少不良反应。最佳剂量在不同患者之间差异很大,所用剂量取决于治疗反应和不良反应的轻重。溴隐亭对帕金森病的所有主要症状均有治疗作用,对震颤的效果常较弱或起效较慢。作为单药治疗 PD,有延迟开始应用 LD 治疗和推迟出现运动并发症的作用;作为 LD 的辅助治疗,可减少 LD 剂量和改善剂末症状波动的作用。早期联合应用较晚期效果好,与 LD 制剂联合用药可减少所服 LD 制剂的剂量 50%。但该药的疗效逐渐减退不能持久。不良反应以妄想、幻觉较常见,还有恶心、呕吐、直立性低血压、运动障碍等。此药对有精神症状的患者禁用。有心肌梗死、严重的周围血管病和急性消化性溃疡患者要慎用。

②甲磺酸培高利特:是一种麦角类 D_2 受体激动剂和微弱 D_1 受体激动剂,每日剂量

$0.75\sim3mg$,分 3 次口服,服后 1.5 小时达高峰,半衰期 16 小时。药效是溴隐亭的 10 倍,对溴隐亭不再有效的患者改用培高利特仍可获改善。在治疗的第 1~2 天服用起始剂量 $0.05mg/d$,在以后 12 天里每 3 天增加 $0.1\sim0.15mg/d$,再以后每 3 天增加 $0.25mg/d$,平均维持量为 $0.25\sim1mg/$次,每日 2~3 次。单药治疗时,在对新诊断的 PD 患者 6 个月治疗中,其控制症状的效果和不良反应发生率与 LD 一样;对于恶化的 PD 患者,大剂量培高利特可减少症状波动和使 PD 症状得到较好控制。联合治疗时,可减少 LD 20%~30%的剂量。不良反应和禁忌证同溴隐亭,应注意避免迅速改变药物剂量,否则易导致幻觉或意识模糊。

③麦角乙脲:是一种麦角类 D_2 受体激动剂和 D_1 受体拮抗剂,每日剂量<5mg,分 3 次口服,服后 1 小时达高峰,半衰期 1~7 小时,单药治疗有效,在早期 PD 患者,一般用麦角乙脲和 LD 联合治疗 10 年,能维持治疗反应,并延迟和减少症状波动和运动障碍的发生。

④卡麦角林:是一种麦角类长效 DA 受体激动剂,为强效 D_2 受体激动剂,对 D_2 有选择亲和性,每日剂量 20mg,可一次性服用。服后 0.5~4 小时达高峰,半衰期 65 小时。用单药治疗新诊断的 PD 患者有效,可减少单一 LD 剂量 30%,减少"关"期时间达 60%;单药治疗 1 年的效果仅较 LD 治疗稍差。对新诊断的 PD 患者 60%以上可单药治疗 1 年多,并可延迟运动并发症的出现。联合用药治疗晚期有并发症的 PD 患者,能显著减少 LD 剂量,使患者日常生活量表评分改善 23%,并能改善运动并发症。其半衰期长,可用于治疗夜间失用。

⑤罗吡尼洛:是非麦角类 DA 受体激动剂,为一种强效选择性 D_2 受体激动剂。每日剂量 24mg,分 3 次口服,服后 1.5 小时达高峰,半衰期 6 小时。用单药治疗早期 PD 患者可缓解症状约 5 年;其运动障碍发生率显著低于用 LD 治疗者。5 年后约 1/3 的患者仍可继续单药治疗;与溴隐亭的治疗效果相比,两者均能有效地缓解症状,但罗吡尼洛能使患者维持更好的功能状态。联合治疗时用于对有症状波动患者的辅助治疗,可使 65%的患者"开"期增加 30%。

⑥普拉克索:是非麦角类 D_2、D_1 受体激动剂,与 D_3 受体有很高的亲和性。每日最大剂量尚未确定,每日剂量分 3 次口服,服后 2 小时达高峰,半衰期 7~9 小时。单药治疗可改善新诊断 PD 患者的日常生活和运动功能。辅助治疗晚期 PD 患者,可减少 LD 剂量 25%,减轻临床症状的波动。在改善 PD 运动评分中与溴隐亭比较,其对晚期 PD 和有症状波动患者更有效。对 PD 患者的情感症状也有效,并可减少 LD 每日剂量约 25%。此外,普拉克索可清除 H_2O_2 和增加神经营养因子的活性而具有神经保护作用。

(2)其他 DA 激动剂

①阿扑吗啡:阿扑吗啡是 D_2 受体激动剂,为一种稳定的水溶性制剂,可于静脉、皮下、鼻腔内和舌下使用。是一种有效的抗 PD 药物,能减少难治性"关"期的次数和严重程度。阿扑吗啡皮下注射后,一般 5~15 分钟起效,持续约 60 分钟。阿扑吗啡用量 1~3mg/次,皮下注射 2~6 次/天。可间断的或持续的皮下注射,采取何种皮下注射方法主要取决于为控制关期每天所需注射的次数。在皮下注射阿扑吗啡,每日剂量平均 90.6mg 的治疗研究,平均治疗 2.7 年,可使运动障碍减少 65%,患者清醒时的"关"期从 35%减少到 10%。47%的患者可完全停止 LD 治疗,其他患者每日 LD 剂量也大大减少。即使长期使用,为维持药效也仅增加很小的剂量。阿扑吗啡与 LD 合用效果会更好。皮下注射时的常见不良反应有注射局部出现瘙

痒性结节、恶心、呕吐和轻微镇静作用。偶尔可见到有患者出现神经精神症状、周围血嗜酸性细胞增多、自身免疫溶血性贫血等不良反应。鼻腔内给药起效的潜伏期、改善的时程和有效程度可与皮下注射相比，但逆转关期所需的剂量要翻倍。长期使用的不良反应是严重的鼻前庭炎和鼻痂形成。舌下和直肠用药起效慢，用药剂量大。

②泰舒达缓释片：是一种多巴胺 D_2 和 D_3 受体激动剂。生物半衰期 17～69 小时。单独应用对帕金森病的主要症状均有效，对震颤特别有效，可快速持久地减轻震颤的幅度和严重程度。与 LD 制剂联合应用，可减少 LD 剂量。从小剂量开始，第 1 周 50mg/d，以后缓慢加量，每周增加 50mg/d。维持量在单用时 150～250mg/d；在联合使用时 50～150mg/d，每粒泰舒达缓释片 50mg 配左旋多巴 250mg。不良反应为恶心、呕吐，有急性心肌梗死、心血管衰竭患者禁用。

③N-0923 是一种高度选择性 D_2 受体激动剂，经皮张贴使用，不经肝脏代谢，可获得更稳定的血浆和脑血药浓度，目前正在进行临床试验。ABT-431 和 dihydrexidine 是试验用的 D_2 受体激动剂，较少引起运动障碍，甚至可逆转运动障碍。

在做出 PD 诊断后 1～2 年内，多数患者将需要 DA 制剂（DA 受体激动剂和 LD 制剂）治疗来控制运动迟缓和肌强直。DA 制剂能很好地控制 50％患者的震颤。如果 DA 制剂只改善了患者的运动迟缓和肌强直，而震颤仍存在，可加抗胆碱能药物。在实际使用 DA 受体激动剂过程中，患者对不同激动剂的反应不同，因此当一种激动剂无效时可换另一种治疗。激动剂单药治疗在早期治疗中可达到 LD 制剂样的抗 PD 效果 6～18 个月，甚至能较好地控制症状几年。约 30％的患者治疗可维持 3 年以上。PD 的早期治疗中，开始使用激动剂较使用 LD 制剂发生症状波动和运动障碍明显减少，且出现的时间显著推迟。尚未发现激动剂治疗致使长期不良反应增加，因此在做出 PD 诊断时就应考虑开始激动剂治疗，尤其是青年患者将会从此获得更多的好处。治疗一段时间后 DA 受体激动剂的效力下降，致使治疗时所需的剂量加大，不良反应也就相应较为严重。在疾病晚期，激动剂本身的效果很难达到满意控制症状。此时可以继续使用激动剂，加上小量 LD 制剂来控制症状。激动剂可诱导精神障碍，发生幻觉为 LD 的 3 倍。不良反应不仅限于中枢神经系统，还有许多外周的反应。

3.抗胆碱能药物

可通过阻断纹状体毒蕈碱类胆碱能神经元的作用达到治疗目的。抗胆碱能药物对震颤有效，但对肌强直效果差，对运动迟缓无效。该药主要用于治疗震颤较突出的病例。因震颤可对于某一种抗胆碱能药物有效，而对于另一种无效，所以 PD 患者对一种抗胆碱能药物效果不好时，可换另一种试用。不过，抗胆碱能药物的效果有限，其对震颤的疗效不会超过 LD，故常作为 LD 的辅助用药，或用在症状较轻的患者。常用的药物有以下几种：①安坦，6～20mg/d。②苄托品，1～6mg/d。③普罗芬胺，150～300mg/d。④开马君，75～30mg/d。

每日剂量分次口服。开始时用小剂量，逐渐增加剂量直到出现治疗作用，可减少不良反应。如因某一种药物的不良反应限制了加量，可再试另一种。不过，各种抗胆碱能药物的疗效差别不大。对有单纯肌张力障碍者用常规剂量的安坦和苄托品治疗可能有用，有症状波动患者加用抗胆碱能药物对疗效一般无帮助。

常见的抗胆碱能药物不良反应有口干、尿潴留、便秘、出汗障碍、瞳孔散大、调节障碍和记忆减退、谵妄、幻觉等。精神不良反应往往是引起停药的原因。对有精神障碍或年龄大于60岁的患者最好慎用,除非患者对其他抗帕金森病药物无效。

4.金刚烷胺

该药准确的作用机制不清。常用于症状和体征都较轻的早期患者,少用作单药治疗,将其与LD联合运用于症状波动患者,可使LD的用量及其不良反应减少。常用剂量200～300mg/d,分次口服。金刚烷胺是一种安全、有用和耐受性很好的药物,对改善运动迟缓和肌强直效果较好,但对震颤作用小。由于该药疗效有限,而且疗效在几个月后会迅速下降,不宜用于长期治疗。金刚烷胺治疗症状波动患者效果差。但近年来提出,金刚烷胺可明显减轻发生于晚期PD患者LD诱导运动障碍的严重程度达60%,而又不影响LD和DA激动剂的抗PD作用。

金刚烷胺的不良反应通常较轻微、短暂、可逆。一些不良反应与抗胆碱能药物的不良反应相似。常见的有口干、恶心、眩晕、尿潴留、踝部水肿、网状青斑,少数出现精神障碍,视幻觉等。金刚烷胺的不良反应与剂量有关,剂量超过200mg/d时不良反应发生率将会增加。药物以原形从肾脏排出,有严重肾病患者应禁用。

5.MAO-B抑制剂

临床上常用的司来吉兰是一种选择性不可逆性MAO-B抑制剂,用10mg/d可阻止DA的降解,增加DA的蓄积,延长DA的作用时间,减少LD的用量。司来吉兰是通过选择性抑制MAO-B来增加脑DA的水平。司来吉兰宜早晨服用,以免引起夜间失眠。在疾病早期单独使用可使PD临床表现加重的速率减慢约50%,可推迟LD的使用近1年;司来吉兰早期单独使用,并不影响患者以后对LD治疗的反应,甚至不影响LD治疗所诱发的症状波动和运动障碍的出现。在疾病早期将其和LD制剂联合使用,可使LD制剂所需要的每日剂量减少,并且不需要频繁地调整剂量,也较少出现症状波动。在疾病晚期,司来吉兰与LD制剂联合使用可改善症状,减少LD的剂量10%～30%,但这些作用轻微并且只能维持数月。

PD是一种慢性进行性变性疾病,药物治疗是一项长期的艰巨任务。采取以下原则将有助于维持患者的主要活动和保持患者的生活方式。首先,用药剂量应小,用最小的剂量达到较好的效果。不过在治疗的头几年里,刻意维持较小LD剂量对减少并发症的发生,并无明显的益处。其次,增加药物剂量应缓慢,慢到有时需观察几天至两周才每天加服1/4～1/2片药物。因此,人们用"滴定"到最佳剂量来形容加量的缓慢程度。最后,PD的治疗应注意个体化。因为患者病程长短,症状轻重,年龄大小,对药物治疗的反应等个体差异很大,所以用药剂量应因人而异。此外,采用减少左旋多巴血浓度的波动和延长LD效力的方法,可延迟和降低并发症的出现。

(二)晚期治疗

LD制剂治疗的最初几年效果很好,患者常有一种从该病中解脱出来的感觉,这种良好的初期效果常被称之为"治疗蜜月期"。但这种治疗并不能阻止疾病的进展,无论是用LD、美多巴或帕金宁治疗,在治疗5～10年后,随着疾病的进展,大多数患者可出现:LD不良反应、疗效减退、症状波动、运动障碍和精神障碍。有 $30\%\sim80\%$ 的患者会发生症状波动；$50\%\sim75\%$ 的患者出现运动障碍。许多晚期患者变得对血中 LD 浓度的微小变化更为敏感，致使标准 LD 制剂每剂服用后血中浓度在 $2\sim3$ 小时内突然升高和下降，都可能成为 LD 长期治疗中发生某些并发症的基础。为了在这些患者中达到理想的治疗效果，必须将 LD 浓度维持在狭窄的治疗窗之内。常采用的办法有：①LD 分剂给药。将 LD 的每日剂量分成多次小量服用。通过减少每次剂量和缩短给药时间，并对每日 LD 总量进行调整，将血中 LD 浓度调整到越来越窄的治疗窗内。②调整饮食。高蛋白饮食会影响 LD 的疗效和病情波动。因此至少应在餐前 30 分钟以前或餐后 90 分钟后服用 LD，以增加药物的吸收并转运到脑。③联合用药。LD 与非 LD 药物（如 DA 受体激动剂）的联合治疗能延迟症状波动的发生，并能避免某一种药物剂量过大所产生的不良反应。④剂型改良。使用药物控释产品。如美多巴 HBS，息宁（帕金宁控释片）。此外，患者还会出现引起晚期功能障碍的其他次要症状。因此晚期 PD 患者的治疗主要是限制并发症和针对次要症状的对症治疗。

1.症状波动的治疗

当症状波动成为患者的主要问题时，治疗的关键是维持突触间隙的 DA 浓度的稳定。可使用 LD 控释片。多次服用小剂量 LD 标准片（有些患者可以增加到每 2 小时服用 1 次）。LD 持续静脉维持，或 LD 十二指肠滴注。以及服用 LD 速溶型制剂帮助克服症状波动。最容易和最简便的早期措施是调整 LD 的治疗；可根据反应的时程调节服用 LD 的时间；必要时增加 LD 剂量；同时需注意服药的时间和饮食中蛋白含量（中性氨基酸会影响 LD 运输到血和脑的量）会对治疗症状波动有好处。虽然也可用金刚烷胺、抗胆碱能药物、司来吉兰，但效果要差得多。COMT 抑制剂和 DA 激动剂对治疗症状波动有效。COMT 抑制剂和 DA 激动剂减少"关"期时间大约相似，只是 DA 激动剂改善运动评分的程度较大，DA 激动剂可改善运动评分 $20\%\sim30\%$。

（1）左旋多巴控释片：通过控制药物缓慢释放，维持药物浓度在治疗窗内，以达到在较长时间里控制疾病，控释片可减少每日服药次数，使用方便。可使患者日常生活活动得到较长时间的显著改善。治疗从小剂量开始，逐渐增加到能控制症状的剂量，多数患者的每日剂量为 $400\sim600\mathrm{mg}$ 可达到良好效果，维持 $3\sim5$ 年以上。应避免过大剂量。

①美多巴（HBS）：美多巴缓释片仍然是 LD 和苄丝肼 $200\mathrm{mg}/50\mathrm{mg}$（4∶1）的混合制剂，产生比标准美多巴片低的峰浓度，但能维持较长的时间，可减低许多患者的剂量依赖性症状波动以及发作次数。由于美多巴缓释剂型的生物利用度较低，剂量必须比标准型美多巴增加 $30\%\sim50\%$。

②息宁（帕金宁控释片）：是 LD 和卡比多巴 $200\mathrm{mg}/50\mathrm{mg}$（4∶1）的混合制剂。其溶解缓慢，逐渐被吸收，使 LD 在血浆中能够维持较长的时间。因此可改善患者的症状和体征以及运动波动，改善患者的夜间状况，并减少服药次数。控释片对运动障碍的作用不一致，可改善几种类型的运动障碍，如早期使用可延迟运动障碍和症状波动发生的时间。但剂量需要比帕金宁增加 $20\%\sim30\%$。

控释片的首次剂量起效缓慢，甚至几小时才显效，必要时可每天加服标准片。经 LD 制剂治疗几周后,多数患者的运动迟缓和肌强直会明显减轻。但在发生症状波动和运动障碍方面,控释片与标准片则并无明显差别。LD 控释片的不良反应和标准片一样,有食欲减退、恶心、精神症状和多动。LD 控释片的使用也可使某些患者运动障碍和睡眠障碍增加,可通过改变 LD 服用的剂量,重新调整服药的时间,增加控释片的剂量来控制这些情况。

(2)美多巴弥散型:是美多巴的速溶产品,其成分不变,但分解非常迅速,其片剂在 3mm 内就可溶于 20mL 水中。在服用前已分解,胃肠道吸收快,很快达到血浆峰浓度,使运动不能的患者更快地恢复运动能力,且易被有吞咽困难的患者服用。

(3)COMT 抑制剂:单独口服 LD 时,其剂量仅有 1%～3% 的药物进入脑内;LD 和外周 AADC 抑制剂联合运用,可使进入脑内的 LD 量增加到服用剂量的 5%～10%;如果 LD 和外周 AADC 抑制剂以及 COMT 抑制剂联合使用,LD 生物利用度可再增加 2 倍,血 LD 半衰期延长 2 倍,LD 每日用量平均减少 30%～40%。COMT 抑制剂只有与 LD 制剂联合应用时才有抗 PD 作用,单独使用无效。目前临床上使用的 COMT 抑制剂有恩他卡朋和托卡朋。治疗以维持剂量开始,不需逐渐加量。恩他卡朋每次 200mg,4～8 次/天,通常与每剂 LD 同时口服。对症状波动的 PD 患者可减少每日 LD 的剂量约 100～200mg,每日"开"期增加 1～2 小时,"关"期减少 1～2.5 小时,运动评分改善约 10%。尚未发现恩他卡朋有肝毒性损害。托卡朋每次日服 50～400mg,3 次/天;推荐第 1 次与首剂 LD 同时服用,然后每间隔 6 小时服 1 次。在症状波动的 PD 患者中,于开始治疗几天内即可观察到临床效果。使患者每日 LD 剂量减少 100～200mg,每日"开"期增加 0～2.5 小时,"关"期减少 2～3 小时,患者的运动功能评分和日常生活活动改善。在无症状波动的 PD 患者中,可使 LD 每日剂量减少 30～180mg,运动功能障碍明显改善。托卡朋的 DA 不良反应有:运动障碍、恶心、呕吐、嗜睡、幻觉、体位性低血压等。这类不良反应可通过减少 LD 用量而减轻或消失。非 DA 不良反应有:腹泻、便秘、腹痛、头痛、尿色异常。绝大多数不良反应可随患者逐步耐受而减轻或消失。但最严重的是其肝毒性损害,故只能作为第二线药物,在其他药物无效时才考虑使用。是否在开始 LD 治疗时,就联合使用 COMT 抑制剂来改善患者的长期预后,防止症状波动和运动障碍的发生,目前还难以确定。COMT 抑制剂有加重患者运动障碍的趋向,运动障碍较突出的患者不宜用 COMT 抑制剂。

2.运动障碍的治疗

对左旋多巴诱导运动障碍(LIDs)的治疗,首先需要对其表现形式和临床类型有充分的了解。因为,对于不同表现形式和临床类型患者的处理方法常不同。表现形式为舞蹈运动或舞蹈肌张力障碍常常是药物诱导的结果,而单纯性肌张力障碍则多数反映出药物剂量不足或未进行治疗。另外,运动障碍的临床类型也是确定适当治疗的重要因素。

(1)峰剂量运动障碍的治疗:LD 是产生峰剂量运动障碍的主要原因。如果峰剂量运动障碍表现为舞蹈运动,无论是否伴有肌张力障碍,几乎都是由于 LD 剂量过量所致。减少每次 LD 的剂量可消除峰剂量舞蹈运动,但是 LD 少量减少有时可引起患者不能耐受的 PD 症状加重。如果峰剂量运动障碍表现为单纯肌张力障碍,有可能是服用 LD 药物剂量太大或者不足。肌张力障碍究竟是由于剂量不足还是剂量太大引起,可根据患者的状况来帮助判断。肌张力障碍出现在一天服用首剂 LD 之前；或者在服用标准帕金宁片 1 小时后出现明显肌张力障碍，同时还伴有突出的 PD 症状，最可能的原因是 LD 的剂量不足，只需增加 LD 剂量就可使肌张力障碍消除，并改善 PD 的其他症状。痛性肌张力障碍一般是剂量不足。当出现峰剂量肌张力障碍，而患者的 PD 症状又得到了很好的控制，则可能是剂量太大，稍微减少 LD 剂量 25～50mg，肌张力障碍就可消失。若要确定这些患者的理想剂量常需要谨慎的调整。

加用 DA 激动剂，使 LD 剂量减少偶尔可以使峰剂量运动障碍程度减轻。此时用溴隐亭比培高利特更可取。实验表明，选择性 NMDA 受体拮抗剂可消除口部运动障碍，减少舞蹈样运动。金刚烷胺是可耐受 NMDA 拮抗剂药物，有中等程度抗 PD 作用。用金刚烷胺辅助治疗，即使不减少 LD 剂量也可使 LID 减少，而不会加重 PD 症状。金刚烷胺减少运动障碍的程度达 60%，明显地改善运动障碍，而不会影响 LD 抗 PD 作用。这种效果在多数患者中至少可以维持 1 年。其他抗谷氨酸制剂右美沙芬，ifenprodil 和利如太均可改善运动障碍。右美沙芬治疗运动障碍患者 3 周，可以显著改善运动障碍达 30%～50%；患者平均和最大运动障碍评分改善 50% 以上，且不影响 LD 抗 PD 的效果和持续时间。但频繁的不良反应限制了其临床应用。利如太也能有效地减轻患者的运动障碍，使每天运动障碍的时间减少约 34%。

一些有 DA 作用的辅助药物，如司来吉兰、培高利特、溴隐亭等也可引起峰剂量运动障碍。

(2)双相运动障碍的治疗：典型的双相运动障碍不常见，但处理较困难。如果双相运动障碍患者不能耐受连续多次服用 LD，可采用以下两种治疗方案。第一种方案：患者每天服用 4 次帕金宁标准片，并调整服药剂量到足以产生适当的"开"期，而服药间歇期又不产生剂末运动障碍为宜。如果剂量太小，PD 症状不仅不能得到有效控制，并且有可能出现运动障碍，一直持续到药物的峰作用时间。使用这种治疗方案，在第 4 剂 LD 作用之末患者最终将出现的运动障碍。但最终运动障碍之后会出现 LD 作用的部分恢复，足以使患者渡过夜晚到次晨。如果患者在次日正午前不能重新开始 LD 治疗，那么将会出现更严重的"关"状态。该治疗方案使患者白天有 6～8 小时的良好"开"状态，一天中的其他时间是部分"开"状态，并且使发生在每天第 4 剂药效之后的最终运动障碍消失。如果患者适当安排服药时间，可以选择在家卧床时发生运动障碍。并可预先服用短效苯二氮䓬类药物，让其在睡眠中度过运动障碍期。发生双相运动障碍的患者通常只对这种方案一天剂量中的头 3～5 次服药起反应，以后的剂量可能不会起作用，只会诱发运动障碍而不产生"开"期效果。后面所服用的剂量只是延长药物存在的时间，引起运动障碍不良反应，甚至出现脑病。如果双相运动障碍患者增加每日 LD 的剂量，将会经历更严重的剂末运动障碍。第二种方案：将服用的 LD 替换成 DA 激动剂单药治疗。用作用时间长的 DA 受体激动剂治疗是一种很有效的方法，但不是所有的患者都能接受。因为患者无论服用那一种激动剂都不能达到服用帕金宁所获得的"开"状态。并且因激动剂都必须以非常小的剂量开始治疗，然后经过数周逐渐增加至维持量。所以在换药期间患者的运动功能比较困难。

(3)"关"期运动障碍的治疗：控制"关"期肌张力障碍的最好方法是防止"关"期的出现。"关"期肌张力障碍通常提示药物作用消失或剂量不足。患者一夜未服药，清晨首先出现的就是肌张力障碍，伴有疼痛。如果肌张力障碍持续存在，常提示 LD 剂量不足，可以增加患者全天的 LD 剂量；如果肌张力障碍间断出现，而且"开"期症状消失，可能是由于 LD 有效作用时间缩短，则应增加每日服药次数；假如调整 LD 剂量后仍无效，可用抗胆碱能药物作为辅助治疗，改善肌张力障碍。例如，服用苯海索，开始每天 2mg，逐渐加到每天 2～3 次，偶可更大，直到能耐受。DA 受体激动剂对"关"期运动障碍非常有效。LD 控释剂对多数清晨肌张力障碍也有用。

3.精神障碍的治疗

PD 本身可出现精神症状，治疗 PD 的 LD 制剂和抗胆碱能药物也可导致精神障碍。一旦出现精神症状，应减少抗 PD 药物的剂量、改变治疗方案或加上抗精神病药物。对 PD 患者的妄想和幻觉的治疗最好是防止其发生。随着患者认知损害和夜梦增多，应考虑简化抗 PD 治疗方案。例如，依次停止下列药物的使用：抗胆碱能药物、金刚烷胺、司来吉兰、DA 激动剂和 COMT 抑制剂。多数情况下可每 4 小时使用帕金宁片(25mg/100mg)，3～4 次。如仍不能奏效，应采用抗精神病剂治疗，常用的药物有氯氮平。

氯氮平是一种二苯二氮䓬类非典型精神安定剂，具有强烈的抗精神病和镇静作用，而又少有锥体外系统不良反应。近来，氯氮平已用于治疗 PD 精神障碍、静止性震颤、静坐不能和继发于左旋多巴治疗后的并发症(症状波动以及运动障碍)。对 LD 制剂、DA 激动剂和抗胆碱能药物治疗效果不好的震颤，可试用氯氮平治疗。氯氮平用于 PD 患者时，剂量宜小(6.25～100mg/d)，分次口服。初始剂量应小(6.25mg/d)，甚至可隔日给药，以后缓慢加量，直到症状减轻。氯氮平与 LD 联合应用时，LD 制剂的剂量应尽可能减小。氯氮平的不良反应有：流涎、便秘、嗜睡、乏力、体温升高、头昏、直立性低血压、肝功能异常和粒细胞缺乏症等。氯氮平诱发的粒细胞减少一般出现在疗程的最初 18 周内，停药后大部分患者能恢复，1%～2% 的患者可发生粒细胞缺乏症。因此，在治疗前应进行白细胞分类计数，开始治疗后每周进行复查，连续检查 18 周，以后持续服药期间每月至少检查一次。如果白细胞数降至 $3 \times 10^9/L$ 以下时应立即强制停药。有癫痫发作史或心血管、肾脏、肝功能不全的患者，用药时最初剂量应更小一些，加量应更缓慢。

除用氯氮平治疗患者的精神症状外，还可用喹硫平、奥氮平、瑞斯哌东等药物。

(三)神经保护治疗

神经保护治疗是为了延迟疾病的发生，减缓或阻止疾病的自然进程。要达到保护治疗的目的，首先药物必须能通过血脑屏障，并在中枢神经系统内达到必要的治疗浓度。其次，由于不同药物在保护核酸、蛋白、脂肪免遭各种损害时作用不同，而不同药物是在特定的细胞器中发挥作用，因此联合运用具有不同作用和协同作用的药物，其疗效会超过单药治疗。最后，治疗应在疾病的早期就开始进行。

1.COMT 抑制剂

可增加 LD 的生物利用度，从而减少 LD 剂量和服用次数，增加"开"期，延长 LD 有效作用时间和半衰期，稳定血药浓度。其可增加 LD 血浆浓度-时间曲线下的面积约 500 小时，但并不增加血浆最大 LD 浓度(C_{max})或 LD 到达峰浓度的时间(T_{max})。

2.MAO-B 抑制剂

可抑制随 DA 更新率增加而发生的氧化应激反应,起到神经保护性作用。司来吉兰是一种具有 MAO-B 抑制剂作用,能影响 PD 症状和体征进展的药物。有实验发现,吸烟者的不同脑区 MAO-B 的水平较非吸烟者或以前吸烟者平均下降 40%;吸烟可通过抑制 MAO-B 减少 MPTP 的神经毒性作用。吸烟对 PD 的保护作用还表现在,吸烟人群中发生 PD 的危险性减少。但司来吉兰的这种作用仅有中等程度,并没有能够阻止 PD 的进展。因此,如果有更强的 MAO-B 抑制剂将可能会有助于减慢 PD 的进展。司来吉兰还可通过除 MAO-B 抑制作用以外的其他机制起作用,其对 DA 神经元有营养和挽救作用,有强抗凋亡作用。rasagiline 是一种选择性不可逆 MAO-B 抑制剂,患者能很好地耐受,其防止 MPTP 诱导的帕金森综合征作用比司来吉兰强 5 倍。实验表明,rasagiline 能挽救濒死的神经元,除了神经保护作用外,还有 DA 能制剂的症状性治疗作用。

3.DA 激动剂

DA 激动剂模拟内源性神经介质直接作用于 DA 受体,具有神经保护作用。DA 激动剂有以下几方面作用:激动剂可刺激 DA 自身受体减少 DA 释放,降低 DA 更新率;激动剂不通过氧化途径代谢,不会导致自由基形成;激动剂具有抗氧化剂特性,清除 H_2O_2、OH^-、过氧基和 NO 等自由基,并诱导自由基清除酶 SOD 和其他蛋白的上调;激动剂可增加培养的 DA 神经元生长和存活;激动剂具有较长的半衰期,能避免 LD 脉冲式刺激所致纹状体和苍白球的改变。激动剂和 LD 联合使用可以减少 LD 的剂量20%～30%,并可使患者运动功能障碍得到改善。

4.线粒体代谢增强剂

线粒体代谢增强剂能增加线粒体氧化磷酸化作用。PD 患者黑质致密部线粒体复合物 I 缺乏,ATP 合成减少,能量衰竭,导致机能障碍。因此,改善生物能量代谢防止继发性的损害将具有神经保护作用。

(1)辅酶 Q_{10}:能增加电子传递链的活性。辅酶 Q_{10} 是内源性复合因子,脂溶性线粒体抗氧化剂,能通过血脑屏障,对神经变性疾病具有保护作用,可能是有价值的神经保护剂。

(2)其他制剂:可作为电子的受体或供体制剂,如维生素 C、维生素 K_3。Idebenone 有自由基清除剂作用,用于治疗线粒体疾病患者已使其获得改善,可用来治疗 PD。烟酰胺与辅酶 Q_{10} 联合治疗可防止丙二酸(malonate,是线粒体复合物 II 抑制剂)的毒性作用,以及 MPTP 诱导的鼠纹状体 DA 耗竭。

5.抗兴奋毒性制剂

抗兴奋毒性制剂可阻断谷氨酸介导的兴奋毒性。因此,凡能阻断谷氨酸受体,减少谷氨酸的释放,促进胶质细胞摄取谷氨酸的制剂均可起到神经保护作用。NMDA 受体和 AMPA 受体拮抗剂对 PD 具有神经保护作用。已证明,目前临床上使用的 NMDA 受体拮抗剂有金刚烷胺、美金刚和抗胆碱能药物,这些药物有症状性治疗作用,还起到保护神经元的作用。但这些药物易引起神经精神不良反应,使其临床应用受到限制。因而有必要发展既具有神经保护作用,又没有神经精神不良反应的特异 NMDA 受体拮抗剂。Remacemide 是具有拮抗 NMDA

作用的一种抗惊厥药物,有增强 LD 的作用,对 PD 患者的保护性治疗作用目前正在进行评价。拉莫三嗪能减少谷氨酸的释放,消除其兴奋毒性作用,而具有神经保护作用。力如太可抑制谷氨酸的释放和非竞争性阻断 NMDA 受体,因而同 NMDA 拮抗剂一样起到抗兴奋毒性作用。有预试验表明,PD 患者服用能很好耐受,且少有症状性治疗作用。NOS 抑制剂 7-硝基吲唑(7-NI)能防止 MPTP 神经毒性损害。所以,凡能清除或阻止 NO·形成的都可能具有神经保护作用。

6.营养因子

神经营养因子(BDNF、GDNF、aFGF、bFGF、EGF)能够促进和维持特异性神经元的存活和分化,反之去除营养因子就可诱导培养 DA 神经元的死亡。神经营养因子,尤其是 BDNF 和 CDNF 对 DA 神经元具有特异性、选择性保护作用。营养因子可保护 DA 神经元免遭各种毒性损害,清除致病因子。注射营养因子可增加纹状体 DA 释放,促进酪氨酸羟化酶(TH)阳性轴突增生,减轻继发于 MPTP 或 6-OHDA 的黑质变性;改善 PD 动物的临床表现,减少 LD 的不良反应。营养因子在体外能增加中脑 DA 神经元的存活,在体内能挽救变性的神经元。但由于营养因子在胃肠道易被降解,多数情况下不能通过血脑屏障,而使其不能被输送到目标区域,限制了这种方法的应用。此外,神经节苷脂 GM_1 为大多数哺乳动物细胞膜的组成成分,在脑灰质中含量最高。神经节苷脂对神经元细胞的分化、生长、轴浆转运和再生起着重要作用。神经节苷脂可对抗 EAA 的毒性作用,从而减少脑损害;神经节苷脂具有加强内源性神经营养因子的作用,可促进神经功能的恢复,因此神经节苷脂 GM1 对神经系统具有保护作用。神经节苷脂 GM_1 还能增加 DA 的合成和释放,改善 PD 的临床表现。

7.免疫调节剂

抗炎药物及亲免疫素配体可发挥神经保护作用。抗炎药物的神经保护作用尚未进行过临床试验。亲免疫素配体,如 FK-506、FKBP-12 和 CPI-1046 可通过血脑屏障与受体蛋白结合,抑制免疫系统。GPI-1046 口服可使残存黑质纹状体神经元轴突发芽,促进幸免于 MPTP 损害的黑质纹状体 DA 神经元的生长,其作用比营养因子更强。但其在 PD 患者中是否也可获得类似结果还有待临床试验的验证。Pentoxifylline 能调节细胞因子的产生,尤其是下调 TNF-α 的产生。

8.抗细胞凋亡制剂

抗细胞凋亡制剂可促进与细胞存活有关的蛋白和基因 mRNA 的表达。司来吉兰在 PD 患者神经保护性治疗中,除了有抗氧化作用外,还可起到抗凋亡的作用。司来吉兰通过诱导转录和合成新蛋白来阻止细胞凋亡,特别是可诱导凋亡过程中的许多基因表达的改变,防止线粒体膜电位的下降。有可能司来吉兰是通过其代谢产物去甲基丙炔苯丙胺发挥的神经保护作用。司来吉兰的这种作用与剂量有关,大剂量的司来吉兰对 PD 可能更有保护作用,但是大剂量的司来吉兰可能会出现非选择性 MAO 抑制作用,以及肠和肝 MAO-B 抑制所致的不良反应。不经胃肠道和肝脏代谢的经皮司来吉兰药物,可提高其在脑内的浓度,较少外周不良反应。经皮司来吉兰临床预试验已在 PD 和 AD 病患者中试用。司来吉兰样的小分子可以诱导细胞抗氧化和抗凋亡防御系统的上调,因此是采用保护性治疗方案治疗神经变性疾病的一种新途径。N-乙酰基半胱氨酸(NAC)也能上调蛋白合成和防止培养细胞的凋亡,并对 PD 患者进行了试治。

(四)手术治疗

目前手术治疗帕金森病的方法有神经核团毁损术和脑深部电刺激术(DBS),两者均是通过立体定向手术对大脑基底节区相关神经核团进行干预,其目标是改善帕金森病运动症状。无论是毁损术还是电刺激,靶点的准确选择和定位是手术治疗成功的关键。目前常用的靶点是丘脑腹中间核(Vim)、苍白球腹内侧核(GPi)和丘脑底核(STN)。STN 和 GPi 可以全面改善帕金森病三主症(即静止性震颤、强直、运动减少),而 Vim 对震颤的治疗效果最为明显,靶点与症状改善的关系详见表 8-2-1。

表 8-2-1　不同靶点术后帕金森病改善情况

	STN	Gpi	Vim
静止性震颤	++	++	+++
僵直	+++	+++	+
运动迟缓	+++	+++	+
PIGD	++	+	/
LID	++	+++	/
运动波动	++	++	/
药量减少	+++	+	/

STN.丘脑底核;Vim.丘脑腹中间核;Gpi.苍白球腹内侧核;PICD.姿势步态障碍;LID.左旋多巴诱导的运动障碍

神经核团毁损术的优点是治疗费用低,疗效确切,无须术后反复进行刺激参数的调整,因此仍在应用。但毁损术是一种破坏性的手术,不良反应和并发症更为严重。STN 毁损后可见对侧肢体偏身投掷症,双侧 Vim 或者 GPi 毁损后可出现构音障碍、吞咽困难、平衡障碍及认知障碍等。因此神经核团毁损术一般根据患者症状选择 Vim 或者 GPi,并且不建议行双侧毁损术以避免严重并发症。另外,帕金森病是一种进展性的神经退行性疾病,部分患者行毁损术后也会出现症状的继续加重或累及对侧,因此毁损术的疗效存在较大的局限性。

脑深部电刺激(DBS)是通过向脑内植入微细的电极并连接神经刺激器,从而电刺激脑内特定核团治疗功能性脑疾病的新治疗手段。从理论上来讲,DBS 不会对脑组织造成永久性的损害,而且可调节刺激参数来应对患者症状的进展。目前 DBS 治疗帕金森病的常用靶点包括丘脑底核、内侧苍白球和丘脑腹中间核。类似于毁损术,Vim 电刺激对震颤的治疗效果最为明显,而 STN 和 GPi 电刺激可全面改善帕金森病三主症,还可以减轻运动波动和左旋多巴诱导的运动障碍(LID),但两者的作用机制并不相同。STN-DBS 术后患者能够减少抗帕金森病药物的用量,从而减轻 LID;而 GPi-DBS 术后并未见到药量减少,其作用是直接的。姿势异常步态障碍(PIGD)在帕金森病晚期出现,也称为中线症状,可在 STN-DBS 术后短期内缓解,但长期效果不理想。另外与毁损术不同,双侧 Vim、GPi 或者 STN 的脑深部电刺激术均是安全有效的手术方法。相对于以往的立体定向脑核团毁损手术,DBS 具有可逆、可调节、非破坏、不良反应小和并发症少等优点,因此成为 PD 外科治疗的首选方法,并逐步替代毁损手术。

1.手术适应证及患者选择

与药物治疗相同,帕金森病手术同样是对症治疗,并不能根治疾病,从此需要重视手术时机的选择。由于帕金森病早期患者对于药物治疗反应良好,且部分帕金森叠加综合征如多系统萎缩、进行性核上性麻痹等疾病早期症状与帕金森病相似,容易误诊,因此不建议患者早期接受手术治疗。但盲目延迟手术同样是不明智的,PD 终末期患者往往合并有认知障碍和精神障碍,此时接受手术治疗已不能全面提高其生活质量。年龄和疾病病程也是选择手术患者的重要因素,具体如下:

(1)诊断

①符合英国 PD 协会脑库原发性 PD 或中国原发性 PD 诊断标准。

②遗传性 PD 或各种基因型 PD,只要对复方左旋多巴反应良好,也可手术。

(2)病程

①五年以上。

②确诊的原发性 PD 患者,以震颤为主,经规范药物治疗震颤改善不理想,且震颤严重影响患者的生活质量,如患者强烈要求尽早手术以改善症状,经评估后可放宽至病程已满 3 年以上。

(3)年龄

①患者年龄应不超过 75 岁。

②老年患者进行受益和风险的个体化评估后可放宽至 80 岁左右。

③以严重震颤为主的老年患者,可适当放宽年龄限制。

(4)药物使用情况

①对复方左旋多巴曾经有良好疗效。

②已经进行了最佳药物治疗(足剂量,至少使用了复方左旋多巴和多巴胺受体激动剂)。

③目前不能满意控制症状,疗效明显下降或出现了棘手的运动波动或异动症,影响生活质量或为药物难治性震颤,或对药物不能耐受。

(5)病情严重程度:分期 Hoehn-Yahr 2.5~4 期。

(6)共存疾病:存在以下情况者不适宜手术:

①有明显的认知功能障碍,且此认知障碍足以影响患者的日常生活能力(如社交、工作和药物服用等)。

②明显严重抑郁、焦虑、精神分裂症等精神类疾病。

③明显医学共存疾病影响手术或生存期。

2.术前评估检查

(1)MRI 检查:排除其他帕金森综合征,了解是否存在可能构成手术禁忌或增加手术难度的其他异常(如脑萎缩),评估选择手术靶点。如 MRI 不适用,也可行 CT 检查替代。

(2)左旋多巴冲击试验:对复方左旋多巴的反应性良好预示着良好的手术效果。通常采用左旋多巴冲击试验判断运动症状改善程度。具体方法:被试者试验前 72 小时停服多巴胺受体激动剂,试验前 12 小时停服复方左旋多巴制剂及其他抗 PD 药物。本试验由 2 位未参加病例筛选的神经科医师进行评测。试验药物应采用复方左旋多巴标准片,服用剂量以之前每天早上第 1 次服用的抗 PD 药物换算为左旋多巴等效剂量(LED)的 1.5 倍。空腹状态下,先进行 UPDRS-Ⅲ 评分作为基线,随后口服多潘立酮 10mg,30 分钟后服用复方左旋多巴标准片,随后每 30 分钟进行 1 次 UPDRS-Ⅲ 评分,至服药后 4 小时计算 UPDRS-Ⅲ 的最大改善率,最大改善率=(服药前基线评分−服药后最低评分)/服药前基线评分×100%。以 2 位评分者的平均数作为受试者服用复方左旋多巴的最大改善率。改善大于等于 30% 提示手术可能有良好疗效。如除震颤外的症状持续存在,提示手术疗效较差。需要指出的是,该试验对难治性震颤疗效的预测价值不大。

(3)认知精神测试:严重认知障碍(痴呆)是手术的禁忌证,约 40% 的晚期 PD 患者会伴发痴呆症状,由于手术对于 PD 患者非运动症状的影响尚不肯定,且治疗目的在于改善患者生活质量,因此术前已诊断痴呆的患者暂不建议手术治疗。可采用简易智能量表(MMSE)进行检查,严重认知障碍(MMSE 评分:文盲<17,小学<20,初中以上<24)为手术禁忌。严重及难治性精神障碍者同样是手术治疗的禁忌证,可使用汉密尔顿抑郁量表、汉密尔顿焦虑量表进行评估。

3.手术方法

如果患者可以耐受的话,帕金森病的毁损术或脑深部电刺激术最好在局麻下进行,这样可以进行术中的刺激测试,保证靶点的准确性。手术入路为额部,骨孔一般在眉间上 10~11cm,中线旁开 3~4cm 处,避开大脑重要功能结构。

(1)术前用药指导:由于术中要进行刺激测试观察即刻疗效,术前停药或减量服用抗帕金森病药物是必要的。通常术前 3 天停用多巴胺受体激动剂,术前 12 小时停用左旋多巴类药物,以使患者术中处于相对"关"期状态(但要保证患者术中能配合)。

(2)靶点选择和影像学定位:如前所述,对于震颤为主要症状的患者,可选择 Vim 核团,而全面控制症状可选择 GPi。对于接受 DBS 的患者,也可以选择 STN。GPi 或 STN 电刺激孰优孰劣尚无定论,需要根据患者具体情况以及手术中心的偏好进行选择。根据以往的经验,如果以减药为目的可选择 STN;而以避免精神症状不良反应为目的可选择 GPi。

靶点的定位需要术前安装立体定向头架,并进行 MRI 和(或)CT 薄层扫描(层厚 2~3mm,层间距 0mm),在得到的 MRI 影像上通过头架的参考点可以算出靶点的坐标值。不同的定向仪有不同的计算方法,更可以通过配套的手术计划系统软件得到。对于 Vim 和 GPi,无论是 T_1 还是 T_2 相的 MRI 影像均不能显示其轮廓,但可以通过周围结构协助识别;另外可参考立体定向脑图谱,通过前联合(AC)和后联合(PC)这两个颅内参考点确定靶点坐标。Vim 靶点在 AC-PC 平面,后联合前 5~7mm,正中矢状线旁开 13~15mm;GPi 靶点在 AC-PC 平面下 4~6mm,AC-PC 中点前 2~3mm,正中矢状线旁开 18~22mm。对于 STN 核团,T_2 相可以显示其轮廓,因此通过影像学定位更为直接,其参考坐标为 AC-PC 平面下 2~4mm,AC-PC 中点后 2.5~4mm,正中矢状线旁开 12~14mm。

(3)术中微电极记录:靶点定位完成后,患者推入手术室进行手术。由于影像学或定位框架存在误差,且术中会出现脑脊液丢失较多、脑组织移位的情况等,因此术中大脑靶点位置可能并不与影像学相一致,因此可以利用电生理记录来进行调整和校正。术中微电极记录所使用的电极尖端的尺寸为微米级,阻值较大,可以记录到细胞外放电信号,表现为典型的峰电位发放,其空间分辨率更高,甚至可以描绘出神经核团的边界,从而实现术中实时准确定位。另外,植入毁损电极或者 DBS 刺激电极后,可给予一定的电刺激,观察患者症状的改善以及不良反应,再次确认靶点位置。

(4)手术干预:对于毁损术,确认靶点后将电极送至靶点行射频热凝毁损,温度 65~80℃,持续 60~80 秒;对于电刺激术,将电极植入靶点并固定后,可在患者胸部皮下植入脉冲发生器,并在皮下通过延伸导线连接,一般在术后 2~4 周打开脉冲发生器进行参数调整,找到最佳的刺激参数,即以最小刺激强度获得尽可能大的收益,此过程称为程控。

(5)手术并发症

①颅内出血,在术中或术后有可能出现沿植入路径的出血,选择穿刺点要尽量在脑回,避免在脑沟,可通过手术计划系统选择颅骨穿刺点的位置,在影像学上避开脑沟,术中控制平均动脉压在 100mmHg 左右。

②颅内积气及低颅压:术后可出现颅内积气及低颅压导致头痛恶心等不良反应,为避免该并发症,术中用棉片填塞骨孔,尽量避免脑脊液流失,如果流失较多,在关颅时要向颅内注入生理盐水,术后要补液。

③颅内感染:术后常规应用抗生素预防感染。对于脑深部电刺激手术,还可能出现设备引起的并发症,包括电极折断移位、脉冲发生器故障及异物排斥等。

(6)术后用药:患者术后清醒并可以自己摄食时即可开始服用抗帕金森病药物,根据患者的反应调整用药,以最小有效剂量控制患者的运动症状。患者术后左旋多巴等效剂量可减少 30% 到 70%,多巴胺受体激动剂及复方多巴制剂是最常使用的抗 PD 药。

第九章 肌肉疾病

第一节 重症肌无力

重症肌无力（MG）是一种获得性的 T 淋巴细胞依赖性自身免疫性疾病,累及神经肌肉接头信息传递导致骨骼肌无力及疲劳。其原因未明,可能与胸腺异常或病毒感染有关。抗骨骼肌乙酰胆碱受体抗体（AChR-ab）导致运动终板上乙酰胆碱受体（AChR）破坏或封闭,是 MG 的主要病理生理过程,补体也参与运动终板的破坏。本病并不少见,估计我国的患病率为 5/100000。

一、病因

MG 病因不明。研究认为胸腺异常或病毒感染是触发免疫异常的最初原因。

1.胸腺异常

大部分患者有胸腺异常,而且切除胸腺后症状显著好转。该假说认为在胸腺的某些异常细胞如肌样细胞中表达 AChR,在发育过程中为针对 AChR 的自身免疫细胞识别了这些异常表达的 AChR 而出现免疫反应、产生 AChR-ab,进而攻击骨骼肌 AChR 而发病。这些针对 AChR 的免疫异常细胞离开胸腺进入血液循环继续发挥病理作用,同时免疫记忆细胞可长期存在于胸腺及外周循环中。最近有证据表明 MG 患者外周血中针对 AChR 的病理性 T 淋巴细胞来自胸腺。这些发现可以解释为什么 MG 的免疫异常会长期存在,而且胸腺切除后仍持续不愈。但有研究发现 MG 患者胸腺组织 AChR 亚单位的表达与正常人群胸腺组织 AChR 的表达并无不同之处。

2.病毒感染

该假说认为外源性病毒感染可能通过分子模拟机制触发了针对 AChR 的免疫反应。已发现单纯疱疹病毒（HSV）的蛋白质中有一段氨基酸序列与 AChR 的一段序列高度相似。机体产生针对 HSV 的免疫反应错误地攻击了骨骼肌 AChR 而发病。此外,人类免疫缺陷病毒（HIV）、丙型肝炎病毒及人类嗜 T 淋巴细胞性病毒 I 型（HTLV21）或 Epstein-Barr 病毒感染也被认为与 MG 的发病有关。同时也有实验研究表明流感病毒或埃可病毒感染能损害健康人的神经-肌肉接头信号传递。

3.青霉胺

被证实可导致获得性自身免疫性 MG。

4.加重 MG 症状的常用药物

抗生素(如氨基糖苷类、红霉素、喹诺酮类及阿莫西林)、β_2 受体拮抗剂(如普萘洛尔)、锂盐、镁离子、普鲁卡因酰胺、异搏定、奎宁、氯喹、泼尼松、镇静安眠药及神经-肌肉接头阻滞剂等。

二、发病机制

20 世纪 70 年代以来大量的研究证实了自身免疫反应在 MG 发病中的作用。AChR-ab 的产生是关键性的病理生理环节。自身抗体的产生是 T 淋巴细胞依赖性的,针对 AChR 抗原位点 T 淋巴细胞克隆的激活、增殖是重要的上游环节,HLA-Ⅱ基因多态性也可能决定个体的敏感性。尽管 AChR-ab 可能是多克隆性的,但主要克隆是针对 AChRα 链主要免疫原区(MIR)的。这些自身抗体主要与 AChRα 链结合导致后者降解加速、神经递质结合位点被封闭,同时补体也被激活导致运动终板的破坏。最终,运动终板上有效 AChR 的数量显著减少,以及终板皱褶的破坏和简单化,使神经肌肉接头信息传递的安全系数明显降低,从而导致肌无力及病理性疲劳。然而,其他机制也可能导致 MC 的发生,如 MuSK 抗体等。

可见,MG 应该是一组免疫异质性特征的神经肌肉接头传递障碍性疾病,进一步明确其中的发病机制实施个性化治疗,是下一步临床工作者努力的方向。

三、病史及体征

1.年龄

所有年龄组人群均可受累,我国主要发病年龄高峰为 1~5 岁,第二高峰出现在 20~40 岁。西方国家报道的发病年龄高峰女性为 30~40 岁,男性为 40~50 岁。

2.性别

我国女性发病比男性稍多,两者比例为(1.01~1.5)∶1。

3.家族史

绝大部分病例为散发。少部分患者有家族史,但缺乏典型的单基因遗传特征。单卵双生子的发病一致率为 40%~80%。新生儿的母亲如患病可能出现一过性 MG 症状,为新生儿从胎盘获得的少量自身抗体所致,但随着抗体滴度的衰减,症状逐渐恢复。

4.起病及诱因

大部分患者无明显诱因。部分患者在使用抗生素、感染或预防接种后起病。

5.症状特点及受累肌肉

MG 特征性症状为受累骨骼肌的无力及异常疲劳。骨骼肌无力的分布具有一定特征性。眼外肌最常受累,往往表现为单眼或双眼部分性眼肌麻痹、复视、上睑下垂及斜视等,重者双侧眼球固定但瞳孔正常。表情肌和咀嚼肌也较常受累,表现为肌病面容、眼轮匝肌及咀嚼肌无力。咽喉肌受累出现构音及吞咽困难,可产生误吸或吸入性肺炎。颈肌无力常引起抬头或竖颈困难。肢带肌及躯干无力主要导致全身疲劳及完成日常工作困难,但很少导致卧床不起或肢体完全瘫痪。呼吸肌无力会导致换气无力及咳痰困难,重者导致呼吸麻痹、换气障碍而危及生命(肌无力危象)。上述无力症状往往在休息或睡眠后明显减轻,劳累后明显加重,呈现特征性的"晨轻暮重"现象(病理性疲劳)。这种症状的波动在疾病病程早几年比较明显。呼吸肌受累的患者常常并发呼吸道感染。患者无肌肉疼痛或感觉异常。

6.骨骼肌无力的演变

通常肌无力首先影响眼外肌,继而顺序累及面肌、咀嚼肌、咽喉部肌肉、躯干及肢体肌肉。我国单纯眼肌型起病者约占 60%,后期约 90% 的患者有眼外肌受累。单独影响肢体肌肉的病例不到 10%。

7.体征

可发现多种受累骨骼肌无力的体征如上睑下垂、斜视、眼球固定、肌病面容、球麻痹或肢体无力等。肌萎缩少见。腱反射往往保留。无肌肉压痛,感觉正常。

8.其他

少部分患者可能有心肌、肠道及括约肌受累。

9.肌无力危象

呼吸道感染、过度劳累、用药不当(如使用影响神经肌肉接头信息传递的抗生素、Mg^{2+}、肾上腺皮质激素等)或各种应急等可导致呼吸肌无力急剧加重、显著影响换气功能而危及生命。5%～15% 的 MG 患者会发生肌无力危象。

10.自然病程

大部分病例呈缓慢波动性进展病程。另外,少部分患者在短时间内快速发展而出现肌无力危象。少部分患者症状相对稳定无进展,或获得长时间缓解。眼肌型发展为全身型的具体模式尚不清楚,有报道部分眼肌型患者(约 15%)可在数年内发展为全身型 MG。总体死亡率为 4%～10%,死亡原因往往为严重并发症。

11.伴发病

胸腺异常(胸腺瘤及胸腺增生)的发病率约为 75%,甲亢的发生率为 3%～5%,并发其他自身免疫性疾病(如风湿性关节炎、硬皮病或狼疮)也显著增高。

四、辅助检查

1.免疫性检查

AChR-ab 测定为诊断本病较为特征性的检查,约 85% 的患者中 AChR-ab 滴度升高。一般而言,单纯眼肌受累患者的阳性率较低,滴度也相对较低,而重者及全身型患者滴度升高较为明显。抗体滴度对群体而言与疾病的严重程度并不严格相关,但对个体而言,治疗所致的抗体滴度下降则与症状严重程度的波动明显相关。约 15% 患者 AChR-ab 滴度并不升高,称"血清阴性 MG"。近来发现这类所谓阴性患者 MuSK 抗体滴度升高,并且发现该抗体与重症难治性 MG 相关。抗横纹肌抗体可作为 40 岁以下患者胸腺瘤的筛选指标。

2.药物学试验

有两种药物试验可以选用,试验时需评估易于观察的症状如上睑下垂、眼肌麻痹或咳嗽困难等。成人使用硫酸新斯的明 1~1.5mg 及阿托品 0.5mg 肌内注射,症状在 15~20 分钟内显著改善为阳性。或静脉注射剂量为 10mg。方法为首先注射 2mg,观察约 60s 症状明显改善则为阳性,若无反应则注入剩余的 8mg,症状在 3~5 分钟内显著改善为阳性。建议同时准备阿托品 0.6mg 以备急需。部分 Tensilon 试验阴性患者对硫酸新斯的明反应良好。判断结果时需注意其他神经肌肉疾病也可能出现弱阳性结果。在做这两种药物试验之前,要确认患者没有严重心脏疾病、青光眼及哮喘等。

3.电生理检查

试验前需停用胆碱酯酶抑制剂至少 24 小时。重复神经刺激(RNS)可发现其特征性的递减波型(递减>10%~15%),尤其在 2~3Hz 的低频刺激更有意义,阳性率 45%~65%。注意约 10% 的患者会出现电位的急剧递减,可使用一个剂量的 Tensilon 进行进一步试验来逆转这种电位衰减。单纤维肌电图显示同一运动单位内各肌纤维间的电位差异增大而纤维密度正常,敏感性为 100%,而且这一改变不受胆碱酯酶抑制剂应用的影响。

4.胸腺异常的探查

胸部 X 线平片、CT 及 MRI 均可用于探查胸腺异常,其中以 MRI 敏感性及特异性最高。因胸部平片敏感性低,CT 应作为所有患者的常规检查。儿童可能存在胸腺肥大,而发现成人胸腺增大需高度怀疑为胸腺瘤。

5.其他伴发病的探查

其他自身免疫性疾病(如 Craves 病或结缔组织疾病等)的存在可通过试验检查证实。

6.肺功能检查

对于有呼吸肌受累的患者,可测定肺活量评估其呼吸肌受累的程度。有研究发现反复测定肺活量并不是预测或决定是否需要机械通气的良好指标,因为 MG 的病程受众多因素影响(如感染、治疗、并发症、应急及心理因素等)。

五、鉴别诊断

1.其他原因所致眼外肌麻痹

神经源性眼肌麻痹往往符合神经损害的分布,而且症状固定,没有波动性。动眼神经病变时有瞳孔散大。肌源性损害的常见原因包括线粒体肌病和眼咽型肌营养不良。症状往往隐袭起病,缓慢进展,症状无波动。对药物试验反应不明显。必要时进行头部影像学检查或肌肉活检。

2.其他原因所致球麻痹

常见原因有多发性周围神经损害、多发性肌炎及延髓病变等。它们缺乏对药物试验的明确反应。多发性肌炎有显著酶谱升高。延髓病变往往有长索受损的体征,以及神经影像学能够提供病损证据。

3.Eatom-Lambert 肌无力综合征

以肢带肌受累为主,少部分患者有眼外肌麻痹。特征为运动后症状减轻,腱反射减低或消失。此外,患者还有口干及性功能障碍等自主神经受累的表现。肌无力对 Tensilon 或硫酸新斯的明试验反应差。RNS 示特征性的递增波型。约 70% 患者血清中存在抗 Ca^{2+} 通道的抗体。大部分患者可发现恶性肿瘤。

4.甲状腺功能亢进性肌病

甲亢可导致眼外肌及肢带肌无力及易疲劳。眼外肌麻痹时往往有突眼(Graves 眼病)。肢带肌受累时往往有肌肉酸痛及消瘦。甲状腺功能测定能明确诊断。注意 MG 合并甲亢的情况。

5.抑郁症

抑郁症患者的动力缺乏及易疲劳可能与轻度全身型 MG 相似。抑郁症患者虽动力缺乏，但能完成日常活动,体格检查肌力受损不明显,用抗抑郁治疗效果较好。MG 患者存在明显的日常活动能力受限,体格检查示肌力减退,肌无力对药物试验反应良好,RNS 示典型的递减波型。

6.球麻痹

以咽部肌肉受累为主要或为唯一症状的 MG 患者,需与其他原因所致球麻痹、癔症、破伤风和食管疾病进行鉴别。

六、治疗

(一)治疗原则

强调个体化治疗方案。权衡临床病情与治疗效果、不良反应的发生频率、治疗费用和方便性。

(二)治疗方案

1.胸腺摘除＋激素冲击＋其他免疫抑制剂

适用于胸腺有异常(胸腺瘤或胸腺增生)的 MG 患者。首选胸腺摘除,若摘除后症状改善不理想者,可以继续用激素冲击及其他免疫抑制剂联合治疗。

2.激素冲击→胸腺摘除→激素冲击

适用于已经用激素冲击治疗的 MG 患者,待激素减到小剂量后,摘除胸腺,之后若患者仍需药物治疗,可再用激素冲击。

3.单用免疫抑制剂(如硫唑嘌呤、环孢素 A 等)

若患者无胸腺摘除指征或不愿手术,且对激素治疗有顾虑或有激素治疗禁忌证者,可选用此方案。

4.大剂量免疫球蛋白/血浆交换

适用于肌无力危象患者或者不同意上述治疗的患者。

欧洲神经病学联盟指南对 MG 治疗的推荐为:①激素:当需要免疫抑制治疗时,口服激素是首选药物(临床实践观点)。②硫唑嘌呤:对于需要长期使用免疫抑制治疗的患者,建议在激素减量的同时合用硫唑嘌呤,并尽量使激素用量最小,保持硫唑嘌呤的剂量(A 级推荐)。③血浆交换及静脉注射丙种球蛋白:在病情严重患者及胸腺切除术前推荐使用血浆交换(B 级推荐),静脉注射丙种球蛋白及血浆交换对于治疗 MG 加重均有效(A 级推荐)。④胸腺摘除:对于非胸腺瘤的 MG 患者,胸腺切除可作为增加病情缓解或改善可能性的一种选择(B 级推荐),一旦诊断胸腺瘤,不论 MG 是否严重,胸腺摘除均是适应证(A 级推荐)。⑤环孢素:治疗 MG 有比较可靠的证据,但因其不良反应较严重而仅用于硫唑嘌呤无效或不能耐受者(B 级推荐)。⑥霉酚酸酯:亦可用于硫唑嘌呤无效或不能耐受者(B 级推荐)。⑦环磷酰胺:疗效较好,但由于不良反应较多而仅用于不能耐受激素或对激素加硫唑嘌呤、甲氨蝶呤、环孢素或霉酚酸酯无效的患者(B 级推荐)。⑧他克莫司(FK-506):可用于其他药物控制不良的患者(C 级推荐)。

(三)肾上腺糖皮质激素

一般全身型 MG 多采用大剂量激素冲击治疗,常用药物为地塞米松及甲基泼尼松龙。单纯眼肌型 MG 可采用小剂量泼尼松口服。

治疗时的注意事项包括:①治疗早期病情可有一过性加重,严重时可出现危象,需要呼吸机辅助呼吸。②激素最好于早晨一次使用,大剂量快减,小剂量慢减,可采用隔日减量方法,减量速度必须根据病情而定。③加用辅助用药包括抑酸剂、补钙剂、补钾剂。④老年患者以及患有糖尿病、高血压、溃疡病者慎用或禁用。⑤用药 3~6 个月后明显缓解。⑥为了防止激素减量中病情复发,在激素冲击治疗同时加用免疫抑制剂。

(四)免疫抑制剂

1.硫唑嘌呤

开始每天 50mg,每周增加 50mg,直至达到治疗剂量[通常 2~3.5mg/(d·kg)],可较长时间应用。服药前应查血白细胞,用药中定期复查血常规,若血白细胞低于 3.0×10^9/L 停药。起效时间为 4~12 个月,最大效应需 6~24 个月。

2.环孢素 A

应用剂量为 2~5mg/kg,分两次应用,开始用小剂量,逐渐加量。疗程为 3 个月~1 年。起效时间为 1~2 个月,显效时间为 3~5 个月。用药过程中注意监测肾功能和高血压,并测定血中环孢素 A 浓度,调整在 100~150ng/mL。

3.环磷酰胺

可以静脉用药治疗(200mg 加入 10%葡萄糖 250mL 中,1 次/2 日,10 次为一疗程)或口服治疗[1.5~5mg/(kg·d),口服]。70%~80%的患者有效。用药后 1 个月起效,最大改善在 1 年之内。常见的不良反应包括严重的骨髓抑制、肝脏毒性、脱发、全血细胞减少、恶心呕吐、关节痛、头晕、易感染、膀胱纤维化、肺间质纤维化和出血性膀胱炎等。

4.霉酚酸酯

主要用于器官移植后,近期研究发现对 MG 疗效较好。成人剂量 1g,每天 2 次,较少受其他因素影响,除胃肠道不适外,其他不良反应较少。

5.他克莫司(FK506)

是与环孢素结构类似的大环内酯类药物,比后者强 10 倍以上,初步研究发现疗效较好且起效较快,成人用法是最初 3mg/d,病情稳定改善后可减量到 1~2mg/d。主要不良反应是高血糖和肾功能异常,也需注意其血药浓度可受多种药物影响。

6.单克隆抗体

抗 CD20 的单抗 rituximab 已用于治疗难治性 MG。

(五)血浆置换

在 3~10 天内血浆置换 3~5 次,每次置换 5% 体重(50mL/kg)的血浆。每次置换大约可清除 60% 的血浆成分,这样经过 3~5 次置换可以清除 93%~99% 的血 IgG(包括 AChRAb)和其他物质。置换第一周内症状有改善,疗效可持续 1~3 个月。不良反应包括低血压或高血压、心动过速、发热、寒战、恶心、呕吐、柠檬酸盐导致的低钙血症、低蛋白血症、血小板减少导致的凝血异常、出血和与插管有关的静脉血栓形成。

(六)大剂量免疫球蛋白

剂量为 0.4g/(kg·d),静脉点滴,连用 5 天,IgG 半衰期为 21 天左右(12~45 天),治疗有效率为 50%~87%,用药后 4 天内起效,8~15 天效果最显著,并持续 40~106 天左右。

(七)胸腺摘除手术

药物疗效欠佳、伴有胸腺异常(胸腺增生或胸腺瘤)、发生危象的患者,可考虑胸腺切除术。疗效以病程较短的青年女性患者较佳。胸腺切除术后 2~5 年内,大约有 34%~46% 的患者完全缓解,33%~40% 的患者明显改善。对于胸腺瘤患者,手术目的是切除肿瘤,对 MG 改善帮助可能不大,手术后依据病理结果决定是否放疗。儿童 MG 患者胸腺摘除应从严掌握。手术方式采用纵隔镜下微创扩大胸腺切除术或传统的胸腺切除及纵隔异位胸腺清除术。

(八)胆碱酯酶抑制剂

只能起缓解症状的作用。常用的药物有溴吡斯的明及新斯的明。前者起效 30 分钟,1~2小时作用最大,持续 4~6 小时,剂量为 60mg,每天 3 次,可增加到 120mg,每 3 小时一次,有进食障碍者,应饭前 1 小时服药。后者只用于药理学试验。对心动过缓、心律不齐、机械性肠梗阻以及哮喘患者均忌用或慎用。

(九)危象的治疗

MG 危象是临床严重情况,若处理不当可能导致患者死亡。多种因素可以导致危象的发生包括感染(特别是肺部感染)、电解质紊乱、不适当使用非去极化肌肉松弛剂、应用能加重无力的药物(如氨基糖苷类抗生素、β-受体阻滞剂、奎宁、苯妥英等)、胆碱酯酶抑制剂停药等。由于 MG 危象发生非常迅速,因此对很可能发生 MG 危象的患者应严密观察肺功能、血气分析等。一旦发生 MG 危象,应给予如下处理:

1.保持气道通畅,维持通气和氧合

首先要保持气道通畅,给氧,监测患者的通气和氧合状况。然后才区分危象类型及查找可能诱因,随时准备气管插管及呼吸机辅助呼吸。对于需要较长时间呼吸机辅助呼吸的患者宜及早气管切开。

2.正确迅速使用有效抗危象药物

(1)肌无力危象:甲基硫酸新斯的明 1~2mg 肌内注射,好转后根据病情 2 小时重复一次,日总量 6mg。酌情用阿托品 0.5mg 肌内注射。

(2)胆碱能危象:立即停用抗胆碱酯酶药物,并用阿托品 0.5~1.0mg 肌内注射,15~30 分钟重复一次,至毒碱样症状减轻后减量。

(3)反拗性危象:停用一切抗胆碱酯酶类药物,至少 3 天。以后从原药量的半量开始给药。

3.综合治疗和对症处理

在呼吸机辅助呼吸的前提下,可考虑同时应用激素冲击或血浆交换或大剂量免疫球蛋白治疗,这样能有效缓解病情,及早脱机,加速康复。治疗过程中密切生命体征监测,维护重要生命器官功能。

第二节　肌营养不良症

肌营养不良症(MD)是指一类与基因有关的肌肉进行性变性疾病。病因为基因异常,绝大多数肌营养不良症的基因定位及基因产物都已阐明。病理改变为肌纤维变性与缺失。临床上以迪谢内肌营养不良症(DMD)及强直性肌营养不良症最常见。肌营养不良症的共同的临床表现为缓慢起病进行性加重的肌肉无力和萎缩,但不同类型的肌营养不良症的起病年龄、发展速度、受累肌肉部位及合并表现有所差异。迪谢内肌营养不良症一般在 5 岁左右出现症状,10 岁后失去行走能力,20 岁后死亡。肌无力可累及全身骨骼肌,但以肢体近端为重,也出现最早。可出现 Gower 征、鸭步、小腿肌肉假性肥大、智能低下及脊柱畸形。并常累及心脏,出现各种心律失常。贝克肌营养不良症(BMD)发病年龄较晚(平均 11 岁),进展慢,25～30 岁失去行走能力,40 岁后死亡。智能正常,心脏受累少见。Emery-Dreifuss 肌营养不良症主要表现为上臂、肩及腿前部肌肉无力和萎缩,早期便有肌挛缩(肘部肌挛缩具有特征性),并常有心脏并发症。强直性肌营养不良症为多系统疾病,大多数为 10～40 岁发病,病程进展缓慢。主要临床表现为骨骼肌无力、萎缩及强直,并有平滑肌无力、心肌损害及非肌肉组织损害(白内障、内分泌紊乱、秃头、失听、智能低下等)。眼咽肌营养不良症发病年龄晚(常于 45 岁后),主要表现为眼肌及咽部肌肉的无力。面肩肱肌营养不良症发病年龄一般为 6～20 岁,进展比较缓慢,主要表现为面肌及肩部肌肉的无力和萎缩。肢带肌营养不良症多为 10～30 岁发病,进展缓慢。常以下肢近端无力为首发表现,数年后出现上肢近端无力,最后出现四肢远端无力。

一、诊断

根据病史、临床表现,并结合血清肌酸激酶(CK)增高及肌电图表现,临床诊断一般比较容易(表 9-2-1)。但肯定诊断需进行基因或基因产物检查。如检查发现有抗肌营养不良基因缺失或复制突变,或肌肉免疫组化发现肌细胞膜缺乏抗肌营养不良蛋白并基因测序发现有基因突变,便可肯定迪谢内肌营养不良症。

表 9-2-1　不同类型肌营养不良症的特征性表现

种类	临床表现	血 CK	肌电图	肌活检	基因检查
DMD 及 BMD		增高(50 倍)		异常	dystrophin 基因缺乏
Emery-Dreifuss MD	早期肌挛缩				emenn 基因缺陷

续表

种类	临床表现	血 CK	肌电图	肌活检	基因检查
强直性 MD	房性停顿 肌强直、白内障		肌强直		CTC 或 CCTC 重复
眼咽 MD				包涵体	

二、发病机制

肌营养不良症属于基因性肌病,常与肌肉结构蛋白异常有关。与 DMD 及 BMD 有关的基因位于染色体 Xp21 的短臂上,有 250 万以上的碱基对和 79 个外显子或编码区。大约 2/3 患者存在基因片段的缺失或重复(可检测出),其他患者可能是因点突变太小,用标准技术不能检测到。基因缺失最常出现在外显子 43～52(特别是 44～49)。如缺失的基因位于阅读框架内,则肌肉中缺乏 dystrophin,临床表现为重型即 DMD;如缺失的基因位于阅读框架外,则肌肉中 dys-trophin 减少,临床表现为轻型即 BMD。

三、治疗

进行性肌营养不良目前为止尚无特异性治疗方法,DMD 和 BMD 患者根据病情可考虑采取下列措施。

1.一般治疗

适当多活动,富含蛋白质的饮食,加强护理:勤翻身、拍背以助排痰。

2.药物治疗

(1)糖皮质激素:一般剂量为 0.75mg/(kg·d),但要注意激素的不良反应。近期美国 FDA 又批准了地夫可特用于治疗 DMD。

(2)沙丁胺醇:可促进肌肉蛋白质的合成。

(3)其他药物:ATP、氯沙坦、肌苷、维生素 E、蜂花粉、胞磷胆碱以及部分中药制剂等可有改善肌肉血液微循环和营养肌肉的作用。胰岛素样生长因子和蛋白酶抑制药等仍在研究阶段。

3.康复理疗

(1)适当按摩防止关节和肌腱挛缩畸形。

(2)物理治疗:超短波、红外线等。

(3)支具辅助。

(4)心肺功能康复。

4.对症治疗

晚期患者出现呼吸系统并发症时应及早进行机械辅助呼吸,对心肺功能的维护意义重大,可延长生存时间,提高生存质量。

5.干细胞治疗

国内外学者使用骨髓干细胞和成肌细胞、脐带间充质干细胞、异基因造血干细胞、脐血干细胞等进行了动物和人的实验,证实血液生化、肌肉病理以及患者肌力等都有所改善,但距离大规模临床应用尚有相当长的时间。

6.基因治疗

反义寡核苷酸的外显子跳跃剪接治疗;含有 DMD 基因质粒的肌内注射治疗;病毒载体为介导的 DMD 小基因治疗均有学者在研究,取得了部分进展。目前最新的研究应用 CRISPR/Cas9 技术对 mdx 小鼠(DMD 小鼠模型)受精卵的基因突变进行了编辑,发现经修复后的小鼠,肌细胞表达不同程度的 dystrophin 蛋白,肌酶接近正常,肌力明显改善,提示将来该技术可能给临床治疗 DMD 带来新希望。

第十章 神经系统发育异常

第一节 先天性脑积水

一、概述

先天性脑积水是指由于各种先天性发育异常或非发育性病因引起的脑脊液在脑室系统中积聚。导致脑积水产生的原因很多,总体上可归纳为脑脊液过度分泌、循环通路梗阻、吸收障碍等。病变性质主要有先天性发育异常、新生儿缺氧和产伤所致的颅内出血、脑膜炎症、新生儿肿瘤和囊肿等。按发生原因分类大体分为梗阻性脑积水(非交通性脑积水)和交通性脑积水。

前者的主要原因有:①中脑导水管狭窄、闭塞及隔膜形成:是先天性脑积水最常见的原因,通常为散发性。②Arnold-Chiari 畸形:因小脑扁桃体、延髓及第四脑室疝入椎管内,脑脊液循环受阻引起脑积水,常并发脊椎裂和脊膜膨出。③Dandy-Walker 畸形:由于第四脑室中孔及侧孔先天性闭塞而引起脑积水。④扁平颅底:常合并 Arnold-Chiari 畸形,阻塞第四脑室出口或环池,引起脑积水。⑤其他先天畸形:软骨发育不良、无脑回畸形、脑穿通畸形等均可引起脑积水。⑥新生儿的产伤、出血、炎症、肿瘤等。

后者的主要原因有:①脑脊液吸收受阻,原因有感染、外伤、出血、炎症等引起蛛网膜粘连,使蛛网膜下隙、蛛网膜颗粒及其他表浅的血管间隙、神经根周围间隙发生闭塞,脑脊液循环障碍。②蛛网膜颗粒发育不良,脑池发育不良和静脉窦闭塞,脑脊液吸收障碍。③脑脊液成分改变,如先天性肿瘤引起脑脊液蛋白升高,影响其吸收。④脑脊液分泌过多,如脑室内脉络丛乳头状瘤或癌以及少见的脉络丛增生。

脑积水在新生儿的发病率约为 $0.3\% \sim 0.4\%$,如为婴幼儿单一先天性病变,其发生率为 $0.09\% \sim 0.15\%$,伴有脊膜膨出和脊椎裂者,发生率为 $0.13\% \sim 0.29\%$。

二、病理和病理生理

脑脊液是正常存在于脑室系统和蛛网膜下隙内的一种液体,无色透明,量约 $130 \sim 150\text{mL}$,而人体每天可分泌脑脊液约 $400 \sim 500\text{mL}$,故脑脊液每天需要循环更换 $3 \sim 4$ 次。正常人的脑脊液约 2/3 由脑室内的脉络丛产生,其他来源有脑实质的毛细血管和室管膜。脑脊液的正常循环通路为:侧脑室-室间孔-第三脑室-脑导水管-第四脑室-正中孔和外侧孔-脑干及小脑周围的蛛网膜下隙-小脑幕切迹-大脑半球的蛛网膜下隙-上矢状窦两旁的蛛网膜颗粒吸收-上矢状窦的静脉血。脊髓神经根周围的蛛网膜颗粒也吸收部分脑脊液。近年来发现,颅内的相当部分脑脊液还可通过脑神经出颅处的蛛网膜鞘、脑实质的细胞外间隙、软脑膜和室管膜流入血液中。任何引起脑脊液过度分泌、脑脊液的循环通路梗阻、脑积水的吸收障碍的病变都可以引起脑积水。

大多数脑积水病例呈进行性加重而产生高颅压性脑积水:患者脑室系统扩大,婴幼儿表现为头颅增大、脑实质变薄、脑回平坦、脑沟变浅,胼胝体、锥体束、基底节、四叠体、脉络丛等因长期受压而萎缩。室管膜细胞变平、纤毛丧失,后期常有室管膜断裂和破坏,脑室表面胶质组织覆盖。脑室周围的白质出现水肿,重者可扩展到灰质,水肿主要位于细胞外。脑细胞的改变较轻,水肿区形成空隙使有髓鞘纤维分开。电镜发现锥体细胞以及非锥体神经细胞间均存在水肿;大脑皮质的神经纤维网出现明显的细胞外腔增大,提示脑积水性水肿;突触联系减少,树突增加和水肿,束间少突神经胶质细胞出现极度水肿,肿胀的星形细胞出现薄片状体、微丝和单核糖原颗粒,形成空泡。另外,皮质毛细血管显示内皮细胞的空泡运送增加、内皮细胞连接开放、基膜不完整等,这是脑脊液通过形成组织液,再由皮质毛细血管回吸收的一条通道,也是脑积水性水肿自行消退的一种机制。

部分脑积水可能因脑脊液分泌和吸收重新建立平衡而使疾病过程缓解,成为静止性脑积水,脑室不再进行性扩大,临床症状也不再进展。其原因可能有:①长期颅内高压而使脉络丛萎缩,分泌减少;②脑室系统极度扩张,使粘连或中脑导水管的瓣膜被撑开而通畅。③脑脊液通过退行的室管膜渗进脑组织,形成组织液,再由通透性增加的脑组织毛细血管吸收。④血块或炎性组织被吸收,脑脊液循环畅通。⑤脑室壁破溃,脑室与蛛网膜下隙之间建立交通。

另一种情况是,当升高的压力促使脑室扩大后,压力也逐渐下降,扩大的脑室与压力之间重新建立平衡而出现代偿状态,颅内压降至正常范围而脑室仍维持扩大状态,形成正常压力性脑积水。

三、临床表现

临床上根据脑积水的发生机制主要分为梗阻性脑积水和交通性脑积水,按脑积水的发生速度分为急性脑积水(数天)、亚急性脑积水(数周)和慢性脑积水(数月、数年),按有无症状分为症状性脑积水和无症状性脑积水,按脑积水病情发展与否分为进展性脑积水和静止性脑积水,按颅内压的高低又分为高压力性脑积水和正常压力性脑积水。

先天性脑积水根据不同的发病原因、分类,可有不同的临床表现和体征。

(一)高压力性脑积水

高压力性脑积水病程多缓慢,早期基本无症状或较轻,而营养和发育基本正常。头围增大是最重要的表现,少数出生时头围就明显大于正常,多数在生后数周或数月开始,呈进行性发展,头围增大与身体发育不成比例。由于脑脊液增多导致头颅重量增加,患儿常常不能支持头部重量而头呈下垂状。

另外患儿前囟扩大,隆起,张力增高,直立时仍不凹陷,严重时后囟甚至侧囟亦扩大。患儿头发稀疏,头皮薄而亮,额部头皮静脉怒张,颅缝裂开,头形变圆,颅骨变薄,叩诊呈破壶音。脑颅大面颅小,严重时,眶顶受压向下,眼球下推,以致巩膜外露,眼球下半部沉到下眼睑下方,呈"落日征",为脑积水的重要体征之一。

由于小儿颅缝未闭合,虽有颅内压逐渐增加,但是颅缝亦扩大,故颅内高压可得到代偿,仅在脑积水迅速发展者才出现头痛、呕吐等颅内高压表现。病情进展迅速时患儿可表现为精神不振、易激惹、"抽风"、眼球震颤、共济失调、四肢肌张力高、痉挛性瘫痪、嗜睡或惊厥等。在重度脑积水中,扩大的第三脑室压迫视交叉时,视力多减退,甚至失明,眼底可见视神经继发性萎缩。如病情继续进展,可发生脑疝而死亡,或由于营养不良、全身衰竭及合并呼吸道感染等并发症而死亡。

部分患儿由于极度脑积水大脑皮层萎缩到相当严重的程度,但其精神状态较好,呼吸、脉搏、吞咽活动等延髓功能无障碍,视力、听力及运动也良好。

少数患儿在脑积水发展到一定时期可自行停止,头颅不再继续增大,颅内压也不高,称为"静止性脑积水"。

(二)正常压力性脑积水

正常压力性脑积水,又称"代偿性脑积水",比较少见。临床症状主要表现为三联症:痴呆、运动障碍、尿失禁。其中智力改变最早出现,多数在数周至数月之间进行性加重,最终发展为明显的痴呆。运动障碍表现为走路不稳、步态缓慢、步幅变宽,有时出现腱反射亢进等。尿失禁仅见于晚期。

四、辅助检查

1.颅骨平片

可见头颅增大、颅骨变薄、颅缝分离、前后囟扩大或延迟闭合等。

2.颅脑CT

颅脑CT能准确地观察有无脑积水、脑积水的程度、梗阻部位、脑室周围水肿等,且可反复进行动态观察脑积水的进展情况,为判断疗效及预后提供必要的客观指标。

颅脑CT能够确定梗阻部位,明确许多先天性脑积水的梗阻病因:当一侧室间孔阻塞(室间孔闭锁)而引起单侧脑积水或不对称性脑积水时,则导致该侧脑室扩张。当双侧室间孔或三脑室孔阻塞而引起对称性脑积水时,则双侧脑室扩张。当导水管阻塞(导水管狭窄)可引起侧脑室和第三脑室扩张,而第四脑室的大小和位置一般正常。当第四脑室出口处梗阻(侧孔和正中孔闭锁)则引起全脑室系统特别是第四脑室扩张。当脑室外梗阻则常引起脑室系统和梗阻部位近端的蛛网膜下隙扩张。

3.颅脑MRI

脑积水的MRI表现为脑室系统扩大,其标准与CT相同。在MRI上可根据以下表现来判断有无脑积水:①脑室扩大程度与蛛网膜下隙的大小不成比例。②脑室额或颞角膨出或呈圆形;③第三脑室呈气球状,压迫丘脑并使下丘脑下移;④胼胝体升高与上延。⑤脑脊液透入室管膜的重吸收征。

正常压力性脑积水的表现比较特殊,颅骨平片一般无异常发现,无慢性颅内压增高的改变。颅脑 CT 和 MRI 表现为高度脑室扩大,而脑沟不受影响,脑实质内可见由腔隙性梗死引起的轻微信号改变,脑室扩大而蛛网膜下隙容积正常,高压性脑积水则脑室扩大而蛛网膜下隙消失。

五、诊断与鉴别诊断

典型的先天性脑积水,根据病史、临床表现、头颅增大快速等特点一般诊断不难,但对于早期不典型脑积水,需要借助各种辅助检查,以确定有无脑积水及其类型和严重程度。

高压力性脑积水主要和下列疾病鉴别:

1.婴儿硬脑膜下血肿或积液

硬脑膜下血肿或积液的婴儿也有头颅增大、颅骨变薄,但常有产伤史,病变可为单侧或双侧,常伴有视神经乳头水肿而缺少落日征,辅助检查也能帮助诊断。

2.佝偻病

佝偻病的颅骨不规则增厚,致使额骨和枕骨突出,呈方形颅,貌似头颅增大,但无颅内压增高症状和脑室扩大,却有全身骨骼异常。

3.脑发育不全

虽然脑室也扩大,但头不大,无颅内压增高表现,却有神经功能及智力发育障碍。

4.积水性无脑畸形

CT 片上除枕区外无脑皮质,还可见突出的基底节。

5.巨脑畸形

虽然头颅较大,但无颅内压增高症状。CT 扫描显示脑室大小正常。

6.新生儿颅内肿瘤

常有头围增大或继发性脑积水,影像学可确诊。

正常压力性脑积水主要与先天性脑萎缩鉴别。但脑萎缩 CT 检查特征为脑室轻度扩大,不累及第四脑室,脑沟明显增宽。MRI 可见脑室和蛛网膜下隙均扩大。

六、治疗

(一)药物治疗

适用于脑积水轻,无临床表现者。可使部分患者病情得到控制,但必须严密观察神经系统功能的发育及变化,随访 CT。因为患者虽无临床表现,但患者脑室可呈进行性地扩大,最终影响大脑的发育和功能。而对于急性或已有 ICP 增高表现者,则只能起到暂时缓解病情的作用。

1.抑制 CSF 分泌的药物

乙酰唑胺可通过抑制脉络丛上皮细胞膜上的 Na^+-K^+-ATP 酶来减少 CSF 的分泌。成人

250mg,1 日 3 次,最好采用服 3～4 天,停 2～3 天的间断疗法,服用期间应补钾。

2.利尿剂

呋塞米 1mg/(kg·d)。只宜短期使用,应注意补充和监测血电解质。否则容易引起血电解质紊乱。氢氯噻嗪 1～2mg/(kg·d),应同时补充 KCl 1g,3 次/日。

3.高渗脱水剂

25%甘露醇 1～2g/(kg·d),分 2～4 次用,但可引起电解质紊乱并有一定的肾毒性。5%甘油氯化钠或甘油果糖 500～1000mL/d,B-七叶皂苷钠 10mg/d,这几种高渗脱水剂较甘露醇起效缓和,也有一定的肾毒性。高渗脱水剂主要用于手术前后的治疗。

(二)外科治疗

脑积水的治疗已历经 100 多年历史,但迄今为止仍以手术为主要治疗手段,内科治疗仅限于一些轻型的脑积水。手术治疗概括起来可分成 3 类:一类为病因治疗,如颅内占位性病变切除术,中脑导水管扩张成形术,第四脑室正中孔粘连闭塞切开术,颅底畸形枕下减压术;另一类为减少 CSF 分泌的手术,即侧脑室脉络丛切除术和电灼术;最常用的一类方法为各种分流手术。白 1898 年 Ferguson 首先提出应用分流手术治疗脑积水以来,临床已采用过的分流手术方法大概有五大类二十余种方法。第一种是沟通脑室和蛛网膜下隙各脑池的方法,包括第三脑室底造瘘术、侧脑室小脑延髓池分流术、侧脑室环池胼胝体池分流术等。第二种方法是将 CSF 自脑室和蛛网膜下隙引流至各体腔中,如脑室腹腔分流术、脑室胸膜腔分流术、腰池腹腔分流术。第三种是将 CSF 引流至各体内空腔脏器和管道中,如引流至胃、胆囊、小肠、膀胱、输尿管、胸导管,乃至腮腺导管中。第四种方法是将 CSF 引流至心血管系统中,有脑室右心房分流术、脑室腔静脉分流术、脑室颈外静脉分流术、脑室上矢状窦分流术及脑室横窦分流术等。第五种方法是将 CSF 引流至体内其他部位,如脑室乳突气房分流术、脑室帽状腱膜下引流术、脊髓蛛网膜下隙硬脊膜外腔引流术。经过不断地发展、改进和淘汰,目前临床比较公认疗效确切、并发症相对不严重,且易于处理的手术方法,主要有脑室腹腔分流术、第三脑室底造瘘术及腰池腹腔分流术。临床上应根据病因,疾病的性质、部位,结合当地的条件来选择适宜的手术方法。当一种方法不成功时,也可改用其他方法。不管采用哪种手术方法,其目的都在于通过有效地降低 ICP,改善脑灌注压和脑功能。

1.脑室外引流术

是一种短期应急的治疗手段。适合于急性阻塞性脑积水病因治疗之前;后颅窝、脑室内和中线部位病变切除后,有助于引流血性 CSF 帮助患者渡过手术后脑水肿期;正常颅压脑积水分流术之前,可以判断分流术治疗是否有效。

(1)穿刺部位

①脑室前角穿刺,选眉间中点向后 12cm(或冠状缝前 2cm),旁开中线 2.5～3cm,沿双外耳道假想之连线平行于矢状面穿刺,进针 4～6cm。

②脑室后角穿刺,选枕外粗隆上 7.5cm,旁开中线2.5cm,平行于矢状面向眉弓方向穿刺,进针 4～6cm。脑室三角区穿刺选耳郭尖向上向后各 2cm,垂直于矢状面穿刺,进针约 4.5cm。

(2)并发症:感染是一常见并发症,与置管时无菌操作不严,术后对引流管和引流瓶的护理及管理不善有关,应选用合适的抗生素,早期、足量地给予治疗。出血也是一常见并发症,与穿刺时血管损伤有关,术后应严密观察病情,当患者出现高颅压反应,和新的神经体征时,应及时行 CT 检查。一旦证实有出血,量少时可观察,量大或有脑移位时,应行手术清除血肿并止血。引流管不通,则是由于患者头部运动,引流管固定不牢退出,CSF 内蛋白凝块与脑组织碎絮或血凝块阻塞有关。若发现 CSF 引流量少,不见引流管内 CSF 搏动,CSF 自引流管周围渗出,应及时调整冲洗引流管。

2.第三脑室底造瘘术

它适用于阻塞性脑积水,阻塞部位在第四脑室和中脑导水管者:侧脑室和第三脑室扩大明显,第三脑室底变薄下沉,以超过鞍背者为佳。对有颅内感染和出血者,炎症后的阻塞性脑积水,已行过脑室分流术后的脑积水,均应视为适应证。常用方法如下。

(1)脑室内镜下第三脑室底造瘘术。

(2)CT 或 MRI 导向下第三脑室底造瘘术:自神经内镜应用以来,临床已较少采用。

(3)开颅第三脑室底造瘘术:可经额下入路或翼点入路。前者于视交叉,视束上方,胼胝体嘴和前交通动脉下方之间,在终板最薄处将其切开扩大。由于此法将视交叉池打开术后局部易形成粘连,导致手术失败。有学者将此法作了改进,一是在漏口处置入带侧孔的硅胶管,一端置入第三脑室内,另一端置入蛛网膜下隙之外侧裂池中;另一方法是经终板漏口处用齿科剥离支沿第三脑室底探及鞍背,在鞍背后将第三脑室底戳穿既到脚间池中,但不要损伤大脑脚和基底动脉。后者于颈内动脉后方探查至脚间池,打开脚间池后,即见膨隆突起的第三脑室底,将其戳穿扩大即可。在打开脚间池和第三脑室底之前,应注意保护好颈内动脉和动眼神经,以免误伤。

第三脑室底造瘘常见并发症包括出血、感染、视丘下损伤以及漏口处粘连致手术失败。

3.中脑导水管扩张成形术

适用于导水管内隔膜或瓣膜样阻塞及导水管内炎性粘连,而蛛网膜下隙宽阔,无粘连者。直视下的中脑导水管扩张成形术因易造成导水管周围灰质损伤,产生高热,昏迷等严重并发症,一般已不采用。

4.侧脑室小脑延髓池分流术

适用于阻塞性脑积水,阻塞部位在第三脑室、第四脑室和中脑导水管者。方法为脑室后角穿刺置管,分流管经骨下硬膜外或帽状腱膜下引至枕下骨窗,于枕大孔后缘近中线稍上方处,将分流管下端置入小脑延髓池中。手术时应注意脑池端分流管不能置入过深,以免分流管刺激副神经和损伤延髓等重要结构,引起不良后果;分流管不能误置入硬脑膜下腔,以免发生硬脑膜下积液,压闭小脑延髓池,导致术后高颅压;硬脑膜应密封严密,以防 CSF 漏和伤口不愈。此法因操作较复杂,需打开后颅窝,而脑室腹腔分流术可达到相同效果,目前临床上已较少应用。

5.体腔分流术

适用于各种原因引起的交通性和阻塞性脑积水。脑积水伴感染、CSF 内蛋白含量较高及蛛网膜下隙有新鲜出血者,不宜行此术。

(1)CSF 分流装置及工作原理:脑脊液分流装置目前有 100 多种,通用的分流装置均用硅橡胶材料精工制成。主要结构包括脑室导管;单向自动调节、抗虹吸、抗重力压力阀;远端分流管。其基本原理为:当脑室内或脊髓蛛网膜下隙内 CSF 压力超过限压阀的设定值时,限压阀开启,CSF 通过脑室导管经限压阀系统,流向远端分流管,再经远端分流管末端之压力控制裂隙流入引流部位,吸收回体内。

根据临床需要,CSF 流量范围为 $0\sim32mL/h$,限压阀设定标准流量为 $8.6mL/h$。在此流量下,根据开启限压阀所需的标准压力,一般将限压阀分为:高压阀 $0.74\sim1.8kPa$($75\sim110mmH_2O$);中压阀 $0.4\sim0.75kPa$($40\sim75mmH_2O$);低压阀 $0.10\sim0.39kPa$($11\sim40mmH_2O$);超低压阀 $0\sim0.10kPa$($0\sim10mmH_2O$)。近年来,已有可调压分流系统,并得到广泛应用。使得分流术后的脑脊液流量更加可控。

(2)脑室腹腔分流术:早在 1905 年,Kausck 就开展了此手术。由于分流管材料、制造工艺和分流阀的不断改进,目前脑室腹腔分流术是治疗脑积水最常采用的方法,主要是基于其手术方法简便,手术成功率高,手术后并发症相对不严重且易于控制。

①方法:选择脑室前角或三角区穿刺点行脑室穿刺,将脑室端分流管置入脑室内,成功后,固定分流阀。再用导针将远端分流管顺行或逆性沿皮下潜行埋置,其近端至头部皮瓣下,远端至腹部切口,分别将远端分流管和脑室端分流管与分流阀连接,见 CSF 自分流管腹腔端裂隙流出后,管置入腹腔内。

②并发症及防治:分流导管功能障碍是脑室腹腔分流术最常见的并发症。可由于分流管系统阻塞,断裂移位,连接处脱管引起。脑室管阻塞,可由于其被脉络丛包裹,或被脑组织碎屑、蛋白质凝块、肿瘤细胞所阻塞。脱管最常见于导管连接处和游离端。导管腹腔端容易被扭曲,压扁,被大网膜包裹,或由于假性囊肿形成引起脑脊液分流术失败。导管断裂移位在分流管材料改进后,已极少见。应教会患者经常检查分流管的位置,分流阀压下后能否复位。一旦发现问题,应及时处理。感染是脑室腹腔分流术的另一个最常见的并发症,其发病率为 $2.6\%\sim38\%$。应做好分流管和切口的消毒处理,手术后预防性地使用抗生素,一旦有感染发生,应根据细菌学结果选用抗生素,并撤除分流系统。

(3)颅内出血和血肿:穿刺损伤可引起脑室内出血,穿刺道周围出血和血肿形成,患者出现颅内压增高、偏瘫、失语,甚至昏迷;CSF 引流过度,可引起硬膜下或硬膜外血肿,出血量较少者,可行观察和保守治疗,出血量较大者,应及时手术治疗。CSF 引流过度,患者出现低颅压反应,与限压阀的压力选择不当和分流管周皮下隧道形成有关,有时需要更换分流管或改行其他方式手术。手术切口裂开或皮肤破溃造成导管外露和感染,多为分流管埋置过浅,皮肤皮下组织对引流管的异物反应或皮肤切口部位感染所致。如果局部换药和再缝合仍不能控制,则需拔管,待感染控制后改行其他部位分流。

(4)腰椎蛛网膜下隙-腹腔分流术:此法的优点在于不穿刺脑室,不会出现由于脑组织损伤所致的并发症。适应于蛛网膜下隙无粘连的交通性脑积水。阻塞性脑积水、蛛网膜下隙和脑池内有粘连的脑积水。腹腔内有炎症、出血或粘连者及手术部位皮肤有感染者禁忌。并发症包括感染,分流导管功能障碍和分流过度等。

第二节 脊柱裂

脊柱裂可以是广泛的、完全的神经管融合不能,称之为完全性脊柱裂或脊柱全裂;也可以是部分性脊柱裂。完全性脊柱裂常常伴有严重的先天性颅裂,多为死胎,临床意义不大。部分性脊柱裂可发生在脊柱轴线上的任何部位,但在骶尾部较多,颈部次之,其他部位较少。在部分性脊柱裂中只有椎管的骨性缺损而无椎管内容物的膨出者称隐性脊柱裂,一般无需特殊治疗;而棘突椎板缺如,椎管向背侧开放者称显性脊柱裂。

一、临床表现

(一)临床分型

1.脊膜膨出

脊膜囊样膨出,含有脑脊液,不含脊髓神经组织。

2.脊髓脊膜膨出

膨出物含有脊髓神经组织。

3.脊髓膨出

脊髓一段呈平板式暴露于外界。

(二)病史

患儿母亲常有孕期感染、外伤和服用药物史。

(三)局部表现

出生后在背部中线可见有皮肤缺损或囊状肿物,有搏动感,有时可压缩,根部可触及脊椎的缺损。囊底周围常有血管瘤样皮肤和毛发,囊肿随年龄增长而增大。囊腔较大时,透光试验阳性。可合并有寰枕(Arnold-Chiari)畸形。

(四)神经系统症状

下肢感觉、运动障碍和自主神经功能障碍,如膀胱、肛门括约肌功能障碍。

二、辅助检查

1.脊柱 X 线

可显示出脊柱裂,中线骨性结构、半侧椎体和椎间盘异常。

2.头部 CT

能清晰地显示出脊柱与脊髓的畸形改变。

3.头部 MR

可见脊髓圆锥下移,终丝变粗。

三、诊断与鉴别诊断

根据上述临床特点和影像表现,诊断脊柱裂相对容易,透光试验可作为诊断参考。最关键诊断点是婴儿出生后即发现背部中线有膨胀性包块,并随着年龄增长而扩大,以及伴随相应的神经功能损害症状。对于隐性脊柱裂的病例,通过拍摄正位的 X 线脊柱平片,就可确定诊断。对于显性脊柱裂,判断其类型要借助影像学的手段。

本病需要与以下疾病进行鉴别。

1.骶尾部畸胎瘤

畸胎瘤位置较低,形状不规则,大小不等,硬度不均匀,为囊实性混合的肿物,位置多偏向一侧。肿物内常有实质性组织,如骨骼、牙齿、软骨等。肿物的界限清楚,囊性畸胎瘤透光试验阳性。但是与椎管不相通,所以压迫肿物时囟门无冲击感。直肠指诊可触到骶前肿物。血胎甲球测定>20ng 时有恶变的可能。X 线摄片显示无腰骶椎骨质缺损,可见到肿物内的牙齿、骨骼等影像。

2.脂肪瘤

脂肪瘤柔软,表面皮肤虽高起,但正常,界限清楚,常呈分叶状,透光试验阴性,与椎管不相通,穿刺抽不出脑脊液。但脊柱裂常合并该部位的皮下脂肪瘤,应注意与脂肪瘤型脊髓脊膜膨出鉴别。

3.皮样囊肿

囊肿出结缔组织构成,内含皮脂腺、汗腺、毛发等,囊内尚有脱落的上皮与皮脂,覆盖的皮肤正常。囊肿较小,与皮肤紧密相连,可以移动,为实质感。透光试验阴性。与椎管不相通,压迫囟门无冲动感。

四、治疗

大部分病例需手术治疗,手术越早,效果越好。个别病例为手术禁忌:①巨大的胸腰部脊髓脊膜膨出有严重的大小便功能障碍及下肢瘫痪者。②合并严重脑积水有明显智力发育不全等。③有其他严重畸形,如脊柱侧弯、后凸等。④出生时有严重大脑损伤、颅内出血、小头畸形、脑发育不全者。

(一)治疗原则

(1)对于膨出的脑脊膜局部有溃疡、脑脊液外漏的病例,一旦引起感染,则预后不良,所以要将切除膨出的肿物置于第 1 位,尽可能早地施行手术。若入院时已存在局部感染,应先进行局部换药,全身抗感染治疗,感染控制后再施行切除手术。对于神经与被膜粘着紧密,而不能完全切除时,可将这部分被膜残留于硬脊膜下。

(2)膨出的脑脊膜没有溃疡,而被皮肤完全覆盖时,可以严密观察其发展过程,一旦出现神经症状时,立即手术。

(3)存在明显的脑积水时,在切除脊髓脊膜膨出之前或在切除手术的同时进行脑室外引流或分流术。对于合并脊髓脊膜膨出的脑积水病例伴发脑脊髓膜炎,脑室内积脓时,有引起败血症的可能,不能行分流手术,可先行脑室外引流术。

(二)手术原则

对于颈、胸和上腰段的脊膜膨出,因为没有或很少有脊髓和神经的损害,可行脊膜膨出囊切除,同时修补硬脊膜,可用腰背筋膜修补以加强因棘突和椎板缺损所造成的薄弱,对单纯性脊膜膨出者,经此手术可以获得治愈。探查脊髓与神经根向脊膜囊内膨出的情况,应在手术显微镜下将其进行游离和分解,使之还纳于椎管内,绝不能盲目地切除。对于脊髓脊膜膨出手术时,同侧需要向上、向下扩大椎板切开范围,以便于对椎管内进行探查和处理,并且有利于膨出神经组织的还纳。对合并脑积水、颅压增高者,应先做脑积水分流术。伸向咽后壁、胸腔、腹腔、盆腔的脊膜膨出包块,常需进行椎板切开,并邀请相关专科医师联合手术。

(三)手术步骤

在全身麻醉下,患儿取侧卧位或俯卧位,沿膨出脊膜与正常皮肤的边缘做一纵或横的梭形切口,切开皮肤、皮下后,分离皮下脂肪及深筋膜,此时可触及膨出部位的骨缺损,打开膨出的脊膜,膨出脊膜的内膜光滑,可有脑脊液流出,见不到有脊髓和神经突出到囊内、基底较大的脊膜膨出,打开脊膜后,可见到椎管内的脊髓和神经,脊髓搏动良好。在基底部切除膨出的脊膜,用可吸收缝线,严密缝合硬脊膜,使脑脊液不外漏,然后暴露脊柱两侧的腰背筋膜,左侧做"["状切开,右侧做"]"状切开,形成两片腰背筋膜片,将其在中线部位重叠缝合,以加强后背缺损所造成的薄弱。

对于脊髓脊膜膨出的病例,应切除膨出部位上下各1～2个棘突和椎板,以扩大椎管,并在膨出部位上方正常处打开硬脊膜,观察膨出的脊髓和神经组织的形态及其与周围组织的关系,对于不能确定是脊髓、神经组织还是粘连索带时,可用神经刺激器进行确定,然后仔细分离脊髓与周围的粘连,对于圆锥终端的终丝,经神经刺激器确定之后,应给予切断及部分切除。为了防止术后脊髓、神经组织的粘连,要严格止血并严密缝合硬脊膜,对于腰背部的加强同前述,为了防止硬脊膜外积液,可在硬脊膜外放置一多孔硅胶引流管,另戳孔引出,然后逐层缝合深筋膜、皮下和皮肤,结束手术。为了防止粪便污染手术创口,术后安置导尿管,手术创口用防水膜敷料覆盖。

(四)手术并发症

脊膜膨出术后的主要并发症是脑脊液漏和由此而引起的脑脊膜炎及术后继发性拴系等。

为了防止脑脊液漏,除严密缝合硬脊膜外,用腰背筋膜加强腰背部的缺损,可使脑脊液漏发生率明显降低。另外可用人工或生物补片修补硬脊膜,可明显降低脊髓与硬脊膜的粘连,从而阻止神经功能的进一步恶化。术后常规应用能通过血-脑脊液屏障的抗生素药物,以降低感染的发生率。对于术后有颅内压增高的病例,可应用甘露醇和(或)山梨醇等脱水药物。因为手术后蛛网膜下隙内有血液刺激,引起体温升高,可适当使用地塞米松等药物,以缓解症状。术后患者应保持于侧卧位或俯卧位,有脑脊液漏者应该保持头低位,以防大量脑脊液外流诱发脑疝。

第十一章　头痛

第一节　偏头痛

偏头痛是一种慢性发作性神经血管疾病,以发作性、偏侧、搏动样头痛为主要临床特征。严重的偏头痛被世界卫生组织定为最致残的慢性疾病之一,类同于痴呆、四肢瘫痪和严重精神疾病。最新流行病学调查显示:在我国 18～65 岁人口中,偏头痛的发病率为 9.3%,男孩的发病率与女孩相同,都是 6%,但随着年龄的增长,女性的偏头痛发病率会逐渐增高,男:女 = 1:3。

一、病因和发病机制

(一)病因
目前偏头痛的发病原因并不完全清楚,但从临床上观察,许多因素可促使其诱发。

1.激素性

月经、排卵、口服避孕药、激素替代。

2.食物性

乙醇、亚硝酸盐(腌制食品)、谷氨酸钠(味精等)、阿司帕坦、巧克力、奶酪、饮食不规律。

3.心理性

精神紧张、焦虑、抑郁。

4.环境性

强光、日晒、噪声、气味、天气变化、高海拔。

5.睡眠相关性

缺少睡眠、过多睡眠。

6.药物性

硝酸甘油、组胺、雌激素、雷尼替丁、利血平等。

7.其他

头部外伤、强体力劳动、疲劳。

(二)发病机制

1.血管学说

认为血管先收缩,如眼动脉收缩造成视觉先兆如偏盲、闪光等,继之血管剧烈扩张,血流瘀滞而头痛,2～4 小时后恢复正常。

2.神经学说

认为脑功能紊乱始于枕叶,以 2～3mm/min 的速度向前推进并蔓延及全头部,借此解释视觉先兆和头痛,称为扩散性皮质抑制现象。

3.神经源性炎症反应学说

认为不明原因的刺激物刺激三叉神经,使三叉神经末端释放化学特质如 P 物质,导致局部炎性反应和血管舒张,激发头痛。

4.血管神经联合学说

认为各种不同刺激物可影响皮质、丘脑、下丘脑,然后刺激脑干。脑干的兴奋导致皮质功能改变,出现先兆症状,然后引起血管扩张,刺激三叉神经,使神经末端产生局部炎症反应;另一方面促使血小板释放 5-羟色胺(5-HT),促使 5-HT 浓度下降,抗疼痛的作用减弱,导致头痛加重。

二、诊断与鉴别诊断

(一)临床表现

典型的偏头痛患者将经历下列四个阶段。

1.前驱症状

在偏头痛发作前一天或数天患者会有一些异常现象,如畏光、怕声、情绪不稳定、困倦、水肿等。

2.先兆症状

主要是视觉症状(如眼前闪光、冒金星、视野缺损等)、感觉症状(如针刺感、麻木感等)、语言功能障碍。持续时间约数分钟至 1 小时。有少许患者只有先兆而不头痛。

3.头痛症状

剧烈头痛,头痛多位于一侧,呈搏动感,逐渐蔓延及全头部,伴恶心、呕吐、畏光、怕声,持续时间 4～72 小时。

4.后遗症状

发作终止后,患者感到疲劳、无力、食欲差,1～2 天后好转或消失。

(二)辅助检查

所有的检查对单纯的偏头痛患者无诊断价值,检查的目的是为了排除其他引起头痛的疾病,可根据患者的情况,选择进行头颅 CT、MR 及脑电图、脑脊液等检查。

(三)诊断要点

偏头痛的诊断主要根据患者的病史、临床表现(包括头痛的部位、性质、程度、持续时间、伴随症状、先兆表现和活动的影响)、家族史、神经系统检查及相关检查结果进行综合判断,必须排除继发性头痛和其他类型的原发性头痛。目前偏头痛的诊断主要根据国际头痛协会制订的《国际头痛疾患分类第 3 版(试用版),2013》的诊断标准进行分类和诊断。

1.无先兆偏头痛(普通型偏头痛,单纯型偏头痛)

(1)至少有 5 次发作符合下述 2～4 项标准。

(2)头痛发作持续时间 4～72 小时(未经治疗或治疗无效者)。

(3)头痛至少具有下列特点中的两项:

①局限于单侧。

②搏动性。

③程度为中度或重度。

④日常体力活动(如走路或爬楼梯)会加重头痛或头痛时避免此类活动。

(4)头痛期至少具有下列中的一项:

①恶心和(或)呕吐。

②畏光和怕声。

(5)不能归因于其他疾病。

2.有先兆偏头痛(典型偏头痛,复杂型偏头痛)

(1)至少符合无先兆头痛 2～4 项特征的 2 次发作。

(2)先兆至少有下列一种表现,没有运动无力症状:

①完全可逆的视觉症状:包括阳性症状(如闪烁的光、点、线)及(或)阴性症状(如视觉丧失)。

②完全可逆的感觉症状:包括阳性症状(如针刺感)及(或)阴性症状(如麻木感)。

③完全可逆的语言功能障碍。

(3)至少满足下列的两项:

①同向视觉症状及(或)单侧感觉症状。

②至少一个先兆症状逐渐发展的过程≥5 分钟,和(或)不同先兆症状接连发生,过程≥5 分钟。

③每个症状持续 5～60 分钟。

(4)在先兆症状同时或在先兆发生后 60 分钟内出现头痛,头痛符合无先兆偏头痛标准 2～4 项。

(5)不能归因于其他疾病。

3.慢性偏头痛

(1)每个月头痛≥15 天,持续 3 个月以上。

(2)平均持续时间超过每次 4 小时(未治疗)。

(3)至少符合以下 1 项:

①符合国际头痛协会(IHS)诊断的偏头痛病史。

②典型偏头痛特征弱化或消失但发作频率增加超过 3 个月。

③期间有符合 IHS 诊断标准的偏头痛发作。

(4)不符合新发每日头痛或持续偏侧头痛的诊断。

(5)除外其他原因引起的头痛。

4.特殊类型的偏头痛

(1)偏瘫型偏头痛:多在儿童期发病,成年后停止;偏瘫可单独发生,也可伴有偏侧麻木、失语;偏头痛消退后可持续 10 分钟至数周不等。有家族型和散发型。

(2)基底型偏头痛:儿童和青春期女性发病较多,先兆症状为完全可逆的视觉症状(如闪光、暗点)、脑干症状(如眩晕、复视、眼球震颤、共济失调、黑蒙),也可出现意识模糊和跌倒发作;先兆症状持续 20～30 分钟后出现枕部搏动性疼痛,常伴有恶心和呕吐。

(3)前庭性偏头痛:具有前庭性眩晕的症状和偏头痛的发作特点,反复出现发作性的眩晕、恶心呕吐,持续 5 分钟至 72 小时,可伴有畏光、畏声等类似于偏头痛的伴随症状,且对于抗偏头痛药物有良好反应。

(4)偏头痛持续状态:偏头痛发作时间持续 72 小时以上,但期间可有短于 4 小时的缓解期。

(四)鉴别诊断

1.丛集性头痛

头痛部位多为一侧眼眶或球后、额颞部,头痛性质多为发作性、剧烈样疼痛,常伴有同侧结膜充血、流泪、流涕和霍纳(Homner)征,不伴恶心、呕吐。发作频率为隔日 1 次至每日 8 次,每次持续时间 15 分钟至 3 小时。男女比为 9∶1。

2.紧张性头痛

头痛部位多在双侧颞部、枕部、额顶部和(或)全头部,可扩展至颈、肩、背部;头痛性质多呈紧缩性、压迫性;程度为轻至中度,可呈发作性或持续性;多伴有焦虑、抑郁表现。

3.症状性偏头痛

临床上也可表现为类似偏头痛性质的头痛,可伴有恶心、呕吐,但无典型的偏头痛发作过程。大部分病例可有局灶性神经功能缺失或刺激症状,头颅影像学检查可显示病灶。同时注意排除高血压。

三、预防和治疗

(一)偏头痛的有效治疗方法

偏头痛治疗应注意几个方面的问题:

(1)偏头痛是多病因的,包括遗传因素、外部(酒精、应激)和内部(激素)的诱发因素,因此,多种不同的治疗方法都被证明是有效的。

(2)偏头痛是短暂的脑、硬脑膜和硬脑膜血管功能障碍,并不涉及脑实质,也不会增加脑瘤和动静脉畸形的危险。

(3)偏头痛不是精神障碍,亦无神经源性,但心理因素在偏头痛的频繁发作中起着重要作用。

(4)虽然偏头痛不能治愈,但可成功地治疗急性发作,还可用药物和行为方法减少发作。

(5)教条的原则无助于成功的治疗。

许多医师对偏头痛的病因学和病理生理学有着固定的观念,因而给予单一原因的治疗。

来自不同医师的各种解释也使患者困惑。安慰剂治疗在预防偏头痛发作上可有明显效果，但这种效应 3 个月后减弱。

（二）急性偏头痛发作的治疗

1.止吐药

在治疗偏头痛时，遇到呕吐的病例，由于呕吐会延缓药物吸收，使镇吐药不能迅速达到血药峰值。止吐药甲氧氯普胺和多潘立酮可减轻呕吐等自主性失调，加速胃排空，在发作开始时应尽早使用。具有抗多巴胺作用的止吐药有时也能改善头痛。甲氧氯普胺通常与口服药包括非甾体类抗炎药（NSAIDs）或曲普坦类药物联合使用。口服剂量为 10～20mg，直肠栓剂为 20mg，或肌内注射剂量 10mg。如果有呕吐的风险，可在给予急性抗偏头痛药物前 10～20 分钟先给甲氧氯普胺。对于偏头痛持续状态患者，可联用甲氧氯普胺（5mg，静脉注射）与双氢麦角碱（静脉注射）。甲氧氯普胺主要有锥体外系运动不良反应，如肌张力障碍、震颤、静坐不能、眼动现象。如果在偏头痛前驱症状期给予多潘立酮 30mg，可终止偏头痛发作。甲氧氯普胺和多潘立酮都不能用于儿童。在美国，不使用多潘立酮，而使用抗多巴胺药，如氯丙嗪或丙氯拉嗪。静脉注射丙氯拉嗪 10mg 治疗偏头痛，不仅对恶心、呕吐有效，而且对疼痛本身也有效。在急诊室，丙氯拉嗪可作为阿片类药物的替代用药，必要时，可在 30 分钟重复使用。丙氯拉嗪可引起肌张力障碍，但其镇静作用较氯丙嗪弱。其不良反应直立性低血压也不如氯丙嗪常见。

2.镇痛药

镇痛药、非甾体类抗炎药（NSAIDs）和阿司匹林可通过抑制前列腺素的合成，影响外周受体和炎性递质的释放。阿司匹林、布洛芬和对乙酸氨基酚对于轻至中度偏头痛发作是首选的镇痛药。阿司匹林与甲氧氯普胺合用几乎与专门的偏头痛治疗药舒马曲坦一样有效。对乙酰氨基酚的镇痛和退热作用与阿司匹林相当，但消炎作用较弱。最近试验结果表明，对乙酰氨基酚与多潘立酮合用能较快和较好地解除疼痛。对乙酰氨基酚的耐受性好，不良反应少，偶见皮疹。

3.麦角胺和双氢麦角胺

麦角胺和双氢麦角胺为血管收缩药，在动物模型上能抑制无菌性外周血管炎，在人和动物还能抑制 CGRP 的释放。麦角胺和双氢麦角胺有许多不良反应，包括恶心、呕吐、头痛加重、麻痹、头晕眼花、眩晕、胃部不适、口干和焦虑不安。常规服用可引起麦角胺中毒，导致偏头痛加重，出现每日发作的、钝性的、弥散性的头痛（麦角胺性头痛），与慢性紧张性头痛难以区分。双氢麦角胺的不良反应轻一些。一旦停服麦角胺头痛会加重（反弹性头痛）。此外，常规服用麦角胺会使偏头痛预防失败。服用麦角胺和双氢麦角胺的禁忌证包括缺血性心脏病、心肌梗死、间歇性跛行、Raynaud 病、高血压和妊娠期妇女。

4.曲普坦类药物

曲普坦类药物是一个特异性 5-HT（5-HT$_{1B/D}$）受体激动剂。所有的曲普坦类药物都作用于血管壁的突触前 5-HT$_{1B}$受体，在动物模型上，它们引起大脑和硬膜动脉收缩的作用强于冠状动脉和外周动脉。此外，这类药物可抑制刺激三叉神经节 5-HT$_{1D}$受体而引起的硬膜无菌性脉管炎。注射舒马曲坦后，偏头痛发作时颈静脉内升高的 CGRP 水平下降。舒马曲坦不能通过完好的血脑屏障，而新型 5-HT$_{1D}$受体激动剂佐米曲坦、那拉曲坦、利扎曲坦和依来曲坦可以通过并结合于三叉神经核和神经元上。

口服 5-HT$_{1B/D}$ 激动剂在 60 分钟内使 30%～40% 的发作患者头痛缓解，2 小时后可使 50%～70% 的发作患者头痛缓解，恶心、呕吐、畏光、畏声随之得到改善。但如果首剂无效，再给第二剂也无效，曲坦类药物存在的问题是 24 小时内有 30%～40% 的患者头痛复发，这是因为药物并未根治脑干内的病源。舒马曲坦有较宽的治疗剂量范围，可根据发作的程度和不良反应强度来选择剂量。佐米曲坦的疗效与舒马曲坦相同，但可用于对舒马曲坦无反应的患者。利扎曲坦起效较快，收缩冠状动脉的作用较弱，这是否使之不良反应较轻还有待进一步检验。在Ⅱ期临床试验中，依来曲坦 40mg 和 80mg 的疗效要优于舒马曲坦，但其 80mg 的不良反应强于舒马曲坦 100mg。

5-HT$_{1B/D}$ 受体激动剂典型的不良反应有疲乏、头晕、咽喉症状、虚弱、颈痛、镇静和胸部症状。皮下注射舒马曲坦还可见注射不良反应，如麻刺感、温热感、头晕或眩晕、面红、颈痛、紧迫感等。最常见的不良反应难以与偏头痛本身症状相区别，但只有 2%～6% 的患者因不良反应而退出试验，无心肌梗死、心律失常等严重不良反应发生。理想的偏头痛治疗药物应该有舒马曲坦的疗效，而没有收缩血管不良反应。然而没有收缩血管作用的强神经源性炎症抑制剂，如 SP 拮抗剂、内皮素拮抗剂均无治疗偏头痛作用。

(三)严重偏头痛发作的治疗

严重偏头痛发作可给予甲氧氯普胺 10mg 静脉注射或肌内注射。阿司匹林 0.5～1.0g 静脉注射或双氢麦角胺 1mg 肌内注射也有效。安定类、阿片类、巴比妥类、苯二氮䓬类和可的松类药物在紧急状态下可广泛使用，在这方面几乎没有严格的安慰剂对照试验。

严重头痛发作治疗失败主要有以下几方面原因：

(1)诊断不正确，如患者是紧张性头痛而不是偏头痛。

(2)单独使用镇痛药或麦角类药物而未与止吐药合用。

(3)使用较长时间才能达到有效血药浓度的制剂(如片剂)。

(4)使用错误剂型，如呕吐时用片剂，腹泻时用栓剂。

(5)剂量不足。

(6)使用镇静药或阿片类药物，镇静药、催眠药、安定药和阿片类药物或者无效，或者有成瘾的危险。

(7)镇痛药与其他药配伍用，试验表明，用镇痛药＋咖啡因＋麦角胺治疗头痛的效果并不比正确剂量的单一药物效果好，长期服用咖啡因后突然停药会导致头痛发作。

(8)滥用药物，许多患者常规服用偏头痛治疗药物，导致药物性慢性头痛，急性发作时药物不再起作用，越有效的药物导致药物性头痛的危险性越大。

(9)高限药效，许多药物都在某一剂量时达到最大药效，超过此剂量，药效不再增加，进而引起更大的不良反应。

(四)偏头痛的预防

理想的偏头痛预防药物应杜绝头痛发作，解除症状，然而这个目标现在还难以达到。

1.下列情况下应开始进行偏头痛预防

①每月发作 3 次或更多。②发作时间＞48 小时。③头痛极度严重。④急性发作后头痛

未充分缓解。⑤发作前的先兆期长。⑥急性发作治疗导致不良反应的发生。

2.问题

大部分预防偏头痛药物的作用方式尚不清楚,也没有研究该药物的动物模型。安慰剂在3个月内可使头痛发作减少至70%。联合用药是否比单一用药效果好也不得而知,但最好避免联合用药,以降低不良反应。另一个问题是患者可有不同的不良反应谱。试验结果发现,因不同原因服用同类药物时,偏头痛患者更常出现不良反应。

(1)β-受体阻滞剂:β-受体阻滞剂预防偏头痛的作用是在治疗同时患有高血压和偏头痛时偶然发现的。普萘洛尔和美托洛尔都有预防偏头痛的作用。在53项试验中,3403名患者用普萘洛尔160mg或另一相关药物或安慰剂,结果普萘洛尔使偏头痛发作平均减少44%,5.3%的患者由于不良反应退出试验。阿替洛尔、噻吗洛尔、纳多洛尔和比索洛尔也有潜在的预防作用;而醋丁洛尔、阿普洛尔、氧烯洛尔和吲哚洛尔没有预防作用。

(2)钙拮抗剂:氟桂利嗪用于预防偏头痛是基于它有抗脑缺氧作用,然而它有许多不良反应,例如抗多巴胺作用(锥体外系不良反应)、抗5-HT作用(镇静、体重增加)和抗肾上腺素作用(抑郁)。该药在许多国家都未获准用于预防偏头痛,尽管许多试验表明它确实有效。其他钙拮抗剂如维拉帕米仅稍见效,硝苯地平和尼莫地平无效。环扁桃酯在最近的研究中显示有可与β-受体阻滞剂相比的预防效果,并且不良反应少。

(3)双氢麦角胺:双氢麦角胺在一些欧洲国家广泛用于预防偏头痛,确能减少偏头痛发作,但长期服用双氢麦角胺会导致慢性头痛。

(4)5-HT拮抗剂:苯噻啶和美西麦角是5-HT拮抗剂,能有效预防偏头痛,但不良反应较多。美西麦角能导致腹膜后纤维化,因而服用不能超过6个月,现在只限用于持续头痛和其他预防药无效的偏头痛患者。

(5)阿司匹林和NSAIDs:在一项22071名男性医师参加的隔日口服阿司匹林325mg预防心肌梗死和脑卒中的试验中发现,661名患有偏头痛的医师服用阿司匹林后头痛发作减少20%。另一项试验比较了每日服用美托洛尔200mg和阿司匹林1500mg的效果,结果美托洛尔组67%的患者发作明显减少,而阿司匹林组只有14%减少。最近一项270名患者参加的试验再次证明阿司匹林300mg的预防效果不如美托洛尔200mg,反应率分别为42.7%和56.9%,但不良反应较少。萘普生钠能较好地预防偏头痛发作,其效果与苯噻啶相当。其他NSAIDs类药物如酮洛芬、甲芬那酸、托芬那酸和氯诺昔康也有效。但有些患者因胃肠作用不能长期服用。

(6)其他药物:麦角乙脲在一些国家被获准用于预防偏头痛发作,它可能是通过多巴胺和5-HT受体起作用。阿米替林的疗效较弱,可用于合并有紧张性头痛和发作较少的偏头痛。丙戊酸可减少偏头痛发作,但不减轻头痛严重程度和持续时间。

3.选药顺序

开始预防治疗前,患者应注意记录偏头痛发作的频率、严重程度和持续时间。用药应从小剂量开始。预防治疗应进行9~12个月以逐步减少药量,然后观察2~3个月,如一种药使用3~5个月无效应换另一种药。

β-受体阻滞剂应作为首选治疗偏头痛的药物,如患者同时患有高血压和焦虑,其疗效会很显著。低血压和睡眠障碍等不应使用 β-受体阻滞剂。禁忌证是心力衰竭、房室传导阻滞、1 型糖尿病和哮喘等。有畏食、睡眠障碍的患者最好选用氟桂利嗪,而有震颤、抑郁和锥体外系症状的患者禁用。第三选择是 5-HT 拮抗剂,但常出现不良反应(如镇静、头晕、体重增加和抑郁),禁忌证包括妊娠、冠心病、外周血管疾病、高血压和肝肾功能障碍等。

4.失败原因

与急性发作的治疗相似,预防治疗偏头痛失败的原因包括:①诊断错误。②使用未确切疗效的药物。③未首选 β-受体阻滞剂或氟桂利嗪。④未从小剂量开始,以致出现患者不能耐受的不良反应。⑤用药时间过短,至少应用 3 个月。⑥用药时间过长,给药 9～12 个月停药。⑦期望值过高,希望能治愈,但预防治疗只能减少发作频率和严重程度。⑧不良反应,应告知患者有关的不良反应。

第二节　紧张性头痛

紧张性头痛是神经内科门诊中最为常见的疾病,占头痛门诊患者的 40％左右,高于偏头痛。主要表现为慢性头部紧束样或压迫样疼痛,多为双侧或整个头部,常伴有焦虑、烦躁、失眠等症状。其并非是一种单一疾病,而是由多种因素导致的一组临床综合征。虽然其不是一种致命性的头痛,但由于头痛发生的频率高,常常给患者带来很大的痛苦,影响患者的生活质量,导致工作效率低下。

一、病因和发病机制

1.病因

常见的原因:头、颈、肩部姿势不良引起的后枕部和肩部肌肉收缩;休息时间不够和睡眠不足;精神心理紧张而导致的精神压力甚至焦虑或抑郁;颞颌关节功能紊乱;镇痛药物的过量或滥用等。

2.发病机制

目前紧张性头痛的发病机制并不十分清楚,可能与下列假说或机制有关:心理机制学说;肌肉收缩机制;中枢机制;肌筋膜机制;免疫机制;血管因素;血小板因素;遗传因素。由于紧张性头痛并不是一种疾病,而是各种原因引起的一组临床综合征,因此没有一种机制可以完全解释患者的发病机制,需根据每个患者的发病情况而定,每个患者可能与其中一种或多种机制有关。

二、临床表现

(一)头痛部位

90％以上的患者头痛多为两侧痛,多见于后枕部、颈项部、两颞侧、头顶部、额部或全头痛,有时伴有颈部、肩部或头面部肌肉紧张、僵硬,患者活动头颈部时感到不适或肩部疼痛。

(二)头痛性质、程度及持续时间

头痛多为轻至中度疼痛,很少因为头痛而卧床不起或影响日常生活。头痛表现为钝痛、胀痛、压迫感、麻木感、沉重感和束带样紧箍感,后颈部、肩胛部肌肉有压痛,有时可触及 1 个或多个硬结,该硬结叫"痛性结节",是由肌肉长期收缩所致,精神紧张可加重,头前后屈伸可诱发,不因体力活动而加重,这些患者不需休息。但有些重型患者,因伴有恶心、呕吐和其他偏头痛症状,而迫使其卧床休息。患者长年累月的持续性头痛,很多患者的症状可回溯 10~20 年。患者整日头痛,但 1 日内可逐渐增强或减轻。因应激、生气、失眠、焦虑或忧虑等因素使紧张性头痛阵发性加剧。

1.紧张性头痛一般分为两型

Z 型和 H 型。

(1)Z 型紧张性头痛以压迫感为特征:有些患者诉说"头顶、额部或头后部重压感""头周紧束感",有些患者诉说全头有紧缩感或胀痛感,这些症状在紧张、烦恼、失眠、疲劳时加重。头痛虽然从早到晚或数周持续存在,但不影响进食、工作和娱乐。按摩、指压、冷敷、热敷都不能缓解症状,服用止痛药效果亦不明显。如仔细询问多为一些工作、经济、个人、家庭的问题所困扰,学生、儿童常被来自学校、父母或个人生活上的压力所困扰,多数患者在病初或在病程中继发有焦虑、抑郁、躁狂症状。

(2)H 型紧张性头痛以局限性疼痛为特征:疼痛常有明显的部位,如位于颈上段,若为双侧痛,可放射至枕部;若为单侧痛,可放射至顶颞部,甚至眼外眦;若位于额部,并可传到顶颞部,而后又返回至耳前或耳后,晨醒时痛,甚至由于痛而早醒,几小时后减轻或消失,服止痛药20~30 分钟后可缓解疼痛。患者常有颈椎关节强直、颈椎韧带或软组织病变,颈部活动受限,部分患者有下颌关节炎。从临床上看,将这两型区分开来,对指导治疗有一定意义。

2.在新的分类中还根据头痛发作的时间和颅周肌肉疾患将紧张性头痛再分为两种亚型

(1)发作性紧张性头痛(ETTH):包括与颅周肌肉疾患有关的发作性紧张性头痛和与颅周肌肉疾患无关的发作性紧张性头痛。

(2)慢性紧张性头痛(CTTH):包括与颅周肌肉疾患有关的慢性紧张性头痛和与颅周肌肉疾患无关的慢性紧张性头痛。ETTH 和 CTTH 的区别在于 ETTH 每月发作 15 日以内,至少有 10 次头痛发作,每次持续 30 分钟至 7 日之久;而 CTTH 则每个月至少有 15 日的头痛发作。

(三)紧张性头痛与偏头痛的关系

紧张性头痛与偏头痛关系极为密切。有些患者初期表现为症状明确的偏头痛,当发作频率逐渐增加后表现为发作性紧张性头痛,并进而可转为慢性紧张性头痛。两者在发病年龄、突出症状、每日发作的频度、持续的时间、病变部位、发作时是否伴有呕吐、头痛家族史等方面均有不同。

Takeshima 等在复习文献时指出两组患者之间又有不少共同之处,各种表现都有一定重叠性,如两者血小板 5-HT 均可降低,血浆 5-HT 均可升高,两者外周自主神经系统的交感神经功能均可低下,遗传学家研究发现同一家族中既有偏头痛又有紧张性头痛患者,两者均有颈部肌肉收缩、头部充血及癫痫倾向等。根据 Ziegler 的 1200 例及 Drummond 的 600 例头痛患者的分析,尚未找到具有鉴别意义的独特症状。Hannerz 等提出紧张性头痛是否为偏头痛。他们通过试验后认为紧张性头痛患者头痛的发生和颅脑血流动力学有密切关系,但头痛强度和血管内的血流变化无关。就是说,各种症状对任意一种头痛只有发生率的多少之分,没有有无之别。在诊断中具有相对价值,无绝对性意义。

三、诊断与鉴别诊断

(一)分类

1988 年 Daroff 指出,在新的国际头痛分类中将精神性和肌收缩性头痛统称为"紧张性头痛"。说明紧张性头痛反映出肌肉紧张和精神紧张两种状况所致的头痛。新的头痛分类中对紧张性头痛又区分为与头颅肌肉收缩有关或无关的发作性和慢性紧张性头痛的亚型。

(二)诊断

1.慢性紧张性头痛

(1)慢性紧张性头痛的诊断标准

①头痛平均为 15 天/月(或 180 天/年)以上,持续 6 个月以上。

②至少符合下列疼痛特点中 2 项:a.性质为压迫性或紧箍痛(非搏动性);b.程度为轻至中度(可有活动受限);c.多位于两侧;d.不因上楼梯或类似的日常躯体活动而加重。

③具备下列两项:a.无呕吐;b.仅有下列症状之一,恶心、畏光、怕声。

④至少符合下列中 1 项:a.病史、躯体检查及神经系统检查均不支持国际头痛分类中 5~11 类疾病中任何 1 种;b.病史和(或)躯体检查和(或)神经系统检查中提示有 5~11 类中某种疾病,但被适当的检查排除;c.虽有 5~11 类中某种疾病存在,但紧张性头痛的首次发生在时间上与这种疾病无密切关系。

(2)慢性紧张性头痛的两个亚型

①与颅周肌肉障碍有关的慢性紧张性头痛(慢性肌收缩性头痛):a.符合慢性紧张性头痛诊断标准。b.在休息或生理测验时颅周肌电图波幅增高和(或)颅周肌压增加。

②与颅周肌肉障碍无关的慢性紧张性头痛(慢性自发性头痛):a.符合慢性紧张性头痛诊断标准;b.无颅周肌触痛增加,颅周肌肌电图正常。

2.发作性紧张性头痛

(1)发作性紧张性头痛的诊断标准

①至少有 10 次反复发作头痛,头痛天数 1 年不超过 180 日(1 个月不超过 15 日)。

②头痛持续 30 分钟至 7 天。

③疼痛特点至少符合下述中的 2 项:a.性质为压迫性或紧箍痛(非搏动性);b.程度为轻至中度(可有活动受限);c.多位于两侧;d.不因上楼梯或类似日常躯体活动而加重。

④具备下列两项:a.无恶心和呕吐(可有畏食);b.可有畏光或怕声,但两者不能同时存在。

⑤至少具有下列中 1 项:a.病史、躯体检查及神经系统检查均不支持头痛国际分类中 5~11 类疾病中任何 1 种;b.病史和(或)躯体检查和(或)神经系统检查中提示有 5~11 类中某种疾病,但被适当的检查排除;c.虽有 5~11 类中某种疾病存在,但紧张性头痛的首次发生在时间上与这种疾病无密切相关。

（2）发作性紧张性头痛的两个亚型

①与颅周肌肉障碍有关的发作性紧张性头痛（肌收缩性头痛）：a.符合发作性紧张性头痛诊断标准。b.至少具有下列2项之一，手触诊或压痛计检查示颅周肌肉压痛明显；在休息或生理测验时颅周肌电图波幅增高。

②与颅周肌肉障碍无关的发作性紧张性头痛（自发性头痛、心因性头痛）：a.符合发作性紧张性头痛的诊断标准；b.无颅周肌肉触痛增加，颅周肌肉肌电图正常。

（三）鉴别诊断

紧张性头痛诊断较难，容易与其他头痛混淆，应认真进行鉴别诊断以排除其他疾病。

1.偏头痛

（1）偏头痛与紧张性头痛关系密切：两者在临床表现上有相同之处，如两种疾病均有颈部肌肉收缩、头部充血及癫痫倾向等，血小板内5-HT浓度均低，心理因素均可诱发疾病，两种病对阿米替林、麦角新碱、普萘洛尔（心得安）等的反应相似。最近研究表明，紧张性头痛的生化机制与偏头痛亦有相似之处。对于长期复发性头痛的患者，初期可能表现为先兆型偏头痛，后来逐渐转为无先兆型偏头痛及紧张性头痛与血管性头痛合并存在，最后成为紧张性头痛。这说明它们的生物学本质是一样的，其临床表现的不同仅是在程度、量及伴发症状上不同，其程度的轻重可能与血中5-HT等致痛物质的量不同有关。

（2）偏头痛与紧张性头痛的不同：两者在发病年龄、突出症状、每日发作的频度、持续时间、病变部位、发作时是否伴发呕吐、头痛家族史等方面均有不同，但各种表现都有一定的重叠性。

2.鼻源性头痛

如鼻炎、鼻窦炎等，因抗生素的广泛应用，鼻部本身症状表现可不明显，易与紧张性头痛混淆，应做鼻腔及鼻窦检查，尤其是拍鼻窦X线片以明确诊断。

3.齿源性头痛

尤其是第一恒磨牙龋病已形成洞，食物残渣填塞到一定程度时，刺激牙髓神经，引起头面部疼痛，酷似紧张性头痛，详细询问病史，仔细检查口腔，不难确诊。

4.颈椎病

本病疼痛的部位和性质与紧张性头痛相似，但颈椎病常伴有眩晕、肩痛、手麻木或臂痛、眼花或眼胀，X线有颈椎退行性病变等，以此做鉴别。

5.头面部的部分恶性肿瘤

如鼻咽癌、上颌窦癌等，在发病初期多以头痛为主要表现，而无鼻部本身的症状。应提高警惕，做X线检查、颈部淋巴结触诊及鼻腔检查。

6.颈动脉炎

颈动脉炎与紧张性头痛的发病年龄及病程等有相似之处，但两者临床上有明显区别：颈动脉炎者单侧头痛居多，若为双侧也常有一侧偏重，左侧较多。痛区有大有小，小者仅限于前额及颞部，大者可遍及半侧及全头痛，多以前额明显，枕颞部次之，也有游走性疼痛者。头痛轻重不一，性质各异，如持续性胀痛、针刺、刀劈、烧灼或触电样剧烈阵发锐痛，少数剧烈难忍，彻夜不眠，高效止痛药不见效。其表现明显不同于紧张性头痛。

四、治疗

1.非药物治疗

包括心理治疗、物理松弛治疗、针灸推拿治疗、生物反馈治疗等。同时保证正常睡眠。

2.药物治疗

(1)镇痛药:对于轻至中度的头痛患者一般有较好的镇痛效果;对于某些严重的头痛患者仍然有效。但应注意避免频繁、大量使用,同时注意对胃肠功能的损害。常用的药物如下。

罗通定(颅痛定):30~60mg,口服,每日1~3次。

阿司匹林(ASA):500mg,口服,每日1~3次。

布洛芬:200~300mg,口服,每日1~2次。

萘普生:250~500mg,口服,每日1~3次。

对乙酰氨基酚:500mg,口服,每日1~2次。

复方阿司匹林(ASA 250mg+对乙酰氨基酚200~250mg+咖啡因50mg):1片,口服,每日1~3次。

(2)肌肉松弛药:主要用于颅周和面部肌肉收缩的患者,或联合非药物治疗方法。

盐酸乙哌立松:50mg,口服,每日2~3次。

盐酸替扎尼定:1~2mg,口服,每日2~3次。

巴氯芬:5~10mg,口服,每日1~3次。

(3)抗抑郁药:常用于合并有抑郁或焦虑的患者。

阿米替林:25mg,口服,每晚1次,逐渐加至75mg,最大剂量225mg。

帕罗西汀:20~60mg,口服,每日1次。

舍曲林:50~200mg,口服,每日1次。

西酞普兰:20~60mg,口服,每日1次。

安非他酮:75mg,口服,每日1~3次,然后根据病情适当增减,一天总量不超过450mg。

文拉法辛:75mg,口服,每日1次,最大剂量不超过225mg。

(4)丙戊酸盐:对紧张性头痛也有较好的预防作用。

丙戊酸钠片:每次0.2~0.4g,口服,每日2~3次。

丙戊酸镁缓释片:每次0.25~0.5g,口服,每日2次。

(5)苯二氮䓬类:具有镇静、催眠、抗焦虑、松弛肌肉、抗惊厥等多重作用,只能短时间使用,避免滥用,以防成瘾。

阿普唑仑:0.4~0.8mg,口服,每晚1次。

左匹克隆:7.5~15mg,口服,每晚1次。

(6)A型肉毒素:适用于口服药物无效或不能耐受的顽固性头痛患者,根据患者情况选择剂量及注射点。

(7)中药:目前广泛用于紧张性头痛的治疗,可根据患者的情况,辨证选择中药汤剂或中成药。

第十二章 神经系统疾病护理

第一节 癫痫

癫痫是多种原因导致的脑部神经元高度同步化异常放电的临床综合征。此病具有反复性、短暂性及突然发作的特点。由于所累及的部位不同,临床表现也不尽相同,主要表现为意识、感觉、运动、自主神经功能障碍。资料显示癫痫年发病率为 $50\sim70/10$ 万,患病率为 $5‰$,病死率为 $1.3\sim3.6/10$ 万。

一、病因及发病机制

(一)病因

1.原发性癫痫

原发性癫痫又称特发性癫痫,至今尚无脑部器质性损害的病理变化或代谢异常的证据,多数患者在儿童或青年期首次发病,可能与遗传因素密切相关。

2.继发性癫痫

继发性癫痫又称症状性癫痫,占癫痫的大多数,是由脑部器质性病变和代谢疾病所引起的,可发生于各个年龄组。引起继发性癫痫的常见疾病有:①脑部疾病:先天性或发育异常性脑病、颅脑损伤、中枢神经系统感染、脑寄生虫病、脑血管疾病、颅内肿瘤等。②全身性疾病:各种原因引起的脑缺氧后遗症、儿童期的发热惊厥、中毒性脑病,内科疾病的神经系统并发症等。

(二)影响癫痫发作的因素

1.遗传因素

遗传因素在原发性癫痫的近亲中,癫痫的患病率为 $1\%\sim6\%$,在症状性癫痫的近亲中,癫痫的患病率为 1.5%,都高于一般人群。遗传学研究发现这与患者的常染色体基因突变有关。

2.环境因素

癫痫的发生与年龄、内分泌、睡眠等环境因素有关;饥饿、暴食、疲劳、感情冲动、代谢紊乱等可诱发癫痫;部分患者在闪光、音乐、下棋、阅读、沐浴、刷牙等特定的条件下发作。

(三)发病机制

迄今为止尚未完全阐明。可能与脑内的兴奋性递质——谷氨酸和天门冬氨酸显著增加时,使钙离子和钠离子进入神经元,破坏了正常的神经细胞膜电位的稳定,出现异常的过度同步的放电现象有关。

二、临床表现

癫痫的表现极为多样,并都具有短暂性、刻板性、间歇性、反复发作的特征。可分为痫性发作和癫痫症两方面。

(一)痫性发作

痫性发作可表现为不同程度的运动、感觉、意识、行为、自主神经障碍或兼而有之。每次发作或每种发作称之为痫性发作。

1.部分性发作

部分性发作为痫性发作最常见的类型,发作起始症状和脑电图特点均提示起于一侧脑结构,也可以扩散至两侧。可分为:①单纯部分发作,又可分为部分性运动性发作、体觉性发作或特殊感觉性发作、自主神经性发作和精神性发作等。部分性运动性发作时局部肢体的抽搐大多见于一侧口角、眼睑、手指或足趾,也可涉及整个一侧面部和一个肢体的远端。如局部抽搐持续数小时或数日,则称为持续性部分性癫痫。②复杂部分性发作,伴有意识障碍,表现为遗忘症、自动症、精神运动性发作等。③部分性发作继发为全面性强直-阵挛发作。

2.全面性发作

全面性发作可有失神发作、肌阵挛发作、阵挛性发作、强直性发作、强直-阵挛发作多种发作类型。

全面强直-阵挛发作(GTCS),开始即累及两侧脑结构,伴有两侧对称的运动症状和意识改变。全面强直-阵挛发作以全身对称性抽搐和意识丧失为特征。其发作经过可分为 3 期:强直期、阵挛期和惊厥后期。

(1)强直期:突发意识丧失,全身骨骼肌持续收缩、眼球上窜、喉肌痉挛,发出叫声。口部先强张后突闭,可咬破舌头。颈部和躯干先屈曲后反张,上肢先上举、后旋变为内收、前旋,下肢自屈曲转为伸直。常持续 10～20s 后转入阵挛期。

(2)阵挛期:不同肌群强直和松弛交替出现,由肢端延及全身。阵挛频率逐渐减慢,松弛期逐渐延长,持续 0.5～1min。最后 1 次强直痉挛后抽搐停止,进入痉挛后期。

以上两期都出现心率增快,血压升高,汗、唾液和支气管分泌物增多,瞳孔散大等自主神经征象。瞳孔对光反射及深浅反射消失,病理征出现以及呼吸暂停、缺氧导致皮肤发绀。

(3)惊厥后期:阵挛期后,尚有短暂的强直痉挛,造成牙关紧闭和大小便失禁。首先恢复呼吸,口鼻喷出泡沫和血沫,心率、血压、瞳孔等相继恢复正常,意识逐渐恢复。自发作开始至意识恢复 5～10min。醒后觉头痛、疲乏,对抽搐过程全无记忆。一些患者意识障碍减轻后进入昏睡状态。若在短期内强直-痉挛频繁发作,发作间歇期意识或神经功能未恢复至正常水平或癫痫发作持续 30min 以上未自行停止,称为癫痫持续状态。

(二)癫痫症

有一种或数种发作类型而且反复发作者即为癫痫症。发作的类型可分为部分性癫痫症和全面性癫痫症;任何一种发作类型就其发病的原因,又分为特发性和症状性癫痫。部分性癫痫多为儿童期癫痫。有部分性发作和局灶性脑电图异常,无神经系统体征和智能缺陷,常有家族史,与痫性发作不尽相同,但每个病儿的症状相当固定,继发性部分性癫痫因不同的病灶部位可出现不同类型的发作,并均可继发为全面性阵挛-强直性发作。

三、辅助检查

(一)脑电图

脑电图检查对癫痫的诊断及分型具有十分重要意义。脑电图记录可以发现棘波、尖波、棘慢综合波以及爆发活动等癫痫样波。脑电图的线性活动可由过度换气、闪光刺激和药物诱发,也可被大剂量抗癫痫药物所压抑。

(二)长程脑电

即 24h 脑电图。临床适用 1d 内发作较多并有特征性脑电图变化患者。

(三)视频脑电

临床对癫痫诊断及致痫灶定位帮助很大。

(四)脑磁图

脑磁图是国内近年新开展检查项目,目前对癫痫临床诊断及致痫灶定位帮助最大。

(五)神经影像学检查

CT、MRI 检查可发现脑部器质性病变。

四、治疗

(一)发作时治疗

当患者处于全身抽搐和意识丧失时,以保安全、预防外伤和其他并发症为主,而不是立即用药,因为任何药物已无法控制本次发作,而且可能药物尚未准备好,此次发作已经停止。

(二)发作间歇期治疗

癫痫患者发作间歇期应定时服用抗癫痫药物以预防再发作。药物治疗的原则为:①药物剂量由小到大,逐步增加,用血液浓度监测有效剂量。②一个首选药物增加到有效血液浓度仍不能控制发作或因不良反应而不能继续应用时应撤换,改用次选药物。撤换时一增一减,也需缓慢,至少 1 周时间。③应避免常规地同时使用多种药物,因为抗癫痫药物间常有相互影响。④治疗的终止:全面强直-痉挛发作和单纯部分性发作在完全控制 2~5 年后,脑电图随访痫性活动消失者可以开始停药;停药必须缓慢减量,停药过程中可参考脑电图的变化,病程越长,剂量越大,用药越多,停药越缓慢,整个过程一般不少于 1~2 年。⑤偶尔发病、脑电图异常而临床无癫痫症状和 5 岁以下、每次发作均有发热的儿童,一般不服用抗癫痫药物。

(三)癫痫持续状态的治疗

应在给氧、防护的同时从速制止发作,并及时纠正酸碱失衡、电解质紊乱和脑水肿。可选用下列抗癫痫药物制止发作:

(1)地西泮 10~20mg,静脉注射,速度不超过 2mg/min,无效改用其他药物;有效而复发者可在 30min 后重复注射或将地西泮 100~200mg 溶于 5%葡萄糖溶液 500mL 中,于 12h 内缓慢静脉滴注。

（2）苯妥英钠 10～20mg/kg 稀释于生理盐水 20～40mL 做静脉注射，速度不超过 50mg/min。

（3）异戊巴比妥钠 0.5g 溶解于注射用水 10mL 做静脉注射，速度不超过 0.1g/min。应注意有无呼吸抑制和血压降低。

（4）10％水合氯醛 20～30mL 保留灌肠。

五、护理措施

（一）环境护理

（1）室外环境保持安静，门窗隔音；病房应远离嘈杂的街道、闹市、噪声轰鸣的工厂和车间。探视时应限制家属人数。

（2）室内光线柔和、无刺激；地方宽敞、无障碍，墙角设计为弧形，墙壁有软壁布包装，地面铺软胶地毯；床间距应在 6m 以上，床两侧有套包裹的护栏，有轮床应四轮内固定。危险物品远离患者，如床旁桌上不能放置暖瓶、热水杯等。

（二）癫痫发作时及发作后的安全护理

1.癫痫发作时的安全护理

当患者癫痫突然大发作时切记不要离开患者，应边采取保护措施边大声呼叫他人赶来共同急救。步骤为：①正确判断：若患者出现异样或突然意识丧失，首先要迅速判断是否是癫痫发作，这段时间应在一瞬间，与此同时给予急救。②保持呼吸道通畅：解开患者的衣扣、领带、裤带，使其头偏向一侧且下颌稍向前，有分泌物者清理呼吸道分泌物；有活动性义齿取下。③安全保护：立即给患者垫牙垫或将筷子、纱布、手绢等随时拿到的用品置于患者口腔一侧上、下臼齿之间；如患者是在动态时发作，陪伴者应抱住患者缓慢就地放倒；适度扶住患者手、脚以防自伤及碰伤；切忌紧握患者肢体及按压胸部，防止给其造成人为外伤和骨折。④遵医嘱给药对症护理。

2.癫痫大发作后缓解期的安全护理

密切观察患者的意识状态、瞳孔恢复情况，有无头痛、疲乏或自动症；保持呼吸道通畅；给予吸氧，纠正缺氧状态；协助患者取舒适体位于床上，并加用护栏，防止坠床；室内、外保持安静，减少护理治疗操作对患者的打扰，保证患者充足的睡眠、休息；保证患者床单位清洁、干燥。

（三）预防性安全护理

1.定时正确评估

预见性观察与判断是防止患者发生意外的关键。

入院时一定按评估内容仔细询问知情人（患儿父母、成人配偶等）患者癫痫发作史，根据患者癫痫病史掌握患者的临床表现，分析发作规律，预测容易发作的时间。

入院后注意观察患者的异常行为，有些精神障碍发生在痉挛发作前数小时至数天，主要表现为情感和认知改变，如焦虑、紧张、易激惹、极度抑郁、激越、淡漠、思维紊乱、语言不连贯或一段时间的愚笨等；有些精神障碍既可是癫痫发作的先兆也可单独发生，如幻觉、看见闪光、听见嗡嗡声;记忆障碍、似曾相识;思维障碍表现为思维中断、强制性思维;神经性内脏障碍、自主神经障碍等。护理人员通过和患者沟通交流,耐心倾听患者的表达,仔细观察其行为,预见性判断患者有无危险,并采取安全保护措施。

2.使用防止意外发生的警示牌

通过评估,对有癫痫发作史、外伤史的患者,在室内床头显著位置示"谨防摔倒、小心舌咬伤、小心跌伤"等警示牌警示,随时提醒患者本人、家属、医务人员患者有癫痫发作的可能,时刻做好防止发生意外的准备。

3.使用防护用具

患者到病室外活动或到相关科室做检查时要佩戴安全帽、随身携带安全卡(注明患者姓名、年龄、所住病区、诊断);患者床旁应配有振动感应碰铃,供患者独自就寝癫痫突然发作时呼救别人之用;床旁桌抽屉中备有特制牙垫,为防止癫痫发作时舌咬伤之用。

(四)对攻击性行为的护理

易激惹、易冲动及性格改变是癫痫伴发精神障碍患者最突出的特点,而且此类患者的攻击行为往往出现突然,且无目的、攻击工具常随手而得,因而造成防范的困难。护理手段:①对新入院的患者询问病史、病情、既往有无攻击行为,对在病区内出现的攻击行为应认真记录,尤其对有严重攻击行为的患者应作为护理的重点并设专人看管。②严重的攻击行为可能仅仅起因于小小的争吵,及时处理是预防攻击行为的重要环节;发现患者间有矛盾时,为了避免冲突升级,在劝架时应表面上"偏向"容易出现攻击行为的一方,待双方情绪稳定下来之后再从心理上解决患者之间的问题;切忌当着两个患者的面讲谁是谁非。③对爱管事的病友,应教育他们讲话和气,不用暴力或不文明的方式管制病友。④发现有不满情绪时,鼓励患者讲出自己的不满而使其情绪得到宣泄,以免引发冲动行为。⑤在与患者接触交谈时,要讲究语言艺术,要设法满足其合理要求,与共建立良好的护患关系。⑥对有妄想幻觉的患者,可采取转移其注意力暂时中断妄想思维的方法,帮助患者回到现实中来,并根据妄想幻觉的内容,预防各种意外。

(五)用药护理

向患者和家属强调遵医嘱长期甚至终身用药的重要性,告知患者和家属少服或漏服药物可能导致癫痫发作、成为难治性癫痫或发生癫痫持续状态的危险性。向患者和家属介绍用药的原则、所用药物的常见不良反应和应注意问题,在医护人员指导下增减剂量和停药。于餐后服用,以减少胃肠道反应。用药前进行血、尿常规和肝、肾功能检查,用药期间监测血药浓度并定期复查相关项目以及时发现肝损伤、神经系统损害、智力和行为改变等严重不良反应。向患者和家属说明能否停药及何时停药取决于所患疾病的类型、发作已控制时间及减量后反应等。勿自行减量、停药和更换药物。

(六)手术前治疗的护理

(1)手术前定位:精确地寻找出致痫区,明确其部位和范围;手术时尽可能做到全部切除致痫区,又不至于产生严重的神经功能障碍,才能达到癫痫手术的预期效果。

(2)术前教育:简单讲解术式和术中术后的配合。

(3)术前准备:术前一天头颅特殊备皮,依照患者血型配血,对术中、术后应用的抗生素遵医嘱做好皮试;嘱患者术前晚 9 点开始禁食、水、药;嘱患者注意搞好个人卫生,并在术前晨起为患者换好干净衣服。

(4)患者离开病房后为其备好麻醉床、无菌小巾、一次性吸氧管、心电监护仪、多导生理仪。

(七)手术后治疗的护理

(1)交接患者:术中是否顺利、有无特殊情况发生、术后意识状态、伤口情况、头部硬膜外及硬膜下引流情况等。

(2)安置患者于麻醉床上,使其头偏向一侧,保持呼吸道通畅,必要时吸痰,且禁食、禁水、禁药。

(3)多导生理仪、颅脑生命体征监测 24h,每 2 小时记录 1 次;并给患者持续低流量吸氧,保证脑氧供应。

(4)给予留置导尿,并记录出入量。

(5)术后观察并发症,患者可能合并严重脑水肿、颅内血肿、感染等,引起的一系列神经系统症状。因此,术后要密切观察头颅埋电极点有无渗出液;有无头痛、高热、恶心呕吐、高颅压症状;有无痫性发作及发作次数;有无语言障碍、偏瘫;有无精神障碍等病情变化。

(6)术后观察头部硬膜外及硬膜下引流液的量、颜色、性质并定时做详细记录。

(7)术后遵医嘱给予补液、抗炎、止血、脱水、健脑、处理并发症等治疗。

(八)心理护理

癫痫需要坚持数年不间断的正确服药,部分患者需终身服药,一次少服或漏服可能导致癫痫发作,甚至成为难治性癫痫和发生癫痫持续状态。抗癫痫药物均有不同程度的不良反应,长期用药加之疾病的反复发作,为患者带来沉重的精神负担,易产生紧张、焦虑、抑郁、淡漠、易激惹等不良心理问题。护士应仔细观察患者的心理反应,关心、理解、尊重患者,鼓励患者表达自己的心理感受,指导患者面对现实,采取积极的应对方式,配合长期药物治疗。

(九)健康指导

1.疾病知识指导

向患者和家属介绍疾病及其治疗的相关知识和自我护理的方法。患者应充分休息,环境安静适宜,养成良好的生活习惯,注意劳逸结合。给予清淡饮食,少量多餐,避免辛辣刺激性食物,戒烟酒。告知患者避免劳累、睡眠不足、饥饿、饮酒、便秘、情绪激动、妊娠与分娩、强烈的声光刺激、惊吓、心算、阅读、书写、下棋、外耳道刺激、长时间看电视、洗浴等诱发因素。

2.用药指导与病情监测

告知患者遵医嘱坚持长期、规律用药,切忌突然停药、减药、漏服药及自行换药,尤其应防止在服药控制发作后不久自行停药。如药物减量后病情有反复或加重的迹象,应尽快就诊。告知患者坚持定期复查,首次服药后 5~7d 查抗癫痫药物的血药浓度,每 3 个月至半年复查 1次;每月检查血常规和每季检查肝、肾功能,以动态观察抗癫痫药物的血药浓度和药物不良反应。当患者癫痫发作频繁或症状控制不理想或出现发热、皮疹时应及时就诊。

3.安全与婚育

告知患者外出时随身携带写有姓名、年龄、所患疾病、住址、家人联系方式的信息卡。在病情未得到良好控制时,室外活动或外出就诊时应有家属陪伴,佩戴安全帽。患者不应从事攀高、游泳、驾驶等在发作时有可能危及自身和他人生命的工作。特发性癫痫且有家族史的女性患者,婚后不宜生育,双方均有癫痫或一方有癫痫,另一方有家族史者不宜结婚。

第二节　脑梗死

脑梗死(CI)又称缺血性脑卒中,包括脑血栓形成、腔隙性脑梗死和脑栓塞等,是指因各种原因导致脑部血液供应障碍,缺血、缺氧所致的局限性脑组织的缺血性坏死或软化。临床上最常见的有脑血栓形成、脑栓塞和腔隙性梗死。

脑血栓形成(CT)是脑梗死最常见的类型,约占全部脑梗死的 60%。是在各种原因引起的血管壁病变基础上,脑动脉主干或分支动脉管腔狭窄、闭塞或血栓形成,引起脑局部血流减少或供应中断,使脑组织缺血、缺氧性坏死,出现局灶性神经系统症状和体征。

脑栓塞是由各种栓子(血流中异常的固体、液体、气体)沿血液循环进入脑动脉,引起急性血流中断而出现相应供血区脑组织缺血、坏死及脑功能障碍。只要产生栓子的病原不消除,脑栓塞就有复发的可能。2/3 的复发发生在第 1 次发病后的 1 年之内。脑栓塞急性期病死率与脑血栓形成大致接近,死因多为严重脑水肿引起的脑疝、肺炎和心力衰竭等。有 10%～20% 在 10d 内发生第 2 次栓塞,再发时病死率更高。约 2/3 患者留有偏瘫、失语、癫痫发作等不同程度的神经功能缺损。

腔隙性梗死是指大脑半球或脑干深部的小穿通动脉,在长期高血压基础上,血管壁发生病变,最终管腔闭塞,导致缺血性微梗死,缺血、坏死和液化的脑组织由吞噬细胞移走形成空腔,主要累及脑的深部白质、基底节、丘脑和脑桥等部位,形成腔隙性梗死灶。

一、病因与发病机制

(一)脑血栓形成

(1)脑动脉粥样硬化:是脑血栓形成最常见的病因,它多与主动脉弓、冠状动脉、肾动脉及其他外周动脉粥样硬化同时发生。但脑动脉硬化的严重程度并不与其他部位血管硬化完全一致。高血压常与脑动脉硬化并存、两者相互影响,使病变加重。高脂血症、糖尿病等则往往加速脑动脉硬化的进展。

(2)脑动脉炎:如钩端螺旋体感染引起的脑动脉炎。

(3)胶原系统疾病、先天性血管畸形、巨细胞动脉炎、肿瘤、真性红细胞增多症、血液高凝状态等。

(4)颈动脉粥样硬化的斑块脱落引起的栓塞称为血栓-栓塞。

在颅内血管壁病变的基础上,如动脉内膜损害破裂或形成溃疡,在睡眠、失水、心力衰竭、心律失常等情况时,出现血压下降、血流缓慢,胆固醇易于沉积在内膜下层,引起血管壁脂肪透明变性、纤维增生、动脉变硬、纤曲、管壁厚薄不匀、血小板及纤维素等血液中有形成分黏附、聚集、沉着、形成血栓。血栓逐渐扩大，使动脉管腔变狭窄，最终引起动脉完全闭塞。缺血区脑组织因血管闭塞的快慢、部位及侧支循环能提供代偿的程度，而出现不同范围、不同程度的梗死。

脑部任何血管都可发生血栓形成，但以颈内动脉、大脑中动脉多见。血栓形成后，血流受阻或完全中断，若侧支循环不能代偿供血，受累血管供应区的脑组织则缺血、水肿、坏死。经数周后坏死的脑组织被吸收，胶质纤维增生或瘢痕形成，大病灶可形成中风囊。

(二)脑栓塞

脑栓塞的栓子来源可分为心源性、非心源性、来源不明性三大类。

1.心源性

心源性为脑栓塞最常见的原因。在发生脑栓塞的患者中约一半以上为风湿性心脏病二尖瓣狭窄并发心房颤动。在风湿性心脏病患者中有 $14\%\sim48\%$ 的患者发生脑栓塞。细菌性心内膜炎心瓣膜上的炎性赘生物易脱落，心肌梗死或心肌病时心内膜病变形成的附壁血栓脱落，均可成为栓子。心脏黏液瘤、二尖瓣脱垂及心脏手术、心导管检查等也可形成栓子。

2.非心源性

主动脉弓及其发出的大血管动脉粥样硬化斑块与附着物及肺静脉血栓脱落，也是脑栓塞的重要原因。其他如肺部感染、败血症引起的感染性脓栓；长骨骨折的脂肪栓子；寄生虫虫卵栓子；癌性栓子；胸腔手术、人工气胸、气腹以及潜水员或高空飞行员所发生的减压病时的气体栓子；异物栓子等均可引起脑栓塞。

3.来源不明性

有些脑栓塞虽经现代先进设备、方法进行仔细检查仍未能找到栓子的来源。

(三)腔隙性梗死

研究显示，与腔隙性脑梗死发生有关的独立危险因素依次是：年龄增长、高血压(舒张压)、吸烟、颈动脉最大狭窄程度超过 50%、男性及糖尿病史等。而在所有的危险因素中，以高血压合并率最高，文献统计为 $47\%\sim94\%$。

(1)有关高血压导致腔隙性脑梗死的机制，目前有两种学说：

①持续性高血压作用于小动脉微血管网引起脑灌流异常等血流动力学改变，血管通透性增高，凝血机制亢进，导致动脉壁脂质透明变性、动脉粥样硬化、类纤维蛋白坏死及微动脉粥样瘤形成。小动脉肌层和弹力层逐渐被内膜下胶原和透明质替代，最终导致血管闭塞或同时伴有局灶性扩张，形成 Charcot-Bouchard 动脉瘤。附壁血栓的形成亦可导致血管闭塞，微粥样瘤导致小动脉闭塞通常是单个症状性腔隙性脑梗死最常见的原因，小的腔隙多系微小动脉壁透明变性及管腔闭塞所致，较大腔隙则由于深穿支动脉粥样硬化或血栓性闭塞。

②持续性高血压使基底动脉屈曲延长，深穿支动脉受拉移位、扭曲变形，使血液灌流异常，导致缺血性微梗死。

(2)颈内动脉颅外段动脉粥样硬化斑块脱落是微栓子最常见的来源，大脑中动脉和基底动脉粥样硬化及形成的小血栓也可栓塞深穿支动脉，心脏病和真菌性动脉瘤也是栓子的可能来源，小动脉壁玻璃样变引起血管闭塞也可导致腔隙性脑梗死。小栓子阻塞小血管后可变成碎片或溶解，最终血管再通，是部分腔隙性脑梗死患者症状呈现短暂性的原因。

(3)血流动力学异常，如血压突然下降可使已严重狭窄的动脉远端血流明显减少，导致局灶性神经功能缺损,被认为是 TIA 和腔隙性脑梗死的少见病因。血液异常如红细胞增多症、血小板增多症和高凝状态等也对腔隙性脑梗死的发病起一定的作用。

(4)持续性高血压作用于脑小动脉引起动脉壁脂质透明变性及动脉瘤的形成,可引起小灶性出血,血液被吸收后也可形成腔隙性病灶。

(5)某些全身性疾病,如肝肾衰竭、肝炎、胰腺炎、酒精中毒和脑水肿等,可导致脑血管通透性改变,引起脑内小血管病变和腔隙性梗死。

二、临床表现

(一)脑血栓形成

(1)本病好发于中老年人,多见于 50～60 岁以上的动脉硬化者,且多伴有高血压、冠心病或糖尿病;年轻发病者以各种原因的脑动脉炎为多见;男性稍多于女性。

(2)通常患者可有某些未引起注意的前驱症状,如头晕、头痛等;部分患者发病前曾有 TIA 史。

(3)多数患者在安静休息时发病,不少患者在睡眠中发生,次晨被发现不能说话,一侧肢体瘫痪。病情多在几小时或几天内发展达到高峰,也可为症状进行性加重或波动。多数患者意识清楚,少数患者可有不同程度的意识障碍,持续时间较短。神经系统体征主要决定于脑血管闭塞的部位及梗死的范围,常见为局灶性神经功能缺损的表现如失语、偏瘫、偏身感觉障碍等。

(4)临床分型:根据起病形式可分为以下几种。

①可逆性缺血性神经功能缺损:此型患者的症状和体征持续时间超过 24h,但在 1～3 周完全。恢复,不留任何后遗症。可能是缺血未导致不可逆的神经细胞损害,侧支循环迅速而充分地代偿,发生的血栓不牢固,伴发的血管痉挛及时解除等。

②完全型:起病 6h 内病情达高峰,为完全性偏瘫,病情重,甚至出现昏迷,多见于血栓-栓塞。

③进展型:局灶性脑缺血症状逐渐进展,阶梯式加重,可持续 6h 至数日。临床症状因血栓形成的部位不同而出现相应动脉支配区的神经功能障碍。可出现对侧偏瘫、偏身感觉障碍、失语等,严重者可引起颅内压增高、昏迷、死亡。

④缓慢进展型:患者症状在起病 2 周以后仍逐渐发展。多见于颈内动脉颅外段血栓形成,但颅内动脉逆行性血栓形成亦可见。多与全身或局部因素所致的脑灌流减少有关。此型病例应与颅内肿瘤、硬膜下血肿相鉴别。

(二)脑栓塞

(1)任何年龄均可发病,风湿性心脏病引起者以中青年为多,冠心病及大动脉病变引起者以中老年居多。

(2)通常发病无明显诱因,安静与活动时均可发病,以活动中发病多见。起病急骤是本病的主要特征。在数秒钟或很短的时间内症状发展至高峰。多属完全性脑卒中,个别患者可在数天内呈阶梯式进行性恶化,为反复栓塞所致。

(3)常见的临床症状为局限性抽搐、偏盲、偏瘫、偏身感觉障碍、失语等,意识障碍常较轻且很快恢复。严重者可突起昏迷、全身抽搐,可因脑水肿或颅内压增高,继发脑疝而死亡。

(三)腔隙性梗死

多见于中老年,男性多于女性,半数以上的患者有高血压病史,突然或逐渐起病,出现偏瘫或偏身感觉障碍等局灶症状。通常症状较轻、体征单一、预后较好,一般无头痛、颅高压和意识障碍,许多患者并不出现临床症状而由头颅影像学检查发现。

腔隙状态是本病反复发作引起多发性腔隙性梗死,累及双侧皮质脊髓束和皮质脑干束,出现严重精神障碍、认知功能下降、假性球麻痹、双侧锥体束征、类帕金森综合征和尿便失禁等。

三、辅助检查

(一)血液检查

血常规、血生化(包括血脂、血糖、肾功能、电解质)血流动力学、凝血功能。

(二)影像学检查

1.CT 检查

CT 检查是最常用的检查,发病当天多无改变,但可除外脑出血,24h 以后脑梗死区出现低密度灶。脑干和小脑梗死 CT 多显示不佳。

2.MRI 检查

MRI 检查可以早期显示缺血组织的大小、部位,甚至可以显示皮质下、脑干和小脑的小梗死灶。

3.血管造影 CTA、MRA、DSA

血管造影 CTA、MRA、DSA 可以发现血管狭窄、闭塞及其他血管病变,如动脉炎、脑底异常血管网、动脉瘤和动静脉畸形等,可以为脑卒中的血管内治疗提供依据。其中 DSA 是脑血管病变检查的金标准,缺点为有创,费用高,技术要求条件高。

(三)TCD

对判断颅内外血管狭窄或闭塞、血管痉挛、侧支循环建立程度有帮助,还可用于溶栓监测。

(四)放射性核素检查

可显示有无脑局部的血流灌注异常。

(五)心电图检查

作为确定心肌梗死和心律失常的依据。超声心电图检查可证实是否存在心源性栓子,颈动脉超声检查可评价颈动脉管腔狭窄程度及动脉硬化斑块情况,对证实颈动脉源性栓塞有一定意义。

四、治疗

脑梗死患者一般应在卒中单元中接受治疗,由多科医师、护士和治疗师参与,实施治疗、护理康复一体化的原则,以最大限度地提高治疗效果和改善预后。

(一)一般治疗

主要为对症治疗,包括维持生命体征和处理并发症。主要针对以下情况进行处理:

1.血压

缺血性脑卒中急性期血压升高通常不需特殊处理,除非收缩压＞220mmHg或舒张压＞120mmHg及平均动脉压＞130mmHg。如果出现持续性的低血压,需首先补充血容量和增加心排血量,如上述措施无效,必要时可应用升压药。

2.吸氧和通气支持

轻症、无低氧血症的患者无需常规吸氧,对脑干卒中和大面积梗死等病情危重或有气道受累者,需要气道支持和辅助通气。

3.血糖

脑卒中急性期高血糖较常见,可以是原有糖尿病的表现或应激反应,当超过11.1mmol/L时应予以胰岛素治疗,将血糖控制在8.3mmol/L以下。

4.脑水肿

脑水肿多见于大面积梗死,脑水肿通常于发病后3～5d达高峰。治疗目标是降低颅内压、维持足够脑灌注和预防脑疝发生。可应用20％甘露醇125～250mL1次静点,6～8h1次;对心、肾功能不全者可改用呋塞米20～40mg静脉注射,6～8h1次;可酌情同时应用甘油果糖250～500mL/次静点,1～2次/d;还可用七叶皂苷钠和白蛋白辅助治疗。

5.感染

脑组织患者(尤其存在意识障碍者)急性期容易发生呼吸道、泌尿系感染等,是导致病情加重的重要原因。患者采用适当体位,经常翻身叩背及防止误吸是预防肺炎的重要措施,肺炎的治疗主要包括呼吸支持(如氧疗)和抗生素治疗;尿路感染主要继发于尿失禁和留置导尿,尽可能避免插管和留置导尿,间歇导尿和酸化尿液可减少尿路感染,一旦发生应及时根据细菌培养和药敏试验应用敏感抗生素。

6.上消化道出血

高龄和重症脑卒中患者急性期容易发生应激性溃疡,建议常规应用静脉抗溃疡药(H$_2$受体拮抗药);对已发生消化道出血者,应进行冰盐水洗胃、局部应用止血药(如口服或鼻饲云南白药、凝血酶等);出血量多引起休克者,必要时需要输注新鲜全血或红细胞成分输血。

7.发热

由于下丘脑体温调节中枢受损、并发感染或吸收热、脱水引起,可增加患者病死率及致残率。对中枢性发热患者应以物理降温为主,必要时予以人工亚冬眠。

8.深静脉血栓形成

高龄、严重瘫痪和心房纤颤均增加深静脉血栓形成的危险性,也增加了发生肺栓塞的风险。应鼓励患者尽早活动,下肢抬高,避免下肢静脉输液(尤其是瘫痪侧)。对有发生血栓形成风险的患者可预防性药物治疗,首选低分子肝素4000U皮下注射,1～2次/d。对发生近端深静脉血栓形成、抗凝治疗症状无缓解者应给予溶栓治疗。

9.水电解质平衡紊乱

脑卒中时由于神经内分泌功能紊乱、进食减少、呕吐及脱水治疗常并发水电解质紊乱,主要包括低钾血症、低钠血症和高钠血症。应对患者常规进行水电解质监测并及时加以纠正,纠正低钠血症和高钠血症均不宜过快,防止脑桥中央髓鞘溶解和加重脑水肿。

10.心脏损伤

脑卒中合并的心脏损伤是脑心综合征的表现之一,主要包括急性心肌缺血、心肌梗死、心律失常及心力衰竭。脑卒中急性期应密切观察心脏情况并及时治疗。慎用增加心脏负担的药物,注意输液速度及输液量,对高龄患者或原有心脏病者甘露醇用量减半或改用其他脱水药,积极处理心肌缺血、心肌梗死、心律失常或心功能衰竭等心脏损伤。

11.癫痫

如有癫痫发作或癫痫持续状态时可给予相应处理。脑卒中2周后如发生癫痫,应长期抗癫痫治疗。

(二)特殊治疗

包括早期溶栓治疗、抗血小板治疗、抗凝治疗、血管内治疗、细胞保护治疗和外科治疗等。

1.早期溶栓

脑血栓形成发生后,尽快恢复脑缺血区的血液供应是急性期的主要治疗原则。早期溶栓是指发病后6h内采用溶栓治疗使血管再通,可减轻脑水肿,缩小梗死灶,恢复梗死区血液灌流,减轻神经元损伤,挽救缺血半暗带。

(1)重组组织型纤溶酶原激活剂(rt-PA):可与血栓中纤维蛋白结合成复合体,后者与纤溶酶原有高度亲和力,使之转变为纤溶酶,以溶解新鲜的纤维蛋白,故rt-PA只引起局部溶栓,而不产生全身溶栓状态。其半衰期为3~5min,剂量为0.9mg/kg(最大剂量90mg),先静脉滴注10%(1min),其余剂量连续静脉滴注,60min滴完。

(2)尿激酶:是目前国内应用最多的溶栓药,可渗入血栓内,同时激活血栓内和循环中的纤溶酶原,故可起到局部溶栓作用,并使全身处于溶栓状态。其半衰期为10~16min。用100万~150万U,溶于生理盐水100~200mL中,持续静脉滴注30min。

(3)链激酶:它先与纤溶酶原结合成复合体,再将纤溶酶原转变为纤溶酶,半衰期为10~18min,常用量10万~50万U。

2.抗血小板治疗

抗血小板治疗常用抗血小板聚集剂包括阿司匹林和氯吡格雷。未行溶栓治疗的急性脑梗死患者应在48h内服用阿司匹林,但一般不在溶栓后24h内应用阿司匹林,以免增加出血风险。一般认为氯吡格雷的疗效优于阿司匹林,可口服75mg/d。

3.抗凝治疗

抗凝治疗主要包括肝素、低分子肝素和华法林。一般不推荐急性缺血性脑卒中后急性期应用抗凝药来预防脑卒中复发、阻止病情恶化或改善预后。但对于长期卧床,特别是合并高凝状态有形成深静脉血栓和肺栓塞的趋势者,可以用低分子肝素预防治疗。对于心房纤颤者可以应用华法林治疗。

4.脑保护治疗

脑保护治疗包括自由基清除药、阿片受体阻滞药、电压门控性钙通道阻断药、兴奋性氨基酸受体阻断药和镁离子等,可通过降低脑代谢、干预缺血引发细胞毒性机制减轻缺血性脑损伤。

5.血管内治疗

血管内治疗包括经皮腔内血管成形术和血管内支架置入术等。对于颈动脉狭窄>70%，而神经功能缺损与之相关者，可根据患者情况考虑行相应的血管内介入治疗。

6.外科治疗

外科治疗对于有或无症状、单侧重度颈动脉狭窄>70%或经药物治疗无效者可以考虑进行颈动脉内膜切除术，但不推荐在发病24h进行。幕上大面积脑梗死伴严重脑水肿、占位效应和脑疝形成征象者，可行去骨瓣减压术；小脑梗死使脑干受压导致病情恶化时，可行抽吸梗死小脑组织和颅后窝减压术。

7.其他药物治疗

降纤治疗可选用巴曲酶，使用中注意出血并发症。

8.康复治疗

康复治疗应早期进行，并遵循个体化原则，制定短期和长期治疗计划，分阶段、因地制宜地选择治疗方法，对患者进行针对性体能和技能训练，降低致残率，增进神经功能恢复，提高生活质量。

五、护理措施

（一）基础护理

保持床单位清洁、干燥、平整；患者需在床上大小便时为其提供隐蔽、方便的环境，指导患者学会和配合使用便器；协助定时翻身、叩背；每天温水擦浴1～2次，大小便失禁者及时擦洗，保持会阴部清洁；鼓励患者摄取充足的水分和均衡的饮食，饮水呛咳或吞咽困难者遵医嘱予鼻饲；保持口腔清洁，鼻饲或生活不能自理者协助口腔护理；养成定时排便的习惯，便秘者可适当运动或按摩下腹部，必要时遵医嘱使用缓泻药；协助患者洗漱、进食、沐浴和穿脱衣服等。

患者卧床时上好床栏，走廊、厕所要装扶手，方便患者坐起、扶行；地面保持平整，防湿、防滑；呼叫器和经常使用的物品置于床头患者伸手可及处；患者穿防滑软底鞋，衣着宽松；步态不稳或步态不稳者有专人陪伴，选用三角手杖等辅助工具。

告知患者不要自行使用热水瓶或用热水袋取暖。

（二）疾病护理

观察意识、瞳孔、生命体征的变化；观察有无头痛、眩晕、恶心、呕吐等症状以及偏瘫、失语等神经系统体征的变化；观察有无癫痫发作，记录发作的部位、形式、持续时间；观察有无呕血或黑粪。

正确摆放患者的良肢位，并协助体位变换以抑制患侧痉挛；加强患侧刺激以减轻患侧忽视；所有护理工作及操作均在患者患侧进行，床头柜置于患侧，与患者交谈时在患者患侧进行，引导患者将头转向患侧；根据病情指导患者进行床上运动训练；如Bobath握手、桥式运动、关节被动运动、坐起训练；恢复期可指导患者进行转移动作训练、坐位训练、站立训练、步行训练、平衡共济训练、日常生活活动训练等；患者吞咽困难，不能进食时遵医嘱鼻饲流食，并做好胃管的护理；饮水呛咳的患者选择半流或糊状食物，进食时保持坐位或半坐位，进餐时避免分散患者注意力;如果患者出现呛咳、误吸或呕吐,立即让患者取头侧位,及时清除口鼻分泌物和呕吐物,预防窒息和吸入性肺炎。

失语或构音障碍的患者应鼓励其采取不同方式向医护人员或家属表达自己的需要,可借助卡片、笔、本、图片、表情或手势等进行简单有效的交流;运动性失语者尽量提一些简单的问题让患者回答"是""否"或点头、摇头表示,与患者交流时语速要慢;感觉性失语的患者与其交流时应减少外来干扰,避免患者精神分散;听力障碍的患者可利用实物或图片与其交流;对于有一定文化,无书写障碍的患者可用文字书写法进行交流;护士可以配合语言治疗师指导患者进行语言训练。

加强用药护理:使用溶栓抗凝药物时应严格把握药物剂量,密切观察意识和血压变化,定期进行神经功能评估,监测出凝血时间、凝血酶原时间,观察有无皮肤及消化道出血倾向,有无头痛、急性血压升高、恶心、呕吐和颅内出血的症状;有无栓子脱落引起的小栓塞,如肠系膜上动脉栓塞可引起腹痛,下肢静脉栓塞可出现皮肤肿胀、发红及肢体疼痛、功能障碍等;使用钙通道阻滞药如尼莫地平时,因能产生明显的扩血管作用,可导致患者头部胀痛、颜面部发红、血压降低等,应监测血压变化,控制输液滴速,一般小于 30 滴/min,告知患者和家属不要随意自行调节输液速度;使用低分子右旋糖酐时应密切观察有无发热、皮疹甚至过敏性休克的发生。

大脑左前半球受损可以导致抑郁,加之由于沟通障碍,肢体功能恢复的过程长,日常生活依赖他人照顾,如果缺少家庭和社会支持,患者可能产生焦虑或抑郁,而焦虑和抑郁情绪阻碍了患者的有效康复,从而严重影响患者的生活质量。因此应重视对精神情绪变化的监控,提高对抑郁、焦虑状态的认识,及时发现患者的心理问题,进行针对性心理治疗(解释、安慰、鼓励、保证等),以消除患者思想顾虑,稳定情绪,增强战胜疾病的信心。

(三)健康指导

1.疾病知识和康复指导

指导患者和家属了解本病的基本病因、主要危险因素和危害,告知本病的早期症状和就诊时机,掌握本病的康复治疗知识与自我护理方法,帮助分析和消除不利于疾病康复的因素,落实康复计划;鼓励患者树立信心,克服急于求成心理,循序渐进,坚持锻炼,增强自我照顾的能力;鼓励家属关心体贴患者,给予精神支持和生活照顾,但要避免养成患者的依赖心理。

2.合理饮食

进食高蛋白、低盐低脂、低热量的清淡饮食,多吃新鲜蔬菜、水果、谷类、鱼类和豆类,戒烟、限酒。

3.日常生活指导

适当运动,如慢跑、散步等,每天 30min 以上,合理休息和娱乐;日常生活不要依赖他人,尽量做力所能及的家务;患者起床、坐起或低头系鞋带等体位变换时动作宜缓慢,转头不宜过猛过急,洗澡时间不宜过长,平时外出时有人陪伴,防止跌倒;气候变化时注意保暖,防止感冒。

4.预防复发

遵医嘱正确服用降压、降糖和降脂药物;定期门诊检查,了解血压、血糖、血脂和心功能情况,预防并发症和脑卒中复发。当患者出现头晕、头痛、一侧肢体麻木无力、讲话吐词不清或进食呛咳、发热、外伤时应及时就诊。

第三节　短暂性脑缺血发作

短暂性脑缺血发作(TIA)指历时短暂并经常发作的脑局部供血障碍,导致供血区局限性神经功能缺失症状。每次发作持续数分钟至数小时,不超过24h即完全恢复。第五届世界脑卒中会议提出新的TIA定义:神经症状在1h内恢复,且多数症状持续不到30min。

一、病因与发病机制

TIA是由动脉粥样硬化、动脉狭窄、心脏疾病、血液成分异常和血流动力学变化等因素所致的临床综合征。TIA发病原理有多种学说。

(一)微栓子

主动脉-颅脑动脉粥样硬化斑块的内容物及其发生溃疡时的附壁血栓凝块的碎屑,可散落在血流中成为微栓子。微栓子随血流进入视网膜或脑动脉可造成微栓塞,引起局部缺血症状。微栓子经酶的作用分解或因栓塞远端血管缺血扩张,使栓子移向末梢而不足为害,则血供恢复,症状消失。动物实验表明,由于血管内血流呈分层流动,故可将同一来源的微栓子一次又一次地送入同一脑小动脉。这也可能是有些患者的症状在反复发作中刻板出现的原因。

(二)脑血管(小动脉)痉挛

脑小动脉的痉挛与高血压视网膜小动脉的痉挛相似。这种小动脉痉挛如果程度严重而持续较久,则可引起神经组织的局限性缺氧。常为严重的高血压病和微栓子对附近小动脉的刺激所致。

(三)心功能障碍

引起短暂性神经功能缺失的心脏病:①心瓣膜病。②心律失常。③心肌梗死。④心肌炎或感染性心内膜炎。⑤心血管手术操作所致的空气、脂肪、去沫剂等栓子。⑥心脏内肿瘤,如黏液瘤发生的瘤栓。⑦心力衰竭导致肺静脉淤血,血栓形成栓子等。心功能障碍或其他原因所致的急性血压过低患者有脑动脉粥样硬化时,也可能触发短暂脑缺血发作。

(四)脑血流动力学改变

急剧的头部转动和颈部伸曲,可能改变脑血流量而发生头晕和不平衡感,甚至触发短暂脑缺血发作,特别是有动脉粥样硬化、颈部动脉扭曲、颈椎病、枕骨大孔畸形、颈动脉窦过敏等情况更易发生。主动脉弓、锁骨下动脉的病变有时可影响脑部血流的正常压力梯度和流向,使部分血液背离头向流动而逆流进入上肢,影响脑部血供,称为"盗血现象"。

(五)血液成分的改变

各种影响血氧、血糖、血脂、血蛋白质的含量、血液黏度和凝固性的血液成分改变的因素,如严重贫血,红细胞增多症、白血病、血小板增多症、异常蛋白质血症、高脂蛋白质血症等,均可能成为短暂脑缺血发作的触发因素。

二、临床表现和诊断

(一)临床表现

短暂性脑缺血发作的好发年龄为 40～70 岁,男性多于女性。患者突然起病,表现为脑或视网膜的缺血症状,局灶性神经功能的缺失,持续时间短暂,一般为 10～30min 不等,最长症状不超过 1h,多在 24h 以内完全恢复,症状恢复相对完全,基本不留任何神经系统体征,但可有反复发作。临床上分颈内动脉系统和椎-基底动脉系统两类。

1.颈内动脉系统

颈内动脉系统常见症状为突然偏身运动感觉障碍、单眼一过性黑蒙、一过性语言障碍。其中,以偏侧肢体或单肢的发作性轻瘫为最常见。瘫痪通常以上肢和面部较重。短暂的单眼失明是颈内动脉分支眼动脉缺血的特征性症状,但不常见。如果发作性偏瘫伴有瘫痪对侧的短暂单眼失明或视觉障碍,则临床上可诊断为失明侧颈动脉短暂性脑缺血发作。主侧颈动脉缺血可表现失语,伴或不伴对侧轻偏瘫。

2.椎-基底动脉系统

椎-基底动脉系统常见症状为眩晕发作,平衡障碍,复视,吞咽困难,构音障碍,交叉性运动或感觉障碍。有时仅表现为头晕、目眩、走路不稳等含糊症状而难以诊断。局灶性症状以眩晕最常见,一般不伴有明显的耳鸣。若有脑干、小脑受累的症状,如复视、构音障碍、吞咽困难、交叉性或双侧肢体瘫痪和感觉障碍、共济失调等,则诊断较明确。大脑后动脉供血不足可表现为皮质性盲和视野缺损,枕后部头痛,猝倒,特别是在急剧转动头部或上肢运动后发生上述症状,均提示椎-基底动脉系统供血不足并有颈动脉窦过敏、颈椎病、锁骨下动脉盗血症等存在的可能。

3.辅助检查

CT 或 MRI 检查大多正常,部分病例弥散加权 MRI(DWI)可以在发病早期显示一过性缺血灶,缺血灶多呈小片状,一般体积为 1～2mL。CTA、MRA 及 DSA 检查有时可见血管狭窄、动脉粥样硬化改变。TCD 检测可探查颅内动脉狭窄,并可进行血流状况评估和微栓子监测。血常规和生化检查也是必要的,神经心理学检查可能发现轻微的脑功能损害。

(二)诊断

(1)突然的、短暂的局灶性神经功能缺失发作,在 24h 内完全恢复。

(2)常有反复发作史,临床症状常刻板地出现。

(3)发作间歇期无神经系统体征。

(4)起病年龄大多在 50 岁以上,有动脉粥样硬化症。

(5)无颅内压增高。

(6)TCD、DSA 检查可确定病因和促发因素。

三、治疗

TIA 发病后 2～7d 为脑卒中的高风险期,其发生率为 4%～10%,TIA 发生后 90d 内脑卒中发生率为 10%～20%(平均 11%),前 48h 内高达 50%,因此 TIA 的预防和积极治疗尤为重要。TIA 治疗目的是消除病因、减少而预防复发、保护脑功能,对短时间内反复发作的病例应采取有效治疗,防止脑梗死的发生。

(一)危险因素的干预

年龄、性别、种族和遗传属于不可干预的危险因素,对可干预因素如高血压、糖尿病、高脂血症、心脏病、肥胖、吸烟等应进行治疗或干预,控制这些危险因素可降低脑卒中患者的危险程度。

(二)抗血小板药物

阿司匹林可阻断环氧化酶而抑制血小板的功能,阿司匹林(50mg)联合双嘧达莫(潘生丁,400mg)所产生的效果是单用阿司匹林或双嘧达莫的 2 倍。氯吡格雷也是通过抑制 ADP 诱导血小板聚集而发挥作用,在预防血管性发作方面的作用略强于阿司匹林,但不良反应少。

(三)抗凝治疗

美国脑卒中委员会推荐治疗 TIA 的抗凝剂药物包括肝素、低分子量肝素、华法林、双香豆素等。一些专家建议,对口服抗血小板药仍发生 TIA 或渐加重的患者可用抗凝治疗。但除低分子量肝素外,其他抗凝药应用过程中应监测凝血功能。

(四)血管扩张药物

生理盐水 100mL 中加入 10%川芎嗪 30mL 静脉滴注,1 次/d。右旋糖酐 40 500mL 静脉滴注,生理盐水 100mL 加丹参 16mL 静脉滴注。

(五)脑保护治疗

缺血再灌注使钙离子大量内流引起细胞内钙超载,可加重脑组织损伤,可用钙通道阻滞药(如尼莫地平、氟桂利嗪等)治疗。

(六)外科治疗

当病因主要是位于颅外的主动脉-颈部动脉系统之中,结合患者脑血管造影证实为中至重度(50%～99%)狭窄病变可考虑外科治疗,血管内支架置入术、血管成形术、颈动脉内膜切除术。

四、护理措施

(一)常规护理

1.一般护理

发作时卧床休息,注意枕头不宜太高,以枕高 15～25cm 为宜,以免影响头部的血液供应;转动头部时动作宜轻柔、缓慢,防止颈部活动过度诱发 TIA;平时应适当运动或体育锻炼,注意劳逸结合,保证充足睡眠。

2.饮食护理

指导患者进食低盐低脂、清淡、易消化、富含蛋白质和维生素的饮食,多吃蔬菜、水果,戒烟酒,忌辛辣油炸食物和暴饮暴食,避免过分饥饿。合并糖尿病的患者还应限制糖的摄入,严格执行糖尿病饮食。

3.心理护理

帮助患者了解本病治疗与预后的关系,消除患者的紧张、恐惧心理,保持乐观心态,积极配合治疗,并自觉改变不良生活方式,建立良好的生活习惯。

(二)专科护理

1.症状护理

(1)对肢体乏力或轻偏瘫等步态不稳的患者,应注意保持周围环境的安全,移开障碍物,以防跌倒;教会患者使用扶手等辅助设施;对有一过性失明或跌倒发作的患者,如厕、沐浴或外出活动时应有防护措施。

(2)对有吞咽障碍的患者,进食时宜取坐位或半坐位,喂食速度宜缓慢,药物宜压碎,以利吞咽,并积极做好吞咽功能的康复训练。

(3)对有构音不清或失语症的患者,护士在实施治疗和护理活动过程中,注意言行不要有损患者自尊,鼓励患者用有效的表达方式进行沟通,表达自己的需要,并指导患者积极进行语言康复训练。

2.用药护理

详细告知药物的作用机制、不良反应及用药注意事项,并注意观察药物疗效情况。血液病有出血倾向,严重的高血压和肝、肾疾病,消化性溃疡等均为抗凝治疗禁忌证。肝素 50mg 加入生理盐水 500mL 静脉滴注时,速度宜缓慢,10~20 滴/分,维持 24~48h。

3.安全护理

(1)使用警示牌提示患者,贴于床头呼吸带处,如小心跌倒、防止坠床。

(2)楼道内行走、如厕、沐浴有人陪伴,穿防滑鞋,卫生员清洁地面后及时提示患者。

(3)呼叫器置于床头,告知患者出现头晕、肢体无力等表现及时通知医护人员。

(三)健康指导

(1)保持心情愉快、情绪稳定,避免精神紧张和过度疲劳。

(2)指导患者了解肥胖、吸烟酗酒及饮食因素与脑血管病的关系,改变不合理饮食习惯,选择低盐、低脂、充足蛋白质和丰富维生素饮食。少食甜食、限制钠盐,戒烟酒。

(3)生活起居有规律,养成良好的生活习惯,坚持适度运动和锻炼,注意劳逸结合,对经常发作的患者应避免重体力劳动,尽量不要单独外出。

(4)按医嘱正确服药,积极治疗高血压、动脉硬化、心脏病、糖尿病、高脂血症和肥胖症,定期监测凝血功能。

(5)定期门诊复查,尤其出现肢体麻木乏力、眩晕、复视或突然跌倒时应随时就医。

第四节　脑出血

脑出血(ICH)为非创伤性脑实质内出血,占全部脑卒中的 10%~30%。脑出血可来源脑内动脉、静脉或毛细血管的坏死、破裂,但以动脉出血最为多见而重要。脑出血患者中 80%发生于大脑半球,其余 20%发生于脑干和小脑,患病率为 112/10 万,年发病率为 81/10 万,是神经内外科最常见的难治性疾病之一,亚洲国家 ICH 占脑卒中患者的 25%～55%,而欧美国家 ICH 仅占脑卒中患者的 10%～15%。ICH 患者 1 个月病死率高达 35%～52%,6 个月末仍有 80% 左右的存活患者遗留残疾,是中国居民死亡和残疾的主要原因之一。

一、病因与发病机制

(一)病因

(1)高血压性脑出血的常见部位是豆状核、丘脑、小脑和脑桥;急性期极为短暂,出血持续数分钟;有高血压病史;有外伤、淀粉样血管病等其他出血证据。

(2)脑淀粉样血管病:可见老年患者或家族性脑出血的年轻患者;出血局限于脑叶;无高血压病史;有反复发作的脑出血病史;确诊靠组织学检查。

(3)抗凝药导致的脑出血:长期或大量使用抗凝药;出血持续数小时;脑叶出血。

(4)溶栓药导致的脑出血有使用溶栓药史;出血部位位于脑叶或原有的脑梗死病灶附近。

(5)脑肿瘤出血:有肿瘤或全身肿瘤病史;出血前有较长时间的神经系统局灶症状;出血部位位于高血压脑出血的非典型部位;此为多发病灶;影像学上可早期出现周围水肿和异常增强。

(6)毒品或药物滥用导致的脑出血有毒品滥用病史;血管造影示血管呈串珠样改变;脑膜活检可提供组织学证据;使用免疫抑制剂有效。

(7)动静脉畸形出血:发病早,常有遗传性的血管畸形史;影像学发现血管异常影像;确诊依据脑血管造影。

(二)发病机制

1.原发性损害

脑损伤引起的脑组织受压能导致神经功能障碍。血肿压迫产生的占位效应使颅内压 (ICP)增高,然后出现脑血流量(CBF)减少,脑灌注压(CPP)下降,脑水肿加重。严重者还可造成脑组织移位和脑疝形成。

2.继发性损害

脑出血后可触发凝血级联反应,产生大量凝血酶。研究表明,凝血酶不但可通过细胞毒作用直接损害神经细胞,还能破坏血脑屏障,是形成脑水肿的主要原因。已证实给予凝血酶抑制剂或有凝血功能障碍的患者,脑出血后血肿周围水肿较轻,血肿分解造成红细胞破坏,后者产生的血红蛋白可分解为血红素和 Mg^{2+},它们都具有神经毒性作用;同时,血肿分解还可引起炎症细胞浸润,导致白细胞活化。脑出血后血肿周围组织脑血流量明显下降,易诱发神经细胞缺血性损伤和细胞凋亡。

二、临床表现和诊断

(一)临床表现

本病多见于 50 岁以上中老年人,男性略多,冬春季易发病,常在活动、用力、激动时突然起病。50% 的患者出现剧烈头痛、呕吐可呈咖啡样,血压升高。数分钟或数小时达高峰,严重者出现意识障碍、昏迷、脑疝、脑膜刺激征。临床症状体征因出血部位及出血量不同而异,脑出血的简易计算法:出血量＝0.5×最大面积长轴(cm)×最大短轴×层面数。

1.基底核区出血

壳核和背侧丘脑出血最为常见的两个部位,它们被内囊后肢分为外侧(壳核)和内侧(背侧丘脑)。其主要症状有对侧三偏综合征(偏瘫、偏身感觉障碍和同向偏盲),病灶在优势半球者有失语,双眼凝视病灶侧症状。临床特点:发病急,突然感到头痛,随即频繁呕吐,可吐出咖啡样液体。

(1)壳核出血:是最常见的脑出血,占 50%～60%,主要是豆纹动脉外侧支破裂所致。通常引起较严重运动功能缺损,对侧三偏综合征(突发的病灶对侧偏瘫、偏身感觉障碍和同向偏盲),病灶在优势半球者有失语,双眼球向病灶侧凝视。出血量大可有意识障碍;出血量较小可仅表现出纯运动、纯感觉障碍,不伴头痛、呕吐,与腔隙性梗死不易区分。

(2)背侧丘脑出血:丘脑膝状动脉和背侧丘脑穿通动脉破裂,该部位出血往往偏身深浅感觉障碍,瘫痪轻,双眼球向下凝视,意识障碍多见且较重,可有特征性眼征,如上视障碍或凝视鼻尖、眼球偏斜或分离性斜视、眼球会聚障碍和无反应性小瞳孔等;意识障碍,瞳孔缩小、去皮质强直等中线症状。

(3)尾状核头出血:临床表现与蛛网膜下隙出血颇相似,如头痛、呕吐及轻度脑膜刺激征,无明显瘫痪,轻度颈项强直、凯尔尼格征阳性,可有对侧中枢性面舌瘫或仅有头痛而在 CT 检查时偶然发现,临床上往往容易被忽略。

2.脑桥出血

脑桥出血约占脑出血的 10%,多由基底动脉脑桥支破裂所致,出血灶位于脑桥基底与被盖部之间。临床上轻者可无意识障碍,可出现交叉性瘫痪,出血侧脑神经、对侧上下肢瘫痪。重者可迅即深昏迷,有眼球浮动、针尖样瞳孔,四肢瘫,中枢性呼吸困难,中枢性高热,呕吐咖啡样胃内容物,去皮质强直等表现,多在 48h 内死亡。

3.小脑出血

小脑出血约占脑出血的 10%,大多由小脑齿状核动脉破裂所致。小脑出血可出现严重眩晕和频繁呕吐,瞳孔常缩小,无明显瘫痪,枕部剧烈头痛,颈项强直,可有眼球震颤、共济失调等表现。出血量大者,病情迅速进展,12～24h 内出现昏迷及脑干受压征象,如两眼凝视病灶对侧,肢体瘫痪及出现病理反射等,最终因发生脑疝而死亡。

4.脑室出血

脑室出血占脑出血的 3%～5%,是脑室内脉络丛动脉或室管膜下动脉破裂出血所致。多数病例是小量脑室出血,常有头痛、呕吐、脑膜刺激征,一般无意识障碍及局灶性神经缺损症状,可有血性脑脊液,酷似蛛网膜下隙出血,小量脑室出血可完全恢复,预后良好。大量脑室出血常起病急骤,迅速出现昏迷、频繁呕吐、针尖样瞳孔、眼球分离斜视或浮动、四肢弛缓性瘫痪及去皮质强直发作等,病情危急,多在短时间内迅速死亡。

5.脑叶出血

脑叶出血又称为脑白质或皮质下出血,约占高血压脑出血的 1/10。常由脑动静脉畸形、烟雾病(Moyamoya 病)、血管淀粉样变和肿瘤等所致。出血部位以顶叶最常见,其次为颞叶、枕叶、额叶,也可有多发脑叶出血。临床表现多种多样,程度轻重不等,主要取决于出血的部位和血肿的大小。不少患者表现酷似蛛网膜下隙出血,可仅有头痛、呕吐、颈项强直及凯尔尼格征阳性,且脑脊液呈血性。

(二)诊断

(1)中老年突然起病,体力活动或情绪激动时发病。

(2)有高血压史。

(3)颅内高压症,反复呕吐、头痛和血压升高。局灶性神经体征:意识障碍、偏瘫、大小便失禁等神经系统症状和体征。

(4)CT示边界清楚,呈圆形、卵圆形、菱形或不规则的均匀高密度区。MRI急性期扫描呈低信号。腰椎穿刺示脑脊液呈血性和脑脊液压力升高。

三、治疗

(一)脑出血急性期的治疗

尽快减轻并控制脑水肿,消除血肿,减少对周围组织的压迫,避免继发脑干损伤、脑室出血、丘脑下部损伤及脑疝的形成,维持生命体征,从而降低病死率;保护出血周围脑组织损伤,减轻脑水肿及缺血性损伤。

1.外科治疗

外科治疗ICH在国际上尚无公认的结论,我国目前外科治疗的主要目标在于及时清除血肿、解除脑压迫、缓解严重颅内高压及脑疝、挽救患者生命,并尽可能降低由血肿压迫导致的继发性脑损伤和残疾。手术宜在超早期(发病后6～24h内)进行。

(1)手术适应证:①颅内压增高伴脑干受压体征,意识水平下降,GCS评分≥5分,呈浅昏迷至中度昏迷,处于脑疝早期。②小脑出血≥10mL(血肿直径≥3cm),小脑半球血肿>15mL、蚓部血肿>6mL。③脑室出血致梗阻性脑积水,幕上出血≥30mL,出血部位表浅。④因血管畸形或动脉瘤所致的脑内出血,年轻患者脑叶出血,壳核中至大量出血(>40mL)。

(2)手术禁忌证:①出血后病情进展迅猛,短时间内陷入深度昏迷者。②发病后血压持续升高≥200/120mmHg。③伴有严重的心、肝、肺、肾疾病及凝血功能障碍者。

(3)常用手术方法:小脑减压术、开颅血肿消除术、钻孔扩大骨窗血肿消除术、钻孔微创颅内血肿消除术和脑室出血脑室引流术。

2.内科治疗

(1)安静卧床:抬高床头约30°,头位于中线上,以增加颈静脉回流,降低颅内压。严密观察体温、呼吸、脉搏、血压、意识、瞳孔,保持呼吸道通畅,及时清理呼吸道分泌物,根据病情给予吸氧,加强护理,保持肢体功能位。有意识障碍、消化道出血者宜禁食24～48h。

(2)降低颅内压和控制脑水肿:高血压脑出血急性期患者的死亡原因,主要是脑水肿引起脑疝所致。一般ICH发病6h可发生脑水肿,24h开始明显,24h至5d为水肿高峰期,完全消失需4～6周。气管插管、过度换气和渗透疗法是降低ICP和逆转即将发生脑疝的最快方法。目前甘露醇仍是渗透疗法中最为常用的药物,急救时可短期应用,每次剂量为0.2～0.5g/kg,应用时间不超过5d。适当延长甘露醇的治疗时间,可提高脑出血的治疗效果,疗程以1个月左右为宜,个别病例可能更长,但必须密切观察肾功能。复方甘油注射液作用较甘露醇弱,但反跳较轻,不增加肾的负担,且可进入三羧酸循环代谢而提供能量,不升高血糖,与甘露醇合用可以维持恒定的降颅压作用和减少甘露醇的用量。但其进入体内过快可引起溶血,产生血红蛋白尿。

(3)控制血压:脑出血后的血压升高是一种保护性反应,通常在数天内会降至平时的水平。急性 ICH 的治疗原则仍应遵循不超过 20% 的降低幅度,尼卡地平、拉贝洛尔静脉制剂或血管紧张素转化酶抑制药是目前可供选择的药物。目前认为收缩压(SBP)<180mmHg 和舒张压(DBP)<105mmHg 不必降压,而拉贝洛尔对颅内压(ICP)或局部脑血流量(rCBF)的自动调节机制几乎无影响,它是治疗中等血压升高的首选药物。

(4)钙通道阻滞药治疗:脑血肿周围同样存在缺血半暗带,是由其神经细胞内钙离子的聚集而引起的脑损害,也是引起血肿周围水肿的原因之一。研究证实,钙通道阻滞药可减轻实验性脑缺血及继发性脑损害,如尼莫地平治疗高血压脑出血可显著改善脑出血的预后,一般在出血后 10~15d 使用。而氟桂利嗪可改善微循环,促进血液的吸收,预防脑水肿。

(5)胰岛素的使用:胰岛素可与血小板上的胰岛素受体相结合,兴奋后可降低局部血栓烷 A_2 浓度,调节血小板的凝聚性,改善血液淤滞,从而改变缺血半暗带区的供血状态,增加脑出血后周围水肿带的有效供血,造成低血糖高灌流状态,减少脑组织的软化坏死,缩小水肿范围,缓解血管痉挛,降低脑出血的病死率,促进患者康复。胰岛素能改善重型脑出血患者预后,而对极重型或轻型脑出血患者无明显差异。

(6)保证营养和维持水、电解质平衡:每天液体输入量按尿量+500mL 计算,高热、多汗、呕吐或腹泻的患者还需适当增加入液量。注意防止低钠血症,以免加重脑水肿。

(7)脑出血多是由于高血压导致血管破坏所致,而不是凝血机制障碍。目前多不主张用止血药,但对合并应激性溃疡和蛛网膜下隙出血(SAH)者仍主张用止血药(氨基己酸、酚磺乙胺等)。脑温的高低直接影响高血压性脑出血(HIH)患者预后。早期(6h 内)实施亚低温治疗可使高血压脑出血患者病死率明显减低。

(8)对症治疗,防止并发症:①肺、尿路感染。②应激性溃疡。③抗利尿激素分泌异常综合征(又称稀释性低钠血症),应限水补钠。④痫性发作。⑤中枢性高热。⑥下肢深静脉血栓形成等。

(二)恢复期治疗

康复治疗最佳介入时机为 0.5~1 个月,既能取得满意疗效,同时又不增加再出血危险性,一般按照脑梗死进行治疗。严格控制血压与患者的预后关系密切。康复训练,及早使用神经保护、营养剂、中药活血化瘀药和针刺可促进神经功能的恢复和肢体功能的改善。早期大剂量应用纳洛酮能有效保护脑神经功能,同时降低颅内压、减轻脑水肿、促进意识恢复。

四、护理措施

(一)基础护理

1.休息与体位

急性期绝对卧床休息 2~4 周,抬高床头 15°~30°,以减轻脑水肿。

2.环境与安全

保持环境安静、安全,严格限制探视,避免各种刺激,各项治疗护理应集中进行。有条件者可单人房间。有谵妄、躁动患者,应加保护性床栏,必要时约束带适当约束。

3.生活护理

(1)做好口腔清洁,每天协助口腔护理2～3次。

(2)做好皮肤护理,预防压疮,每天床上擦浴1～2次;每2～3h协助更换体位1次,注意在发病后24～48h变换体位时应尽量减少头部的摆动幅度,以防加重出血;保持床单元整洁、干燥,有条件者可使用气垫床或自动减压床。

(3)协助床上大小便,尿失禁者做好接尿处理。

(4)有肢体瘫痪者,协助做好良肢位的摆放,并指导和协助肢体进行主、被动运动,预防关节僵硬和肢体挛缩畸形。

4.饮食护理

出血量少、意识清醒的患者,给予高蛋白、高维生素的清淡饮食。昏迷或有吞咽障碍者,遵医嘱予留置胃管鼻饲流食。

5.心理护理

对意识清楚的患者,讲解疾病有关知识,消除其不良心理,避免情绪激动及过度紧张,注意保持情绪稳定。

(二)疾病护理

1.对症护理

主要是颅内压增高,及早发现脑疝先兆与急救处理。

(1)评估有无脑疝的先兆表现:严密观察患者意识、瞳孔变化、定时测量生命体征,注意患者有无剧烈头痛、喷射性呕吐、烦躁不安、血压增高、脉搏减慢、呼吸不规则、一侧瞳孔散大、意识障碍加重等脑疝的先兆表现,一旦出现,应立即报告医师。

(2)急救处理:①立即建立静脉通路,遵医嘱给予快速脱水、降颅内压药物,如20%甘露醇250mL在15～30min滴完。②保持呼吸道通畅,及时清除呕吐物和口鼻腔分泌物,防止舌后坠和窒息。③氧气吸入。④心电监护,监测生命体征、血氧饱和度变化。⑤备好气管插管、气管切开、呼吸机、抢救药物和脑室穿刺引流包等。

(3)用药观察:使用脱水降颅内压药物时,注意监测尿量和电解质的变化,防止低钾血症和肾功能受损。

2.并发症的护理

脑出血常见的并发症有肺部及泌尿系统感染、上消化道出血、中枢性高热、电解质紊乱、下肢深静脉血栓形成、癫痫发作等,最常见的并发症是上消化道出血,主要是因为病变导致下丘脑功能紊乱,继而引起胃肠黏膜血流量减少,胃、十二指肠黏膜出血性糜烂、点状出血和急性溃疡所致。

(1)病情监测:①注意观察患者有无呃逆、上腹部饱胀不适、胃痛、呕血、便血、尿量减少等症状和体征。②留置胃管鼻饲的患者,注意回抽胃液,观察胃液的颜色,如发现为血色或咖啡色应立即汇报医师。③观察有无黑粪,并及时留取标本检测大便隐血试验。④如发现患者出现呕血或从胃管内抽出咖啡色胃液,解柏油样大便,同时伴有面色苍白、口唇发绀、呼吸急促、皮肤湿冷、烦躁不安、血压下降、尿少等,应考虑上消化道出血和出血性休克,要立即报告医师,积极止血、抗休克处理。

(2)饮食护理:遵医嘱禁食或给予清淡、易消化、无刺激性、营养丰富的流质饮食,注意少量多餐和温度适宜,防止损伤胃黏膜。

(3)用药护理:遵医嘱给予保护胃黏膜和止血药物,如奥美拉唑、立止血、氢氧化铝凝胶等,注意观察用药后的反应。

(三)健康指导

1.避免诱因

应避免各种使血压骤然升高的各种因素,指导患者应注意:①保持情绪稳定和心态平衡,避免过分喜悦、愤怒、焦虑、恐惧、悲伤等不良心理和惊吓等刺激。②建立健康的生活方式,保证充足睡眠。③适当运动,避免体力或脑力的过度劳累和突然用力过猛。④养成定时排便的习惯,保持大便通畅,避免用力排便。⑤戒烟酒。⑥预防呼吸道感染,避免用力屏气、咳嗽和打喷嚏;天气变化时注意保暖。

2.控制高血压

遵医嘱正确服用降压药,定时监测血压,维持血压稳定,减少血压波动对血管的损害。

第五节　帕金森病

特发性帕金森病(PD)或震颤麻痹是中老年常见的神经系统变性疾病,以静止性震颤、肌强直及运动障碍为主要临床表现。多缓慢起病,逐渐加重。病变主要在黑质和纹状体。其他疾病累及锥体外系统也可引起同样的临床表现者,则称之为震颤麻痹综合征或帕金森综合征。

一、病因及发病机制

特发性帕金森病的病因和发病机制十分复杂,仍未彻底明了,可能与下列因素有关:

(一)遗传

绝大多数 PD 患者为散发性,约 10% 的患者有家族史,呈不完全外显的常染色体显性遗传或隐性遗传。在某些年轻患者(<40 岁)中遗传因素可能起重要作用。目前分子遗传学研究证明导致帕金森病重要致病基因有:①a-突触核蛋白为 PARK1 基因,位于 4 号染色体长臂 4q21-23。②Parkin 基因,又称 PARK2 基因,定位于 6 号染色体长臂 6q25.2-27。③泛素蛋白 C 末端水化酶-L1 为 PARK5 基因突变,位于 4 号染色体短臂 4p14-15。④Dj-1 基因,为 PARK7 基因,定位于 1 号染色体 1p36。PINK1 基因,亦被认为是家族性帕金森病的可能致病基因。

(二)环境因素

环境中的工业或农业毒素可能是 PD 发病的危险因素。嗜神经毒 1-甲基-4-苯基-1,2,3,

6-四氢吡啶（MPTP）可选择性引起黑质线粒体呼吸链 NADH-CoQ 还原酶（复合物 1）活性，使 ATP 生成减少，自由基生成增加，导致 DA 能神经元变性死亡。

（三）年龄老化

PD 常见于 50 岁以上中老年人，40 岁以前很少发病，提示年龄增长与发病有关。研究发现自 30 岁以后，黑质 DA 能神经元、酪氨酸羟化酶（TH）和多巴脱羧酶（DDC）活力、纹状体 DA 递质水平随年龄增长逐渐减少。实际上，只有当黑质多巴胺能神经元数目减少 50% 以上，纹状体多巴胺递质含量减少 80% 以上，才会出现帕金森病的运动障碍。正常神经系统老化并不会达到这一水平，故年龄老化只是 PD 发病的促发因素。

二、临床表现

PD 多于 50 岁以后发病，偶有 20 岁以上发病。起病隐匿，缓慢进展。临床主要表现为震颤、肌强直、运动迟缓及姿势障碍等，发展的顺序各患者之间不尽相同，大多数患者已有震颤或运动障碍数月甚至几年后才引起重视。

（一）震颤

震颤是帕金森病常见的首发症状，约 75% 患者首先出现该症状。震颤是由于肢体的协调肌与拮抗肌连续发生节律性的收缩与松弛所致。帕金森病典型的震颤为静止性震颤，即患者在安静状态或全身肌肉放松时出现，甚至表现更明显。震颤频率为 $4\sim6\text{Hz}$，常最先出现于一侧上肢远端，拇指与屈曲的食指间呈"搓丸样"震颤，随着病情的发展，震颤渐波及整个肢体，甚至影响到躯干，并从一侧上肢扩展至同侧下肢及对侧上下肢，下颌、口唇、舌及头部一般最后受累。上、下肢均受累时；上肢震颤幅度大于下肢。只有极少数患者震颤仅出现于下肢。

静止性震颤是一种复合震颤，常伴随着交替的旋前-旋后和屈曲-伸展运动，而且不会单纯以一种形式出现，通常是可变的。发病早期，静止性震颤具有波动性；至后期震颤在随意运动时仍持续存在，情绪激动、焦虑或疲劳时震颤加重，但在睡眠或麻醉时消失。目前，肌电图、三维加速测量计等技术可用于观察震颤的节律与频率，但尚无一项技术可作为客观评估震颤的标准。少数患者，尤其是 70 岁以上发病可不出现震颤。部分患者可合并姿势性震颤。

（二）强直

强直是指锥体外系病变而导致的协同肌和拮抗肌的肌张力同时增高。患者感觉关节僵硬以及肌肉发紧。检查时因震颤的存在与否可出现不同的结果。当关节做被动运动时，各方向增高的肌张力始终保持一致，使检查者感到有均匀的阻力，类似弯曲软铅管时的感觉，故称"铅管样强直"；如患者合并有震颤，在被动运动肢体时感到有均匀的顿挫感，如齿轮在转动一样，称为"齿轮样强直"。僵直不同于锥体束损害时出现的肌张力增高（强直），不伴腱反射亢进，病理反射阴性，关节被动活动时亦无折刀样感觉。

强直可累及四肢、躯干、颈部和头面部肌肉，而呈现特殊的姿势。僵直常首先出现在颈后肌和肩部，当患者仰卧在床上时，头部能保持向前屈曲数分钟，在头与垫之间留有一空间，即"心理枕"。躯干僵直时，如果从后推动患者肩部，患者僵直的上肢不会被动地摆动，即 Wilson 征。多数患者上肢比下肢的僵直程度重得多，让患者双肘搁于桌上，使前臂与桌面成垂直位置,两臂及腕部肌肉尽量放松,正常人腕关节下垂与前臂约成 90°角,而帕金森病患者则由于腕关节伸肌僵直,腕关节仍保持伸直位置,好像铁路上竖立的路标,故称为"路标现象",这一现象对早期病例有诊断价值。面肌僵直可出现与运动减少一样的"面具脸"。四肢、躯干、颈肌同时受累时,患者出现"猿猴姿势":头部前倾,躯干俯屈,肘关节屈曲,腕关节伸直,前臂内收,双上肢紧靠躯干,双手置于前方,下肢髋关节及膝关节略为弯曲,指间关节伸直,掌指关节屈曲,手指内收,拇指对掌,手在腕部向尺侧偏斜。任何稳定期的患者僵直的程度不是固定不变的,一侧肢体的运动、应激、焦虑均可使对侧肢体僵直增强,增强效应还受到患者的姿势(站立比坐位明显)的影响。

(三)运动迟缓

运动迟缓由于肌肉的僵直和姿势反射障碍,引起一系列的运动障碍,主要包括动作缓慢和动作不能,前者指不正常的运动缓慢;后者指运动的缺乏及随意运动的启动障碍。这是帕金森病最具致残性的症状之一。在病变早期,由于前臂和手指的僵直可造成上肢的精细动作变慢,运动范围变窄,突出表现在写字歪歪扭扭,越写越小,尤其在行末时写的特别小,称为"写字过小征"。随着病情逐渐发展,出现动作笨拙、不协调,日常生活不能自理,各项动作完成缓慢,如患者在进行一些连续性动作时存在困难,中途要停顿片刻后才能重新开始;不能同时做两种动作,如患者不能一边回答问题一边扣衣服;不能完成连贯有序的动作,精细动作受影响,如洗脸、刷牙、剃须、穿脱衣服和鞋袜、系鞋带和纽扣以及站立、行走、床上翻身等均有困难;面肌运动减少,表现为面部缺乏表情,瞬目少,双目凝视,形成"面具脸",面部表情反应非常迟钝,且过分延长,有的患者是一侧肢体受累,则其面部表情障碍也只局限于同侧或该侧特别严重:口、舌、腭咽部等肌肉运动障碍致患者不能正常地咽下唾液,大量流涎,严重时可出现吞咽困难;下颌、口唇、舌头、软腭及喉部肌群受累,出现构音障碍,表现为语音变低、咬字不准、声嘶等。不少患者的眼球运动也存在障碍,临床多见的是垂直上视和会聚功能的轻度受损。视觉引导的随机和非随机快速眼动反应时间延长。

(四)姿势步态异常

姿势步态异常由于四肢、躯干和颈部肌强直使患者站立时呈特殊屈曲体姿,头前倾,躯干俯屈,肘关节屈曲,腕关节伸直,前臂内收,髋和膝关节略弯曲。患者的联合运动功能受损,行走时双上肢的前后摆动减少或完全消失,这往往是本病早期的特征性体征;步态障碍较为突出,发病早期,行走时下肢拖曳,往往从一侧下肢开始,渐累及对侧下肢,随着病情发展,步伐逐渐变小、变慢,起步困难,不能迈步,双足像黏在地面上,一旦迈步,即以极小的步伐向前冲去,越走越快,不能及时停步或转弯困难,称为"慌张步态";因平衡障碍,被绊后容易跌倒,遇到极小的障碍物,也往往停步不前;因躯干僵硬,运动平衡障碍明显,转弯时特别是向后转时,必须采取连续小步,使躯干和头部一起转动。

(五)其他表现

由于迷走神经背核受损,患者常有自主神经功能障碍症状,也可能因应用各种改善运动功能药物而引起自主神经功能紊乱。临床症状可表现在多方面。

64%的 PD 患者有排汗障碍,主要以头颈部出汗增多为主。研究发现 PD 患者皮下组织中交感神经介导的血管收缩反应减低,造成皮肤血管被动扩张,排汗增多;PD 患者由于胃肠道蠕动及胃排空减慢,胃窦横截面积增大,结肠通过时间延长,造成食物排空减慢;咽喉、会厌部肌肉张力增高、不自主收缩导致患者吞咽困难;肛门直肠盆底骨骼肌受累致使盆底肌、内外括约肌张力增高,在直肠括约肌反射中,肛门外括约肌呈高收缩性及胃肠蠕动减慢,都是造成顽固性便秘的原因,由于在 PD 患者支配心脏的交感神经和副交感神经丛中发现了 Lewy 小体、神经细胞的脱失、胶质细胞增生等 PD 特征性的病理变化,因此许多 PD 患者常有心血管方面的功能障碍。如血压脉搏间的关联性消失,心电图可见心率矫正的 QT 间期延长,静息状态下心率变异数显著减少,深呼吸或体位变化及 Valsalva 动作(闭合声门,用力呼气)时心率变异数无相应变化,夜间心率调节能力减低等。PD 患者体位变动时血压的反射性调节差,晚期 PD 患者较早期患者体位性血压下降更加明显,除与服用左旋多巴有关外,还与直立位时血浆去甲肾上腺素浓度增幅小有关。

面部皮脂分泌增多甚至出现脂溢性皮炎在本病也多见,特别是脑炎后患者尤为显著。

尿急、尿频和排尿不畅是常见的症状,其中尿失禁出现于 5% ～ 10% 男性患者中,尿动力学试验提示患者有残余尿量增多,膀胱逼尿肌反应增高,极少数患者可有膀胱逼尿肌与括约肌功能失调。超过一半的患者存在性功能障碍。

大多数 PD 患者的夜间安静睡眠时间缩短,觉醒次数增加,这些都容易造成患者夜间入睡困难以及醒后难以再次入睡。其他引起 PD 患者睡眠障碍的原因还包括易做噩梦、情绪抑郁、夜尿增多、尿频以及由于 5-羟色胺、去甲肾上腺素等中枢神经递质平衡紊乱所致的睡眠节律失调等。

另外,帕金森病患者还可以出现精神方面的症状,表现为抑郁和(或)痴呆的症状。部分患者表情淡漠,情绪低落,反应迟钝,自制力差,无自信心,悲观厌世;有的则表现为情绪焦虑、多疑猜忌、固执、恐惧、恼怒等。14% ～ 18% 患者逐渐发生痴呆,表现为注意力不集中、记忆减退、思维迟钝、视觉空间觉障碍、智力下降等方面,可能与基底节与前额叶皮质功能联系障碍有关。

反复叩击眉弓上缘产生持续眨眼反应(Myerson 征),正常人反应不持续;可有眼睑阵挛(闭合的眼睑轻度颤动)或眼睑痉挛(眼睑不自主闭合)。

三、辅助检查

本病的辅助检查无特异性。

(一)生化检测
生化检测采用高效液相色谱(HPLC)可检出脑脊液高香草酸(HVA)含量减少。

(二)基因检测
基因检测采用 DNA 印迹技术、PCR、DNA 序列分析等可能发现基因突变。

(三)功能影像学检测
功能影像学检测采用 PET 或 SPECT 用特定的放射性核素检测,疾病早期可显示脑内 DAT 功能显著降低,D2 型 DA 受体(D2R)活性在早期超敏,后期低敏,DA 递质合成减少;对 PD 早期诊断、鉴别诊断及监测病情进展有一定价值。

(四)脑电图
部分患者脑电图有异常,多呈弥散性波活动的广泛性轻至中度异常。

（五）脑 CT

颅脑 CT 除脑沟增宽、脑室扩大外，无其他特征性改变。

（六）脑脊液检查

脑脊液检查在少数患者中可有轻微蛋白升高。

四、治疗

疾病早期无需特殊治疗，应鼓励患者进行适度的活动和体育锻炼，尽量采取理疗、体疗等方法治疗为宜。现多主张当患者的症状已显著影响日常生活工作表示脑内多巴胺活力已处于失代偿期时，才开始药物治疗。对 PD 治疗的方法有降低脑内多巴胺水平；控制其他可能与多巴胺系统有关的神经传导系统；预防 PD 患者脑内的多巴胺神经及其他神经群的退化；保护与 PD 相关的神经系统。现在研究的重点在于从根本上防止帕金森病的发生，阻止病情的发展，预防或逆转运动并发症的发生。

（一）药物治疗的一般原则

1.长期服药、控制症状

虽然目前尚无根治帕金森病的有效药物，但复方左旋多巴仍是治疗帕金森病的"金标准"。几乎所有病例均须终身服药以控制症状。

2.对症用药、酌情加减

药物治疗方案应个体化，即根据患者的年龄、症状类型和严重程度、功能受损的状态、所给药物的预期效果和不良反应等选择药物；同时也要考虑相关疾病进展的情况及药物的价格和供应保证等来制订治疗方案，以便对症用药、辨证加减。

3.最小剂量、控制为主

几乎所有的抗帕金森病药物均须从小量开始，缓慢增量，达到用最小有效剂量维持最佳效果。

4.权衡利弊、联合用药

帕金森病的药物治疗是个复杂问题，左旋多巴制剂是最主要的抗帕金森病的药物。近年来不断推出的很多辅助治疗药物，如多巴胺受体激动剂、单胺氧化酶抑制剂等。各有利弊，与左旋多巴并用有增加疗效、减轻运动波动、降低左旋多巴剂量等作用。因此治疗时，需权衡利弊，选用适当药物，联合用药。

（二）外科治疗

神经外科立体定向手术治疗帕金森病包括苍白球毁损术、丘脑毁损术、深部脑刺激术和细胞移植术。其原理是纠正基底节过高的抑制输出以改善症状。长期疗效如何，还有待于进一步的临床论证。手术前需要严格选择手术适应证和全面考虑手术的禁忌证。

（三）细胞移植及基因治疗

近年来，通过移植神经干细胞治疗帕金森病已经成为当前研究的热点。

（五）康复治疗

康复治疗可减少继发性损伤、延缓病情发展、维持或改善肢体功能、增强独立生活能力。

五、护理措施

（一）基础护理

1.皮肤护理

（1）预防压疮：注意保持床铺清洁、平整、干燥，协助翻身，避免长时间坐位。

（2）促进舒适：出汗多患者，穿柔软、宽松的棉布衣裤，协助勤换衣服、被褥，勤洗澡。

2.提供生活方便

（1）注意床的高度适中，方便患者上下床，两边有床栏保护。

（2）呼叫器、茶杯、纸巾、便器、手杖等放于患者伸手可触及处，方便取用。

（3）室内或走道配备扶手等辅助设施。

3.饮食护理

给予高热量、高维生素、高纤维素、低盐、低脂、适量优质蛋白质的易消化饮食。

4.心理护理

PD 患者常常有自卑、焦虑、忧郁、恐惧甚至绝望心理。①应细心观察患者的心理反应，鼓励患者表达并注意倾听其心理感受。②与患者讨论身体健康状况改变所造成的影响，及时给予正确的信息和引导。③鼓励患者尽量维持过去的兴趣和爱好，帮助培养和寻找新的简单易做的嗜好。④鼓励患者多与人交往并指导家属关心体贴患者，以创造良好的亲情和人际关系氛围。

（二）疾病护理

1.对症护理

（1）运动护理：目的在于防止和推迟关节僵直和肢体挛缩，克服运动障碍的不良影响；①尽量参与各种形式的活动，如散步、太极拳等，注意保持身体和各关节的活动强度和最大活动范围。②有目的、有计划地锻炼，鼓励患者自主活动及做力所能及的事情，尽可能减少对他人的依赖，如患者起坐有困难，应每天做完一般运动后反复练习起坐动作。③注意头颈部直立姿势，预防畸形。④有起步困难和步行时突然僵住不动者，指导其思想放松，目视前方，双臂自然摆动，脚抬高，足跟先着地，家属不要强行拖曳；感到脚沾地时，可先向后退一步，再往前走，比直接向前容易。⑤过度震颤者，可坐在有扶手的椅子上，手抓住椅臂，控制震颤。⑥有显著运动障碍而卧床不起者，应帮助患者采取舒适体位，被动活动，按摩四肢肌肉，注意动作轻柔，避免造成疼痛和骨折。

（2）安全护理：①防烫伤和烧伤，如对上肢震颤未能控制、日常生活动作笨拙的患者，应避免患者自行使用液化气和自行从开水瓶倒水，让患者使用带有大把手且不易打碎的不锈钢饭碗、水杯和汤勺等。②防自伤、自杀、走失、伤人等意外发生，如患者有幻觉、错觉、忧郁、欣快等精神症状或意识模糊、智能障碍，应专人陪护；严格交接班制度，禁止患者自行使用锐利器械和危险品；按时服药，送服到口等。

2.并发症护理

PD 常需要长期或终身服药，做好用药指导及护理可有效预防并发症发生。

（1）根据患者的年龄、症状类型、严重程度、就业情况、药物价格和经济承受能力等选择药物。

（2）注意药物疗效观察。服药过程中要仔细观察震颤、肌强直和其他运动功能、语言功能的改善程度、观察患者起坐的速度、步行的姿势，讲话的音调与流利程度、写字、梳头、扣纽扣、系鞋带以及进食动作，以确定药物疗效。

（3）药物不良反应的观察及处理

①胃肠道反应：如服用复方多巴制剂、多巴胺受体激动药等常可出现食欲减退、恶心、呕吐、腹痛、便秘等不适。在吃药前吃一点面包、饼干等面食或者服用多潘立酮对抗，可有效缓解胃肠道反应。

②体位性低血压：抗 PD 药物几乎都能导致体位性低血压。注意起床或由坐位起立时动作缓慢，遵医嘱减少服药剂量或改用影响血压较小的药物。

③精神、神经系统症状：多数抗 PD 药物可出现兴奋、失眠、幻觉、错觉、妄想等不良反应，应注意观察，做好安全护理并遵医嘱对症处理、调整药物剂量或种类。

④开-关现象：是长期服用复方左旋多巴制剂后出现的不良反应。指患者突然出现症状加重，全身僵硬，寸步难行，但未进行任何治疗，症状数分钟后又突然消失的现象。此现象可在患者日常生活的任何时间和状态下发生，与服药时间和剂量无关。可能是由多巴胺受体的功能失调引起。在每天保持总药量不变的前提下，通过减少每次剂量、增加服药次数或适当加用多巴胺受体激动剂，减少左旋多巴用量，可以减少该现象发生。

⑤剂末现象：又称疗效减退。指每次服药后作用时间逐渐缩短，表现为症状有规律性的波动，即刚服药后不久症状最轻，几小时后症状逐渐加重，直到下一顿药服下后症状才又减轻。与有效血药浓度有关，可以预知，增加每天总剂量并增加服用次数可以预防。

⑥异动症：是长期左旋多巴治疗中常见的不良反应。表现舞蹈症或手足徐动样不自主运动，如肢体的舞动、躯干的摇摆、下颌的运动、做各种姿势和痉挛样活动等。一般在服药后 1～2h 或清晨服药前出现。减少左旋多巴单次剂量或睡前服用多巴胺受体激动剂可缓解症状。

（三）健康指导

1.预防便秘

应指导患者多食含纤维素多、新鲜的蔬菜、水果，多喝水，指导腹部按摩，促进肠蠕动，每日养成定时排便的习惯以促进排便。如有顽固性便秘，可遵医嘱使用果导、番泻叶等缓泻剂或给予开塞露塞肛、灌肠、人工排便等。

2.服药指导

（1）左旋多巴：一般每天三餐前 1h 的空腹状态下服用，可以保证药物充分的吸收，并发挥最大效果。每天服药的时间应该相对固定，要尽量避免忽早忽晚，甚至漏服、多服的不规则用药方式。美多巴和息宁两种药物不能同时服用，以避免左旋多巴过量。避免在每次吃药前，进食高蛋白食物，如牛奶、豆浆、鱼类、肉类，更不能用牛奶、豆浆替代开水服药（蛋白质在肠道内分解成氨基酸，妨碍左旋多巴的吸收，影响疗效）。可以在服药起药物疗效后，适当补充蛋白质食物。

（2）金刚烷胺：不能与酒同时服用；对于失眠者，建议早、中各服 1 片，尽量避免晚上睡前服用,以免影响睡眠。

(3)单胺氧化酶 B 型(MAO-B)抑制药:早、中餐后服用可避免恶心和失眠。

(4)儿茶酚-氧位-甲基转移酶抑制药:部分患者尿液可变成深黄色或橙色,与药物的代谢产物本身颜色有关,对健康无害。

(5)抗胆碱药:槟榔是拟胆碱能食物,可降低该药疗效,应避免食用。

3.照顾者指导

(1)应关心体贴患者,协助进食、服药和日常生活的照顾。

(2)督促患者遵医嘱正确服药,防止错服和漏服,细心观察,积极预防并发症和及时识别病情变化,及时就诊。

(3)患者外出有专人陪伴,如患者有精神、智能障碍,可在患者衣服口袋放置写有患者姓名、住址、联系电话的"安全卡片"或佩带手腕识别牌、以防走失。

参考文献

[1]王伟,卜碧涛,朱遂强.神经内科疾病诊疗指南(第3版)[M].北京:科学出版社,2020.

[2]钟明康,董强.常见疾病临床药学监护案例分析——神经内科分册[M].北京:科学出版社,2020.

[3]崔丽英.神经内科诊疗常规(临床医疗护理常规:2019年版)[M].北京:中国医药科技出版社,2020.

[4]王拥军.哈里森神经内科学(第3版)[M].北京:科学出版社,2018.

[5]蒋小玲.神经内科疾病诊疗与处方手册[M].北京:化学工业出版社,2018.

[6]陈生弟.神经系统疑难病例精选与临床思维[M].上海:上海科学技术出版社,2018.

[7]梁名吉.临床实用急危重症系列丛书——神经内科急危重症[M].北京:中国协和医科大学出版社,2018.

[8]王新高,张在强.神经内科医嘱速查手册(第2版)[M].北京:化学工业出版社,2018.

[9]曾昭龙,陈文明.神经内科常见疾病诊断与治疗[M].郑州:河南科学技术出版社,2018.

[10]程序.神经、精神系统疾病诊疗技术[M].北京:科学出版社,2018.

[11]张素诊,吴子明.眩晕症的诊断与治疗[M].郑州:河南科学技术出版社,2017.

[12]蔺慕会,傅峻,刘珂.神经内科速查手册[M].沈阳:辽宁科学技术出版社,2017.

[13]肖波.神经内科临床心得[M].北京:科学出版社,2017.

[14]王拥军.神经内科学高级教程[M].北京:中华医学电子音像出版社,2016.

[15]王拥军.神经内科常见病临床思路精解[M].北京:科学技术文献出版社,2016.

[16]肖波,崔丽英.神经内科常见病用药(第2版)[M].北京:人民卫生出版社,2016.

[17]周衡.北京天坛医院神经内科疑难病例(第2版)[M].北京:北京大学医学出版社,2016.

[18]李德爱,吕良忠,魏筱华.神经内科治疗药物的安全应用[M].北京:人民卫生出版社,2015.

[19]刘泰,吴林.神经内科中西医结合诊疗手册[M].北京:化学工业出版社,2015.

[20]林永忠,冯加纯.神经内科处方分析与合理用药[M].北京:军事医学科学出版社,2014.

[21]方燕南.神经内科疾病影像诊断思维(第2版)[M].广州:广东科技出版社,2014.

[22]邵玉玺,杨仁旭.中西医结合神经内科手册[M].成都:四川科技出版社,2014.

[23]陈晓锋,梁健,唐友明.神经内科医师手册[M].北京:化学工业出版社,2014.

[24]刘鸣,谢鹏.神经内科学(第2版)[M].北京:人民卫生出版社,2014.

[25]张风霞,孙西庆,邱振刚.神经内科[M].北京:中国医药科技出版社,2013.

[26]张继振.最新临床实用神经内科学[M].上海:第二军医大学出版社,2013.

［27］董翔.新编临床神经内科学［M］.上海:第二军医大学出版社,2013.

［28］刘素霞,马悦霞.实用神经内科护理手册［M］.北京:化学工业出版社,2019.

［29］杨蓉,冯灵.神经内科护理手册(第2版)［M］.北京:科学出版社,2019.

［30］王英.临床常见疾病护理技术与应用［M］.长春:吉林科学技术出版社,2019.

［31］王慧,梁亚琴.现代临床疾病护理学［M］.青岛:中国海洋大学出版社,2019.

［32］胡艺.内科护理学［M］.北京:科学出版社,2019.